广东省优秀科技专著出版基金项目

慢性非传染性疾病的 初级卫生保健

Primary Health Care for Chronic Noncommunicable Diseases

编著　王皓翔　黎宇婷
主审　王家骥

SPM
南方传媒

广东科技出版社
全国优秀出版社

· 广州 ·

图书在版编目（CIP）数据

慢性非传染性疾病的初级卫生保健／王皓翔，黎宇婷编
著.—广州：广东科技出版社，2022.5
ISBN 978-7-5359-7830-1

Ⅰ．①慢… Ⅱ．①王…②黎… Ⅲ．①慢性病—防治
Ⅳ．①R4

中国版本图书馆CIP数据核字（2022）第043677号

慢性非传染性疾病的初级卫生保健

Manxing Feichuanranxing Jibing de Chuji Weisheng Baojian

出 版 人：严奉强
责任编辑：丁嘉凌
装帧设计：友间文化
责任校对：李云柯　于强强
责任印制：彭海波
出版发行：广东科技出版社
　　　　　（广州市环市东路水荫路11号　邮政编码：510075）
销售热线：020-37607413
http://www.gdstp.com.cn
E-mail: gdkjbw@nfcb.com.cn
经　　销：广东新华发行集团股份有限公司
印　　刷：广州市东盛彩印有限公司
　　　　　（广州市增城区新塘镇太平洋工业区十路2号　邮政编码：510700）
规　　格：889 mm×1 194 mm　1/16　印张15.5　字数310千
版　　次：2022年5月第1版
　　　　　2022年5月第1次印刷
定　　价：128.00元

编著者介绍

◆———

王皓翔　中山大学公共卫生学院副教授、博士研究生导师，中共广东省委组织部／省科技厅"广东特支计划"科技创新青年拔尖人才，中国全科医学青年联盟首批青年专家培养对象，国际高血压学会会士（ISH Fellow），日本高血压学会国际会士（JSH International Fellow）。近五年先后客座／名誉受聘于香港中文大学公共卫生及基层医疗学院、英国格拉斯哥大学健康和福利学院、英国爱丁堡大学Usher人口健康科学中心。研究方向为人群初级卫生保健、慢病大数据流行病学、社区慢病管理。获世界家庭医生组织（WONCA）第22届世界大会"家庭医学杰出研究奖"。

黎宇婷　先后毕业于香港中文大学公共卫生及基层医疗学院、香港中文大学社会工作学系。曾全职受聘于香港科技大学、香港中文大学，从事公共卫生与初级卫生保健相关的科普理论与实践技能教学、家庭医学培训、临床试验及多中心科研协作管理；现工作于中山大学中山眼科中心。曾参与实施香港特区政府研究资助局（RGC）、医疗卫生研究基金（HMRF）等资助的多项社区精神健康与心理卫生领域的临床研究。

主审介绍

◆———

王家骥　广州医科大学2级教授、南方医科大学第七附属医院全科医学首席专家、国务院政府特殊津贴专家、全国优秀教师、广州市劳动模范和教学名师、广州医科大学公共卫生与全科医学学院创院院长、广东省优势重点学科全科医学学科带头人、广东省养老服务标准化技术委员会委员、广州市人民政府第三届决策咨询专家。第一完成人获国家级教学成果二等奖1项、广东省教学成果一等奖2项和二等奖1项。中国农村卫生协会第七届副会长、中国医师协会全科医师分会第四届副会长、中华医学会全科医学分会第七届副主任委员、中国医药教育协会基层医药教育专业委员会首届主任委员、广东省基层卫生协会创会会长等。

前言

慢性非传染性疾病（简称慢病），包括心脑血管疾病、代谢性疾病、恶性肿瘤、慢性阻塞性肺病、精神疾病等，其患病率与发病率呈持续上升态势。伴随工业化、城镇化、人口老龄化进程的不断加快，以及居民生活行为方式、生态环境等因素的改变，慢病已成为重大的公共卫生与健康问题。初级卫生保健（primary health care）是世界卫生组织（WHO）提出的全球卫生战略目标，同时也是我国卫生健康服务体系的核心组成部分。世界家庭医生组织（WONCA）指出，初级卫生保健在慢病预防、合理治疗及社区康复中均具有重要作用。在《中国防治慢性病中长期规划（2017—2025年）》《健康中国行动（2019—2030年）》《中华人民共和国基本医疗卫生与健康促进法》等政策、法律陆续出台的背景下，对我国初级卫生保健服务模式的探索，以及如何有效地在社区层面开展人群慢病防治并进一步推广，是人口与健康领域的前沿研究热点。

近年来在我国医疗卫生改革及人口老龄化带来的慢病防治挑战大背景下，新问题、新思路、新技术、新发现不断涌现。从全科医学角度出发，基于初级卫生保健的多样化、多层次、多学科的社区立体干预正成为应对慢病挑战的解决之道。目前，国内外相关著作多为单一学科（并较多以临床医学）视角，围绕单个问题为主。本书以初级卫生保健为切入点，在写作内容上注重科学理念与研究实证、国际前沿与国内环境、宏观概念与微观技术，以及初级卫生保健相关学科（如临床医学、预防医学、社会医学等）的多角度融合，力求填补基于慢病初级卫生保健这一多学科理念视角的专著空白。

本书围绕人口与健康领域的国际前沿研究热点，秉承WHO、WONCA等国际行业学术组织在社区慢病防治方面的先进学术理念，在紧扣学科发展的全球前沿基础上，融合编著者研究团队已在国内外期刊发表的学术成果，从"大卫生，大健康"理念出发，阐述慢病的初级卫生保健防治理论与技术实践。本书共分为九章，从宏观上介绍慢病初级卫生保健的基本内涵，包括慢病防控策略与基本思路、以社区为基础的卫生健康服务体系与服务计划、初级卫生保健干预策略与技术、健康管理与家庭医生签约服务等；同时从微观上以社区常见的慢性疾病如高血压、糖尿病、血脂异常，以及近年来新兴的多重慢病（multimorbidity）概念等为例，内容涵盖慢病的全球流行状况及负担、慢病危险因素及疾病特点、智能信息化建设技术、健康风险评估与慢病风险预测技术、老龄化视角下的慢病挑战、国际经验及对我国初级卫生保健的启示与应用等。

本书可适用于基层医疗卫生人才培训项目中基层卫生管理人员能力提升、家庭医生签约服务能力建设、全科医学诊疗技能与适宜技术应用、基层与社区护理技能提升等多个项目，对慢病初级卫生保健理论与实践技术，以及相关的科学人才培养与体系建设具有一定的指导作用。本书同时面向医学及非医学专业领域读者，兼顾初级卫生保健的专业性与全科医学的普适性，既可作为国内各类普通高等医学教育或高职高专职业院校开展初级卫生保健通识教育的教材，也可作为基层卫生服务、健康科普及宣传教育工作者的专业参考书籍，有利于在慢病防治与健康教育工作中，提高社区居民对疾病谱及慢病防控自我保健相关内容的认知，提升全民健康素养。

本专著由王皓翔、黎宇婷共同统稿编著。部分章节内容基于编著者主持承担的国家自然科学基金委员会与英国经济与社会研究理事会、英国医学研究理事会跨学科研究项目（组织间国际合作研究项目72061137002）、国家自然科学基金青年科学基金项目（71904212）、国家自然科学基金面上项目（71673309）、中共广东省委组织部/省科技厅"广东特支计划"科技创新青年拔尖人才项目、广东省科技计划项目–科技发展专项资金（公益研究与能力建设方向）重大疾病防治相关支撑关键技术专题、广东省基础与应用基础研究基金–科技创新战略专项资金（省自然科学基金）面上项目、广东省中医药科研项目面上项目、广东省高等教育教学改革项目、中山大学本科教学质量工程类项目、中央高校基本科研业务费专项资金中山大学青年教师重点培育项目、香港研究资助局与英国苏格兰政府联合科研项目（S–CUHK402/12），以及委托承担的国家"十二五"科技支撑计划"中国重要心血管病患病率调查及关键技术研究"项目等多个基础与应用基础研究成果与实证发现。

全国知名全科医学与基层卫生服务管理专家王家骥教授（广州医科大学2级教授、南方医科大学第七附属医院全科医学首席专家、国务院政府特殊津贴专家、全国优秀教师、广州市劳动模范和教学名师、广州医科大学公共卫生与全科医学学院创院院长、广东省优势重点学科全科医学学科带头人、广州市人民政府第三届决策咨询专家、中国农村卫生协会第七届副会长、中华医学会全科医学分会第七届副主任委员、中国医师协会全科医师分会第四届副会长、中国医药教育协会基层医药教育专业委员会首届主任委员、广东省基层卫生协会创会会长）审修了全书。

在本书编著过程中，编著者研究团队成员给予了大力支持。本书第一章由原广州医科大学及广东省全科医学教育培训中心徐亮教授负责文稿整理，第二章由佛山市南海区人民医院梁筠仪、江西中医药大学江泽慧（中山大学访问学者）共同负责文稿整理，第三章由中山大学罗姿麟和陈嘉珩共同负责文稿整理，第四章由中山大学胡秀静负责文稿整理，第五章由广州市天河区石牌街道社区卫生服务中心吴小亚、广州卫生职业技术学院黄婉霞（中山大学访问学者）共同负责文稿整理，第六章由中山大学王怡负责文稿整理，第七章由中山大学胡秀静、广东开放大学（广东理工职业学院）杨华杰博士共同负责文稿整理，第八章由中山大学访问学者黄婉霞、广州医科大学张立威副教授共同负责文稿整理，第九章由中山大学王怡、广州华立科技职业学院胡筱蕾共同负责文稿整理。附录由中山大学李欣负责文稿整理。中山大学胡秀静、王怡、李欣、罗绮绚、程慧、史含煦、陈嘉珩对本书多个章节的内容进行了校对。在此对我的研究团队成员，以及所有为本书出版提供帮助的人士表示真诚感谢！

初级卫生保健作为一门交叉学科，在我国尚处于发展阶段。限于认知水平和写作时限，对于书中存在的错漏和不足之处，欢迎同行专家与读者提出宝贵的意见与建议。

本书获广东省优秀科技专著出版基金项目资助，在此对广东省优秀科技专著出版基金会的鼎力支持表示真诚感谢！

王皓翔

2021年12月

于中山大学公共卫生学院

名词术语英文缩略语

ACC	American College of Cardiology	美国心脏病学会
AHA	American Heart Association	美国心脏协会
AMDR	acceptable macronutrient distribution range	宏量营养素可接受范围
ASCVD	atherosclerotic cardiovascular disease	动脉粥样硬化性心血管疾病
AI	adequate intake	适宜摄入量
BMI	body mass index	体重指数
CHD	coronary heart disease	冠心病
CVD	cardiovascular disease	心血管疾病
DASH	dietary approaches to stop hypertension	控制高血压饮食方法
DBP	diastolic blood pressure	舒张压
ESC	European Society of Cardiology	欧洲心脏病学会
FPG	fasting plasma glucose	空腹血糖
FCTC	framework convention on tobacco control	烟草控制框架公约
FM	family medicine	家庭医学
GP	general practice/ general practitioner	全科医学／全科医生
HbA1c	glycated haemoglobin	糖化血红蛋白
ICVD	ischemic cardiovascular disease	缺血性心血管病
ICD	international classification of diseases	国际疾病分类
IFG	impaired fasting glucose	糖耐量异常
IGT	impaired glucose tolerance	空腹血糖受损
HDL-C	high-density lipoprotein cholesterol	高密度脂蛋白胆固醇
JNC 8	eighth joint national committee	国家联合委员会第8版
LDL-C	low-density lipoprotein cholesterol	低密度脂蛋白胆固醇
MET	metabolic equivalent of task	代谢当量
NCD	non-communicable disease	慢性非传染性疾病
NGO	Non-Governmental Organisation	非政府组织
NHS	national health service	国家卫生服务
PHC	primary health care	初级卫生保健
RNI	recommended nutrient intake	推荐摄入量
SBP	systolic blood pressure	收缩压
SDG	sustainable development goal	可持续发展目标
TC	total cholesterol	血清总胆固醇
TG	triglyceride	甘油三酯
UN	United Nations	联合国
WHA	World Health Assembly	世界卫生大会
WHO	World Health Organization	世界卫生组织
WONCA	World Organization of National Colleges, Academies and Academic Associations of General Practitioners/Family Physicians	世界家庭医生组织

目录

第一章

慢性非传染性疾病初级卫生保健概述

伴随工业化、城镇化进程不断加快，人口老龄化问题日渐突出，以及居民生活行为方式、生态环境等因素的改变，慢性非传染性疾病患病率与发病率呈持续上升态势，已成为重大的公共卫生与健康问题。世界卫生组织（WHO）和世界家庭医生组织（WONCA）证据表明，初级卫生保健在慢性非传染性疾病预防、合理治疗及社区康复中均发挥着重要作用。在"健康中国2030"规划及国务院办公厅"中国防治慢性病中长期规划"背景下，对初级卫生保健服务模式的探索，及如何有效地在社区层面开展人群慢性非传染性疾病防治并进一步推广，是人口与健康领域的前沿研究热点。从全科医学角度出发，基于初级卫生保健的多样化、多层次、多学科的社区立体干预是慢性非传染性疾病防治的发展趋势[1, 2]。

第一节　慢性非传染性疾病概述

慢性非传染性疾病，简称慢病或慢性病，是一组起病时间长、目前尚缺乏明确的病因证据、病情迁延且难以治愈的非传染性疾病的概括性总称。由于生活方式、环境危险因素等对慢病的发生、发展有重要影响，慢病又被称为"生活方式病"。社区人群常见的慢病主要包括循环系统疾病（如高血压、血脂异常、冠心病、脑卒中）、呼吸系统疾病（如慢性支气管炎、肺气肿、慢性阻塞性肺疾病）、代谢性疾病（如肥胖、糖尿病、痛风、骨质疏松）、恶性肿瘤（如肝癌、肺癌、乳腺癌、鼻咽癌）、精神障碍和行为障碍（如精神分裂症、阿尔茨海默病、神经症、抑郁症）等。

一、流行特点

慢病是全球主要死因，也是21世纪卫生和发展的主要挑战之一。世界卫生组织（WHO）《2010年全球非传染性疾病现状报告》[3]指出，2008年全球共有5 700万人死亡，其中3 600万人死于慢性非传染性疾病，主要为心血管疾病、糖尿病、癌症和慢性呼吸道疾病这四类重大慢病。全球死亡率和发病率数据表明，超过80%的心血管疾病和糖尿病患者发生在低收入和中等收入国家，且超过2/3的癌症死者来自低收入国家和中等收入国家。与2008年水平相比，预计至2030年，低收入国家和中低收入国家的癌症患者增长比例将分别达到82%和70%，该水平将超过中高收入国家（58%）和高收入国家（40%）。这些疾病带来的综合负担将给当地居民、社会和经济带来不可避免的巨大损失，且对资源匮乏地区的影响日益增加。全球经济数据分析表明，慢病的患病率每上升10%，国家年均经济增长速度将降低0.5%。WHO《2014年全球非传染性疾病现状报告》进一步指出[4]，2012年慢病导致3 800万人死亡（约占总死亡人数的68%），其中1 600万属于70岁以前的过早死亡；且在因慢病导致的死亡中，约75%（2 800万）发生在低收入国家和中等收入国家。

二、危险因素

慢病的发生、发展，与环境、生活行为方式、生物遗传、卫生服务等因素密切相关。环境因素包括传统的物理与化学因素，如空气污染、有害粉尘、有毒化学物质接触等；还包括社会、经济、文化等因素，如全球化对商品营销和贸易的影响、快速的城市化进程、未能充分获得卫生保健服务等。在生物学与遗传学方面，人口老龄化是慢病的重要驱动因素；同时，基因变异在疾病发生发展的过程中也扮演着重要角色。精神因素主要包括精神紧张、情绪激动和各种应激状态。行为风险因素主要包括吸烟、身体活动不足、酒精的有害性使用以及不健康的饮食习惯。WHO数据表明，吸烟可导致约71%的肺癌、42%的慢性呼吸道疾病以及近10%的心血管疾病。全球每年几乎有600万人死于吸烟，其中包括直接吸烟和吸二手烟。每年大约320万人死于缺乏运动，身体活动不足可增加20%～30%的全死因风险。定期进行身体活动可减少缺血性心脏病、脑卒中、糖尿病、乳腺癌和结肠癌的患病风险。酒精的有害性使用可导致每年约230万人死亡，其中半数以上死于非传染性疾病，包括癌症、心血管疾病和肝硬化。在饮食方面，高盐摄入是导致高血压和心血管疾病患病风险增加的重要决定因素，全球每年因心血管疾病造成的165万例死亡与过量摄入钠有关。摄入足量的蔬菜与水果则可降低罹患心血管疾病、胃癌和结直肠癌的风险。WHO《2014年全球非传染性疾病现状报告》特别强调，卫生保健服务措施覆盖存在的空白与薄弱环节，如难以获得初级卫生保健服务、临床实践模式不当、基本卫生技术和药物可负担性与可获得性不足、治疗依从性差等，是慢病全球流行的重要原因。

三、疾病防控

面对慢性非传染性疾病发病率持续上升，疾病防控范围逐步扩大，涵盖以预防为主导的全人群干预措施，以及通过早期发现和治疗从而延缓病情发展、降低并发症发生可能性的个性化干预措施。WHO指出，初级卫生保健是实施高效、可行、可负担的干预措施的最佳框架。在全球层面，世界卫生大会《预防和控制非传染性疾病全球战略》（2000年）的提出标志着慢病应对的系统性举措的开始[5]。监测、初级预防和加强卫生系统建设是这一战略的三大支柱。围绕该战略设定的三个目标分别为阐述疾病流行状况和原因、通过健康促进和初级预防措施减少主要风险因素、加强对已患病人群的卫生保健服务。在此后的十多年间，世界卫生大会先后通过多项决议，包括《世界卫生组织烟草控制框架公约》（2003年）、《饮食、身体活动与健康全球战略》（2004年）、《2008—2013年预防和控制非传染性疾病全球战略行动计划》（2008年）、《减少酒精有害性使用全球战略》（2010年）、《2013—2020年预防和控制非传染性疾病全球行动计划》（2013年）等[6-13]。在WHO全球战略行动计划中设定的六个目标分别包括：提高慢病在发展工作中的优先程度及纳入政府各部门的政策中、制定和加强国家慢病防控政策和计划、促进采取各种干预措施以减轻共有的主要可变危险因素、促进对预防和控制慢病的研究、促进慢病预防和控制伙伴关系、监测慢病及其决定因素。在全人群干预层面，已有充分的成本-效益证据支持的最佳干预措施包括：远离烟草并禁止在公共场合吸烟、警示吸烟危害、强令禁止烟草广告、提高烟草税收、限制酒类零售、禁止酒类广告促销和赞助、提高零售酒类税收、降低盐摄入量和食品中的盐含量、降低食物中的反式脂肪酸含量、提高公众对饮食和身体活动相关的健康生活行为方式的意识。在个人干预措施层面，WHO倡导通过初级卫生保健途径提供干预措施并扩大人群覆盖面。

第二节　初级卫生保健概述

初级卫生保健（primary health care）是卫生服务体系中的第一道防线，通过普及适宜的、有效的、社会和个人能够负担的技术，确保全体居民公平地享有基本医疗服务和基本公共卫生服务。初级卫生保健服务并不是廉价服务，其需要持续投入。然而长期以来，由于对"primary"一词在中文语境下表达的"初级"含义的片面理解，人们往往错误地认为初级卫生保健仅代表低水平、低成本的服务，而忽略了该词同时表达的"在发生、发展的顺序或时间上为第一位的、首要的、主要的"含义。初级卫生保健在公平合理地分配和利用卫生资源、提高成本投入的效率和效果方面，发挥着巨大作用，且其成本-效益远高于其他替代方案。近年来，世界卫生组织（WHO）和世界家庭医生组织（WONCA）不断呼吁和强调初级卫生保健的重要性，大力发展初级卫生保健已成为国际趋势。在英国、加拿大、澳大利亚等初级卫生保健体系发达国家，全科医生及其团队作为居民健康的"守门人"，在医疗卫生系统中扮演着"家庭医生"的重要角色。经验表明，良好的初级卫生保健体系是科学高效的卫生系统最显著的特点之一，对人群健康结局的改善有重要的促进作用。我国医疗卫生体系改革的重点方向之一，是通过大力发展社区卫生服务，逐步建立和完善初级卫生保健体系[14]。

一、工作内容

我国的基层医疗卫生机构，包括城市的社区卫生服务中心（站）和农村的乡镇卫生院及村卫生室等，为居民提供包括基本医疗、基本公共卫生、健康管理等在内的初级卫生保健服务[15]。初级卫生保健的工作主要包括为社区居民提供"六位一体"的社区卫生服务，涵盖预防、保健、健康教育、计划生育等基本公共卫生服务，常见病、多发病、慢病的诊疗服务，以及部分疾病的康复、护理服务，向综合医院或专科医疗卫生机构转诊超出自身服务能力的常见病、多发病、危急和疑难重症患者等服务。

（一）医疗

社区医疗服务主要负责常见病、多发病、慢病的诊治，术后、失能、残疾人康复医疗，衰老和肿瘤晚期患者的社区临终关怀，为社区家庭病床、为行动不便者提供上门出诊等工作。

（二）预防

基层医疗卫生机构针对疾病提供三级预防，这对于慢病的预防来说尤为重要。

1. 一级预防　又称病因预防，针对致病因子（或危险因素），通过加强防护措施（如免疫接种、健康宣教等）消除危险因素，增进人群健康，达到防治发病的目的。

2. 二级预防　又称发病预防，通过定期开展健康体检、对疾病高风险人群定期随访等，早期发现、明确诊断，并在发病期早期治疗，达到防止或减缓疾病发展的目的。

3. 三级预防　又称病残预防，对症治疗防止病情恶化，减少疾病的不良作用，通过预防疾病并发症与后遗症（如开展慢病监护、康复治疗、终末期照顾等）达到最大限度改善患者生活质量的目的。

（三）保健

1. 儿童保健　以促进健康、预防为主、防治结合的原则，对儿童群体或个体采取有效的干预措施，保护和促进儿童身心健康，降低发病率和死亡率。

2. 妇女保健　以维护和促进妇女健康为目的，开展以生殖健康为核心的妇女保健，如孕期访视、产后访视、母乳喂养指导等。

3. 老年保健　掌握辖区内65岁及以上常住居民的主要健康及慢病问题，并对社区老年人群进行定期健康检查。

（四）康复

以社区为范围，为老年人、慢病居民和残疾人提供就近、便捷的康复服务，对其服务内容的评价可包括以下三类。

1. 躯体功能康复　如日常活动训练、协调与平衡功能训练等。

2. 精神功能康复　如心理疏导、认知功能训练等。

（五）健康教育

通过有目的、有计划、系统地传播卫生保健知识和技术，帮助社区居民树立正确的健康观念，自愿采纳健康的行为和生活方式，消除或减轻影响健康的危险因素，提高生命质量。

1. 健康教育活动种类　通常包括提供健康教育资料、健康教育宣传栏更新、公众健康咨询活动、举办健康知识讲座、中医药特色健康教育等。

2. 健康教育活动内容　通常包括宣传普及《中国公民健康素养——基本知识与技能》（原国家卫生计生委办公厅，2015年）[16]、健康生活方式和危险因素干预健康教育、公共卫生问题健康教育、突发事件健康教育、医疗卫生法律法规及相关政策宣传普及、中医药养生知识与技能等。

3. 健康教育基本知识和理念（节选）　与慢病防治密切相关的部分内容包括：①健康不仅仅是没有疾病或虚弱，而是身体、心理和社会适应的完好状态；②每个人都有维护自身和他人健康的责任，健康的生活方式能够维护和促进自身健康；③环境与健康息息相关，保护环境，促进健康；④定期进行健康体检；⑤成年人的正常血压为收缩压≥90 mmHg且＜140 mmHg，舒张压≥60 mmHg且＜90 mmHg，腋下体温36～37℃，平静呼吸16～20次/min，心率60～100次/min；⑥关注血压和血糖变化，控制高血压和糖尿病危险因素，高血压患者和糖尿病患者要学会自我健康管理；⑦积极参加癌症筛查，及早发现癌症和癌前病变；⑧每个人都可能出现抑郁和焦虑情绪，正确认识抑郁症和焦虑症；⑨关爱老年人，预防老年人跌倒，识别阿尔茨海默病（老年痴呆）。

4. 健康生活方式与行为（节选）　与慢病防治密切相关的部分内容包括：①健康生活方式主要包括合理膳食、适量运动、戒烟限酒、心理平衡四个方面；②保持正常体重，避免超重与肥胖；③膳食应当以谷类为主，多吃蔬菜、水果和薯类，注意荤素、粗细搭配；④提倡每天食用奶类、豆类及其制品；⑤膳食要清淡，要少油、少盐、少糖，食用合格碘盐；⑥成年人每日应当进行6 000～10 000步当量的身体活动，动则有益，贵在坚持；⑦吸烟和二手烟暴露会导致癌症、心血管疾病、呼吸系统疾病等多种疾病；⑧任何年龄戒烟均可获益，戒烟越早越好，戒烟门诊可提供专业戒烟服务；⑨少饮酒，不酗酒；⑩重视和维护心理健康，遇到心理问题时应当主动寻求帮助。

（六）计划生育技术指导

包括生殖健康科普宣传、教育、咨询，提供避孕药具及相关的咨询、随访，以及出生缺陷防治管理等。

二、目标人群与服务提供

（一）对象

1. 健康人群　初级卫生保健服务以健康为中心，其服务人群不仅仅是患者，更包括在开展健康促进和疾病预防服务下的健康人群。

2. 高风险人群　高风险人群是存在对健康有明显危害因素的人群，这类人群发生疾病的概率明显高于其他人群，包括高风险家庭的成员和具有明显的危险因素的人群。疾病高风险家庭多具有以下一个或多个特征，包括：①单亲家庭；②吸毒或酗酒者家庭；③精神病患者、残疾人、长期重病者家庭；④功能失调濒于崩溃的家庭；⑤受社会歧视的家庭。具有明显危险因素的人群通常在机体内外环境中存在一个或多个与慢病发生、发展有关的诱发因素，如肥胖、吸烟、酗酒、吸毒、运动不足、睡眠缺乏规律性等。

3. 重点保健人群　由于各种原因需要在社区得到系统保健的人群，如儿童、妇女、老年人、疾病康复期人群、残疾人等需要特殊保健的人群。

4. 病患人群　患有各类疾病的人群，包括社区常见病患者、慢病患者、严重精神障碍患者，这些人群通常需要家庭照顾、急救或临终关怀等服务。

（二）常见病和多发病诊疗

以社区、家庭和居民为服务对象，提供一般常见病、多发病的诊治和慢病管理；开展全科医学、中医等科目为主的门诊服务和检验检查服务，同时开展急诊、急救等服务，能对常见的急危重症患者作出初步诊断和急救处理。

（三）基本公共卫生服务

开展含健康教育、预防接种、传染病及突发公共卫生事件报告和处理、卫生计生监督协管等在内的预防保健服务。

1. 居民健康档案管理　居民健康档案是医疗卫生机构为城乡居民提供医疗卫生服务过程中的规范记录，是以居民个人健康为核心、贯穿整个生命过程、涵盖各种健康相关因素的系统化信息记录。通过建立居民健康档案，能够发现居民主要健康问题；为筛选高危人群，开展疾病管理和采取针对性预防措施奠定基础；便于对重点人群实施全程健康管理，以控制疾病发生、发展，提高健康水平。

2. 健康教育　按照国家健康教育服务规范要求，有计划、有组织地开展信息传播和行为干预的健康教育活动，实施针对性的群体健康教育和个体健康指导，以提高人群的健康认知和健康素养水平，养成科学、文明、健康的生活习惯，对存在的健康问题进行有效干预。常见的健康教育包括合理膳食、控制体重、适当运动、心理平衡、改善睡眠、限盐、控烟、限酒、科学就医、合理用药、戒毒等健康生活方式和可干预危险因素的健康教育等。

3. 预防接种　根据疾病预防控制规划，遵照国家规定的免疫程序，由合格的接种单位和接种人员给适宜的接种对象进行疫苗接种，以提高人群免疫水平，达到预防和控制疾病发生和流行的目的。

（四）健康管理服务

对辖区内常住居民，尤其是65岁及以上老年人、高血压及2型糖尿病等慢病患者、0～6岁儿童、孕产妇、严重精神障碍患者、肺结核患者等重点人群的健康危险因素进行全方位且连续管理，达到维护或促进健康的目的。

1. 儿童健康管理　按照国家0～6岁儿童健康管理服务规范要求，对辖区内0～6岁儿童提供健康管理服务，监测儿童生长发育，如发现健康问题进行早期干预，从而保障儿童身心健康，促进儿童健康成长，预防儿童疾病及意外的发生，减轻家庭与社会负担。

2. 孕产妇健康管理　按照国家孕产妇健康管理服务规范要求，进行孕产妇全程追踪随访与管理，对提高自然分娩率、降低孕产妇与围产儿死亡率、保障妇女儿童身心健康、提高人口素质具有重要意义。

3. 老年人健康管理　按照国家老年人健康管理服务规范要求，为辖区内65岁及以上常住居民建立健康档案，进行健康体检，给予健康指导与管理，是预防和控制老年疾病、提高老年人生活质量、减轻社会与家庭经济及人力负担的主要措施。

4. 高血压患者健康管理　按照国家高血压患者健康管理服务规范要求，对高血压患者开展全程健康管理服务，并指导患者养成健康的生活方式，合理使用降压药物，努力将血压控制在理想水平；及时发现、处理其他健康问题，控制高血压病情发展，减少并发症发生。

5. 2型糖尿病患者健康管理　按照国家2型糖尿病患者健康管理服务规范要求，对2型糖尿病患者开展全程健康管理服务，并指导患者养成健康的生活方式，合理使用降糖药物，努力将血糖控制在理想水平；及时发现、处理其他健康问题，控制糖尿病病情发展，减少并发症，提高糖尿病患者生活质量，减轻家庭与社会负担。

6. 严重精神障碍患者管理　按照国家严重精神障碍患者管理服务规范要求，对辖区内常住居民中诊断明确、在家居住的严重精神障碍患者开展管理服务。在专业医疗卫生机构指导下，通过管理，促进患者病情稳定，控制患者病情发展，提高患者生活质量。有效预防和减少精神障碍患者严重肇事、肇祸事件的发生。

7. 中医药健康管理　按照国家中医药健康管理服务规范要求，对辖区内65岁及以上老年人和0~36个月儿童开展中医药健康管理服务，传授老年人和儿童中医养生保健知识与方法，从而达到预防疾病、促进健康的目的。

第三节　社区、家庭与全科医学

在社区与家庭层面，全科医学（general practice）又称家庭医学（family medicine），是一门融合疾病预防、健康促进、合理治疗、社区康复的综合性医学学科，也是初级卫生保健的重要理论与技术基础[17-21]。全科医生与公共卫生医生、药剂师、护士等组成团队，运用全科医学（家庭医学）理念，提供预防保健、常见病及多发病诊疗和转诊、患者康复和慢病管理、健康管理等一体化服务的提供。社区层面开展的初级卫生保健服务，在"救死扶伤、对抗疾病与死亡"的基础上，更加关注"促进健康、对抗早死、提高生命质量"，并致力于弥合临床医学与公共卫生的裂痕。世界家庭医生组织（WONCA）强调，面向个人、家庭及社区，为社区居民（不论性别和年龄）及其家庭成员提供人性化、综合性、连续性服务的全科医学（家庭医学）服务，是初级卫生保健的重要特征。

一、学科基础

（一）交叉性

作为一门综合性的医学学科，在开展基础医疗卫生实践中，全科医学（家庭医学）不仅涵盖了一定深度的临床医学知识与技能，而且涉及多个领域，并整合了社会医学、行为医学、预防医学、流行病学与卫生统计学等多学科知识。因此，全科医学是在综合生物医学、行为科学和社会科学等学科的最新成果，以及通科医疗成功经验的基础上，产生的一门具有独特价值观和方法论的医学交叉学科。

（二）整体性

全科医学秉承整体观、系统论的医学思维，从生理、心理和社会等多方面将照顾对象作为一个不可分割的、整体的人，对健康问题实施综合的全人照顾。在初级卫生保健背景下，这一视角运用整体观、系统论的医学思维来理解和解决人群的健康问题，提供全人照顾，填补了高度专科化的传统生物医学的不足。

（三）基础性

世界卫生组织2008年的报告指出，初级卫生保健是卫生工作的基础，也是医疗卫生系统的构建基石，位于"金字塔"形卫生服务系统结构的底部。初级卫生保健同时是一个跨学科的综合概念。在初级卫生保健框架下，服务的提供基于全科医学（家庭医学）理念，面向个人、家庭与社区，整合临床医学、预防医学、康复医学以及人文社会科学相关内容于一体，了解服务对象的生活方式、家庭境况及社区环境状况，开展全面、综合、连续、整合与协作的健康管理与疾病防治，对健康问题实施全人照顾，在解决患者躯体疾病问题的同时，注重患者的心理需求和社会背景问题，提供基于证据的适宜应对措施。

（四）应用性

居民以家庭为纽带，社区为居所，初级卫生保健服务是一个从个人及家庭向社区人群延伸的过程，在我国主要通过社区卫生服务来体现，并分别以社区卫生服务中心、乡镇卫生院作为城市地区和农村地区的服务主体。国务院办公厅发布的《关于改革完善全科医生培养与使用激励机制的意见》（国办发〔2018〕3号）指出全科医生是居民健康和控制医疗费用支出的"守门人"。在基层医疗卫生机构层面，社区全科医生与公共卫生医生、药剂师、护士等组成团队，以全科医学理论与技术为基础，面向个人、家庭与社区，通过初级卫生保健下的全程连续健康管理，扮演居民"家庭医生"的角色。第六十二届世界卫生大会《初级卫生保健，包括加强卫生系统》（WHO，WHA62.12）决议强调，初级卫生保健的公平性、团结一致、社会正义、服务的普遍获得性、多部门联合行动、分权及社区参与的价值观和原则，是加强卫生系统的基础。在初级卫生保健的实施中，以人为中心提供健康促进、疾病预防、治疗和姑息治疗等综合卫生保健服务，以需求为导向与其他层级服务进行协作整合，并建立有效的转诊体系。针对具体疾病的纵向规划，应在与初级卫生保健结合的基础上制定、整合、实施，同时应发展并加强初级卫生保健相关的信息和监测系统，形成以证据为基础的政策规划并对其进行评估（表1-1）。

表1-1　初级卫生保健在医疗卫生系统的基础性作用[17]

· 转变并调整现有卫生系统，旨在实现服务的普遍获得和全民健康保障
· 关注社区中每位居民的卫生与健康
· 对人们的期望和需求（包括所有的风险和疾病）给予全面综合的回应
· 提倡更健康的行为生活方式，减轻社会和环境危害对健康的影响
· 在全科医学理念下组建多学科团队，协助人们获得并正确使用医疗技术和药物
· 通过初级卫生保健，协调各级医疗卫生部门及机构做出综合性应对

二、初级卫生保健特征

初级卫生保健特征（attributes of primary care）反映了基层医疗卫生机构作为社区居民的首个卫生健康与照护接触点，以方便获得的形式提供的基本医疗与基本公共卫生等服务的过程质量特点，主要包括服务的首诊性、持续性、协作性、综合性四个主要方面，以及以人及家庭为中心、以社区健康需要为导向、与文化能力相匹配三大衍生方面。以美国约翰霍普金斯大学研究者近年来开发的初级卫生保健评价工具（primary care assessment tool，PCAT）为典型代表，通过问卷条目询问获取的"患者体验"信息，可反映初级卫生保健特征及评价初级卫生保健的过程质量。

（一）首诊性

首诊性（first contact）指为患者提供首诊服务，并且在适当的时间指导患者转诊，不仅应有较高的服务利用（utilisation），同时应具有较好的可及性（accessibility）。全科医疗通常设于居民住所附近，是大多数情况下最先接触到的初级卫生保健服务，也是整个卫生服务系统的基础。全科医生作为医疗卫生系统的"守门人"，第一次接触到患者后，便承担起照顾患者以及引导患者合理利用卫生保健系统的职责。当超出了全科医学范畴时，需将患者从基层医疗卫生机构转诊至医院或专科医疗卫生服务提供者，因此全科医疗也是医疗卫生系统转诊流程的起始环节。

（二）持续性

持续性（continuity）指能持续提供长期延续的医疗服务资源，致力于与患者建立长期关系，更好地满足患者的期望和需要。通过与个人及其家庭建立的固定、长久、密切的关系，实现对服务对象的全生命周期的整体照顾（即涵盖从出生到死亡的全过程），包括从新生儿期、婴儿期、学龄前期、学龄期、青春期、青年期、妊娠前期、妊娠期、中年期、老年期，直至临终期的健康指导和医疗照护。

（三）协作性

协作性（coordination）指统筹整合各层次医疗卫生服务的协作开展，让患者享有从生理到心理的全方位医疗卫生服务。患者需要时，为其整合医疗、保健、护理、精神障碍管理等服务的协作提供帮助。对社区内的急症、疑难病和危重症患者，通过会诊、转诊等协调措施，与专科医疗机构积极合作，确保患者获得正确、有效和高质量的医疗照护。

（四）综合性

综合性（comprehensiveness）指能够提供综合全面的医疗卫生服务，包括并不限于疾病防治、健康咨询、急性病与慢病治疗、常见多发病诊疗、常见心理健康问题咨询等。服务对象覆盖各年龄段和各类疾患；服务范围涵盖个人、家庭与社区；服务实践包括生物医学、临床医学和行为医学等，通过提供适当有效的卫生干预和疾病预防服务，促进社区居民的身心健康。

（五）以人及家庭为中心

以人及家庭为中心（family-centredness）关注患者家庭成员的健康状况和疾病史等对患者自身带来的患病风险和健康促进的影响。因为家庭成员生活环境相对一致，家庭成员之间的健康状况、情感依赖性和心理状态相互影响，因此以家庭为单位的健康照顾，有利于增进对疾病的全面了解，找出疾病的真正病因，给予对应的治疗方案。

（六）以社区健康需要为导向

以社区健康需要为导向（community orientation）关注社区内医疗卫生服务需求未得到满足的居民群体，并努力优化社区卫生资源配置，促进社区内居民的医疗卫生服务需要得到满足。全科医学（家庭医学）立足于社区卫生服务，以社区为基础的照顾是群体照顾的具体体现，通过社区诊断，研究确定社区存在的健康问题，进而通过开展综合干预措施，降低疾病发生风险，满足个体和社区卫生需求，提高整体健康水平。

（七）文化能力

文化能力（culture competence），即文化及社会经济背景差异的应对能力，指服务的提供应具备适应不同文化、民族、社会经济背景下的居民健康信仰、态度、行为以及人际沟通方式差异的能力，全面考虑服务对象的生理、心理、社会、文化等环境背景，通过采取最适宜的医疗卫生服务，并在服务过程中建立良好的医患沟通关系，促进患者积极参与健康管理。

第四节　慢病的健康管理与社区防治

慢病的发生和流行与经济、社会、人口、行为、环境等因素密切相关。随着工业化、城镇化、人口老龄化进程的不断加快，居民生活方式、生态环境、食品安全状况等对健康的影响逐步显现。慢病的发病率、患病率不断提高，死亡人数不断增多，疾病负担日益沉重。慢病影响因素的综合性、复杂性决定了防治任务的长期性和艰巨性。以初级卫生保健体系为基础，由单一的生物医学服务模式向"生物—心理—社会—环境"的现代医学服务模式转变，是慢病的健康管理与社区防治的发展方向。

一、我国的探索与实践

（一）从"专病防控"到健康促进

自新中国成立初期至20世纪80年代，我国的慢病防治处于探索阶段，主要通过科研项目的形式开展实施，如20世纪50年代末河南林县食管癌防治队列研究、20世纪70年代首钢高血压防治研究、20世纪80年代大庆糖尿病预防研究。随后，原卫生部成立癌症、心、脑血管病防治研究领导小组，以"专病防控"模式开展慢病防治，并自20世纪90年代起逐步从政府层面开展围绕社区人群脑血管病危险因素的综合干预。1994年，原卫生部设立慢病防控处，开始从公共卫生层面进行慢病防控，并于1996年与世界银行合作在七市一省启动健康促进项目。

（二）试点与示范区建设

1997年《中共中央、国务院关于卫生改革与发展的决定》（中发〔1997〕3号）中提出积极开展对心脑血管疾病、肿瘤等慢性非传染性疾病的防治工作，在此基础上全国建立了多个社区慢病综合防治示范点[22]。在《关于疾病预防控制体制改革的指导意见》（卫办发〔2001〕112号）中，慢病防治等工作被明确纳入社区（乡镇）卫生服务的范围[23]。进入21世纪，慢病防治工作愈加得到全社会的重视。2004年起，原卫生部陆续制定了高血压、糖尿病、血脂异常、脑卒中等防治指南，各地逐步开展以高血压、糖尿病为代表的社区慢病防治工作。2007年我国倡导发起"全民健康生活方式行动"，并实施《慢性非传染性疾病综合防控示范区工作指导方案》（卫办疾控发〔2010〕172号），规划建立慢病防控示范区，为慢病防控模式的全国推广奠定了实践基础[24]。2017年国务院印发《中国防治慢性病中长期规划（2017—2025年）》（国办发〔2017〕12号），明确了以"降低疾病负担，提高居民健康期望寿命，努力全方位、全周期保障人民健康"作为慢性病防治的工作目标[25]。

（三）国家基本公共卫生服务项目下的社区慢病管理

2009年起我国正式启动实施面向全人群的国家基本公共卫生服务项目，通过城市社区卫生服务中心（站）、乡镇卫生院、村卫生室等城乡基层医疗卫生机构，向65岁及以上人群、高血压及糖尿病患者及慢病高危人群免费提供健康指导、定期随访等健康管理服务。在社区层面，公共卫生服务项目也逐步与健康教育模式进行整合，如在医疗保健专业人员的培训和辅助指导下，患者开展自我干预实施健康管理；及依托公共卫生服务建立的健康档案，围绕健康行为和生活方式，开展社区健康教育与个性化干预等[26]。

（四）家庭医生签约服务

在基层医疗卫生服务网络功能得到强化的基础上，国务院先后出台《国务院关于建立全科医生制度的指导意见》（国发〔2011〕23号）、《国务院办公厅关于推进分级诊疗制度建设的指导意见》（国办发〔2015〕70号）、《关于印发推进家庭医生签约服务指导意见的通知》（国医改办发〔2016〕1号）、《关于规范家庭医生签约服务管理的指导意见》（国卫基层发〔2018〕35号）4个政策指导文件，促进慢病防治逐渐从医疗卫生服务模式，转向以"家庭医生签约服务"为载体、面向家庭和社区的健康管理模式。这一模式基于全科医学理念，整合基本医疗和公共卫生服务，由全科医生、公共卫生医生、护士等组成服务团队。团队依托"签约"形式与居民建立长期稳定的服务关系，对服务对象的健康进行全过程维护，履行"家庭医生"的角色。在社区层面，以老年人群及慢病管理为突破口，提供基本医疗服务，如门诊咨询、全科医生技术指导、双向转诊、家庭病床服务等，以及基本公共卫生服务，如定期随访、健康评估、健康教育、康复指导、远程健康监测等，有效实现基层医防融合[27-33]。

（五）慢病长处方模式

在老年慢病人群的药物管理方面，为应对社区老年慢病患者的用药需求，促进老年慢病患者连续性管理的实现，针对老年高血压、糖尿病、脑血管病、缺血性心脏病、慢性阻塞性肺疾病等慢病患者具有需长期规律服药治疗，且用药短期不会发生变化的特点，我国多个地区先后围绕自主处方的创新服务模式，开展了多种探索。长处方是其中的常见模式之一，其典型形式为在安全、合理、有效的前提下，针对在社区随访的慢病患者，由基层医疗卫生机构为病情控制稳定的慢病患者开具药品量超过普通门诊最长时限（两周）的处方。连续处方，又称延伸处方，是慢病患者凭在综合医院开具的长处方，可在综合医院之外的其他机构，如基层医疗卫生机构、药店取药，或直接由物流公司配送到家的另一种探索形式。延伸处方在长处方的基础上，实现了综合医院与基层医疗卫生机构在慢病药物使用上的连续性，有助于解决长期以来基层医疗卫生机构药品种类较少的难题。患者可凭处方自主选择在医疗机构或零售药店购药，是自主处方探索的又一种尝试。自主购药有助于分流慢病患者，改变社区医疗资源闲置现象；同时，患者可在医师或药师的指导下，根据自己的经济能力、个人偏好及实际情况，自主选择不同价位的进口或国产药物。处方模式有助于提高老年慢病患者的治疗依从性，增加患者与基层医疗卫生机构及家庭医生团队的黏合度，满足老年慢病患者对长期、连续健康照护的需求。

二、初级卫生保健立体干预

初级卫生保健可反映国家及居民的经济条件、社会经济和政治特点。医药卫生体制现状、经济和环境状况、社会与人口结构，以及居民日常行为习惯等均是初级卫生保健立体干预的实施支撑要素[34-37]。

（一）政策支持

初级卫生保健立足于全科医学（家庭医学）的理念基础，面向个人、家庭与社区，整合临床医学、预防医学、康复医学、人文社会科学等内容于一体，以社区基层为平台，开展全面、综合、连续、协作的健康管理与疾病防治。《中国防治慢性病中长期规划（2017—2025年）》（国办发〔2017〕12号）指出，预防为主是慢病防治的基本原则之一。对于慢病应坚持预防为主，加强行为和环境危险因素控制，强化慢病早期筛查和早期发现，推动由疾病治疗向健康管理转变，在公平可及、系统连续的基础上，建立预防、治疗、康复、健康促进等一体化的慢病防治服务体系。《"健康中国2030"规划纲要》进一步提出，以基层为重点，以改革创新为动力，以预防为主，把健康融入所有政策。

1. 落实分级诊疗制度　优先将慢病患者纳入家庭医生签约服务范围，积极推进高血压、糖尿病、心脑血管疾病、肿瘤、慢性呼吸系统疾病等患者的分级诊疗，形成基层首诊、双向转诊、上下联动、急慢分治的合理就医秩序，健全治疗—康复—长期护理服务链。

2. 促进慢病早期发现　我国已全面实施35岁以上人群社区首诊测血压制度，发现高血压患者和高危人群，及时提供干预指导。社区卫生服务中心和乡镇卫生院逐步提供血糖检测、血脂检测、口腔预防保健、简易肺功能测定和大便隐血检测等服务。

3. 开展个性化健康干预　社区卫生服务中心和乡镇卫生院逐步开展超重肥胖、血压升高、血糖升高、血脂异常等慢病高危人群的患病风险评估和干预指导，提供平衡膳食、身体活动、养生保健、体质辨识等咨询服务。

4. 促进医养融合发展　在老龄化背景下，促进慢病全程防治管理服务与居家、社区、机构养老紧密结合，深入养老机构、社区和居民家庭开展老年保健、老年慢病防治和康复护理，维护和促进老年人功能健康。国务院《关于推进养老服务发展的意见》（国办发〔2019〕5号）进一步提出，打造"居家为基础、社区为依托、机构为补充、医养相结合"的养老服务体系。围绕疾病诊治、康复保健、慢病管理与健康检查，集"医疗、康复、照护"为一体的初级卫生保健的整合型立体照护，正逐渐成为医养融合的主要发展方向。

（二）防控意义

1. 减轻疾病负担　慢病通常病程漫长，多数难以治愈而致终身带病或伴有严重并发症，往往导致患者长期住院，其经济、时间等负担不仅使一般家庭难以承受，而且由于过度占用有限的医疗卫生资源，不利于整个医疗卫生市场资源的合理分配。通过家庭访视、家庭病床、健康教育等，对慢病患者的发病、恢复、残疾和临终的全过程进行个体化照护，是控制慢病负担和提升生命质量的最好途径。

2. 降低人群危险因素水平　倡导文明科学的生活方式、干预人群行为危险因素是慢病预防和控制的关键，也是社区具有的天然优势。基层医疗卫生机构作为健康教育的重要场所，通过健康处方、宣传板报、设立热线咨询电话、开设健康课堂等多种形式普及健康知识。同时，在初级卫生保健提供过程中，全科医生与患者之间建立了良好医患关系，可更为清楚地了解辖区内的患者及居民的生活习惯，便于从躯体、精神、社会适应性等各方面进行观察、干预和诊治，连续性的服务便于利用每一次接触机会进行健康教育和咨询，促进不良生活方式和行为的改善，提高居民自我保健能力，降低慢病的发病率和死亡率。

3. 健康全程维护　慢病的发生、发展过程缓慢，往往是在环境及遗传等因素的作用下，机体内生物指标逐步发生改变的结果，在早期阶段往往没有明显的可诊断的症状出现。慢病综合防控战略的实施，重在社区卫生服务质量的提升。以社区全科医生为核心，组建包括全科医生、公共卫生医生、社区护士、心理咨询师、健康管理师、营养师等在内的服务团队，对个人或人群的健康危险因素进行监测、分析、评估，为居民提供全面的干预和随访，可实现对慢病的主动预防。在我国大力发展全科医学背景下，以慢病防治为切入点的初级卫生保健实践，有助于全科医学（家庭医学）理念的深度延伸与拓展。立足全科医学（家庭医学），开展多样化、多层次、多学科的初级卫生保健立体干预，也将是应对慢病挑战的解决之道[38-52]。

第二章
以社区为基础的卫生健康服务体系

初级卫生保健作为卫生保健体系的首个接触点，其优势在于可以尽可能接近人们居住和工作的社区场所提供服务。在应对与生活方式相关的慢病中，整合型初级卫生保健可促使疾病预防、健康促进、健康防护等慢病早期干预在个体与社区人群层面的积极开展。初级卫生保健的提供离不开政策与人力资源、财物资源的投入。建立分级诊疗制度，是合理配置医疗卫生资源、促进基本医疗卫生服务均等化的重要举措；作为分级诊疗制度的重要基础，基层医疗卫生机构在提供均等化服务的过程中具有重要作用。在慢病防治背景下，通过基层医疗卫生机构与医院、专科医疗服务、社会照护服务等的多层次与多样化协作整合，可进一步提升慢病的防控能力。

第一节　基于社区的全方位全周期卫生保健

世界卫生组织（WHO）指出，大多数国家的医疗卫生体系仍基于"疾病治疗"模式建立，难以适应当前的人口与健康需求[53-54]。在人口增长及老龄化、慢病的流行与负担增加以及医学与科技进步的背景下，政府需通过强有力的初级卫生保健，围绕临床医学与公共卫生的整合，开展全方位全周期的一系列积极变革[55-63]。国际实践证据表明，在应对与生活方式相关的慢病中，通过整合型初级卫生保健，如将公共卫生专业人员和公共卫生服务提供与初级卫生保健团队进行整合，对初级卫生保健团队开展公共卫生技能的业务培训，或在初级卫生保健提供过程中整合公共卫生服务的激励措施（如英国NHS），可促进疾病预防、健康促进和防护等慢病早期干预在个体与社区人群层面的积极开展。

一、国际发展概况

（一）《阿拉木图宣言》

国际初级卫生保健大会通过的《阿拉木图宣言》（*Declaration of Alma-Ata*，1978年）是从全人类健康战略角度出发的首个初级卫生保健国际宣言，明确了健康教育、妇幼保健、疾病预防等多个健康关键领域的基本原则，为初级卫生保健的发展奠定了基础[55]。《阿拉木图宣言》指出，初级卫生保健作为卫生保健体系的首个接触点，其优势在于尽可能接近人们居住和工作的社区场所提供服务；同时，借助整合实用、相互支持的转诊制度，能够有序地改善所有人的全面卫生保健。初级卫生保健以社会、生物医学和卫生服务研究结果，以及公共卫生经验的应用为基础，提供促进、预防、治疗及康复等服务。

（二）《阿斯塔纳宣言》

全球初级卫生保健会议通过的《阿斯塔纳宣言》（*Declaration of Astana*，2018年）指出卫生体系的愿景之一，是实现初级卫生保健，为所有居民提供高质量、安全、全面、整合、便利、可获得和负担得起的服务，建立有益于健康的环境，使个人和社区的能力得到增强，并可参与维护和改善其健康与福祉[56]。《阿斯塔纳宣言》重申，加强初级卫生保健是实现这一愿景的最全面、最有力和最有效的方法；同时也是卫生系统实现可持续发展目标，推动全民健康覆盖的基石。《阿斯塔纳宣言》指出初级卫生保健取得成功的推动因素包括：①知识和能力建设；②初级卫生保健人员的教育、培训、招募、发展、激励和保持；③优质、安全、有效和负担得起的药物、疫苗、诊断和其他技术；④初级卫生保健资金筹措。通过初级卫生保健协调各级医疗卫生部门及机构做出综合性应对，建立有效的转诊体系，避免服务的碎片化。在建立可持续的初级卫生保健服务方面，各国政府承诺调动人力、技术、财政和信息资源，增强初级卫生保健的能力和基础设施，尤其是重视初级卫生保健的基本公共卫生职能。重视初级卫生保健下包括慢病在内的疾病预防和健康促进，通过全面的预防、促进、治疗、康复服务和姑息治疗，满足所有人在全生命周期中的健康需求。

（三）《首尔宣言》

世界家庭医生组织（WONCA）第22届世界大会发表的《首尔宣言》（*Declaration of Seoul*, 2018年）[57]，强调了初级卫生保健是实现健康公平性的基石。初级卫生保健团队基于以人为本的途径，在生命周期的各阶段提供安全、高质量、有成本效益的社区全面照护，并能积极回应人口老龄化及慢病带来的新增健康需求。

二、从"赤脚医生"到"健康中国"

（一）初级卫生保健实践历程

我国在《阿拉木图宣言》正式提出人人享有卫生保健的目标之前，已将初级卫生保健相关理念付诸实践，并取得显著成效。自新中国成立后，第一届全国卫生工作会议明确了工作方针、原则、任务，奠定了卫生保健的发展方向。随后，我国大力建立健全各级医疗卫生机构，并重点将医疗卫生资源下沉到乡、村一级，开展健康教育和提供基本的医疗保健服务，逐步形成县-乡-村的三级医疗卫生保健网。同时，国家不断加强初级卫生保健的人员培养。在农村地区，"赤脚医生"能够进行简单的医疗卫生和疾病预防工作。农村合作医疗制度伴随着农业合作化而出现，是基本医疗卫生服务的重要筹资保障，至1975年农村合作医疗的覆盖率达到85%~90%。三级医疗卫生保健网、"赤脚医生"、农村合作医疗为WHO提出的初级卫生保健理念提供了重要的实践支持基础。1978年后，在市场机制作用下，三级医疗预防保健网中各级卫生保健提供者的作用逐渐发生显著变化。《中共中央、国务院关于卫生改革与发展的决定》（中发〔1997〕3号）重新强调了"人人享有卫生保健、全民族健康素质不断提高"这一目标，以及卫生事业的社会公益性，优先发展和保证基本卫生服务，合理配置资源，积极发展社区卫生服务，逐步形成功能合理、方便群众的卫生服务网络。进入21世纪以来，我国政府继续大力推进建立基本覆盖城乡全体居民的医疗卫生与保障体系，完善筹资机制、健全管理体制和规范运行机制[64-85]。借助信息化技术的发展，健康医疗大数据正在成为卫生健康体系的重要支撑，如互联互通的人口健康信息平台建设、健康医疗大数据资源的共享开放与科研应用、数字化健康医疗智能设备的研制与推广等。与此同时，我国大力发展基于云计算、大数据、人工智能等新兴技术应用的"互联网+医疗健康"，包括创新"互联网+公共卫生服务"、优化"互联网+家庭医生签约服务"、完善"互联网+药品供应保障服务"、推进"互联网+医疗保障结算服务"、加强"互联网+医学教育和科普服务"、推进"互联网+人工智能应用服务"等。"健康中国"行动战略进一步提出，遵循健康优先、改革创新、科学发展、公平公正原则，以"共建共享、全民健康"为主题，争取到2030年促进全民健康的制度体系更加完善，健康领域发展更加协调，健康生活方式更加普及，健康服务质量和健康保障水平不断提高，健康产业繁荣发展，基本实现健康公平，主要健康指标进入高收入国家行列。到2050年，建成与社会主义现代化国家相适应的健康国家。

（二）《中华人民共和国基本医疗卫生与健康促进法》的颁布意义

我国第十三届全国人民代表大会常务委员会第十五次会议于2019年12月28日通过《中华人民共和国基本医疗卫生与健康促进法》[83]，为发展医疗卫生与健康事业，保障公民享有基本医疗卫生服务，提高公民健康水平，推进健康中国建设，提供了法律层面的制度规范依据。医疗卫生与健康事业应当坚持以人民为中心，为人民健康服务；公民依法享有从国家和社会获得基本医疗卫生服务的权利。基本医疗卫生服务是指维护人体健康所必需、与经济社会发展水平相适应、公民可公平获得的，采用适宜药物、适宜技术、适宜设备提供的疾病预防、诊断、治疗、护理和康复等服务。基本医疗卫生服务包括基本公共卫生服务和基本医疗服务。基本公共卫生服务由国家免费提供。在基层医疗卫生机构层面，主要提供预防、保健、健康教育、疾病管理等服务，为居民建立健康档案，常见病、多发病的诊疗以及部分疾病的康复、护理，接收医院转诊患者，向医院转诊超出自身服务能力的患者等基本医疗卫生服务。在慢病防治层面，国家建立慢性非传染性疾病防控与管理制度，对慢性非传染性疾病及其致病危险因素开展监测、调查和综合防控干预，及时发现高危人群，为患者和高危人群提供诊疗、早期干预、随访管理和健康教育等服务。

（三）我国初级卫生保健经验

2019年第72届世界卫生大会召开期间，我国的初级卫生保健经验在"从初级卫生保健迈向全民健康覆盖和可持续发展目标"主题分会上，与全球进行了分享。国家卫生健康委员会主任马晓伟指出，新中国成立初期基本建立了县乡村三级医疗卫生保健网和农村合作医疗制度，走出了符合国情的初级卫生保健道路。改革开放以来，我国持续强化初级卫生保健服务，筑牢居民看病就医保障"安全网"，提升基层医疗卫生服务质量和效率，保障重点人群享有基本卫生保健。我国初级卫生保健的发展经验可概括为四个方面：一是高度的政治承诺，坚持以人民为中心，将健康融入所有政策；二是坚持从国情出发，坚持政府主导、公益性主导、公立医疗卫生机构主导的基本原则；三是坚持以基层为重点，发挥基层机构在健康管理、常见病诊疗中的主体作用；四是坚持以人民满意为标准，满足多层次多样化的健康需求。在基层卫生健康方面，国家卫生健康委员会基层司司长聂春雷指出，我国建立了分级诊疗制度，利用医疗联合体和家庭医生签约服务促进资源下沉基层，并注重提升基层卫生工作者的能力，加强以全科医生为重点的基层卫生人才建设。当前，我国通过建立智能化慢病管理信息平台、应用家庭医生与签约居民互动信息平台、推广远程医疗等信息化技术应用手段，实现远程医疗支持、自我健康管理、危险因素干预、健康教育等服务，助力基层医疗卫生机构能力提升，改善居民参与度和获得感。我国围绕初级卫生保健的探索与经验也将为全球推进实施全民健康覆盖和联合国2030年可持续发展目标，构建人类命运共同体作出积极贡献。

第二节　初级卫生保健资源

初级卫生保健的提供离不开国家政策，以及由政府、社会或个人在人力、财力及设备设施（包括房屋）等方面的社区卫生资源投入。一方面，只有借助可支配的社区卫生资源，才能有效地开展初级卫生保健工作；另一方面，由于资源的紧缺性，需减少不必要的浪费，提高初级卫生保健资源的利用效率。政府统计年鉴和季度报表等资料记载的社区卫生人员、卫生设施、卫生经费等资源投入情况，可作为地区医疗卫生改革与发展决策的科学依据。

一、政策资源

在政府主导下，初级卫生保健的发展是党和国家在推进"健康中国"建设，落实预防为主、优化服务，提高基本公共卫生和基本医疗服务质量和水平的重要任务。政府用以规范、引导基层医疗卫生机构、个人及社会与初级卫生保健有关的政策指引，对初级卫生保健发展的系统性、层次性、延续性等产生重要影响（表2-1）。初级卫生保健的政策特点也同时体现了慢病防控的工作特点[86-107]。

（一）政策特点

1. 部门性与社会性　在医疗卫生领域，我国大量的政策主要由政府授权委托卫生行政部门研究制定，由卫生行政部门与基层医疗卫生机构组织贯彻，财政部、发展和改革委员会、人事部、民政部、劳动保障部等给予协调配合。因此，初级卫生保健政策在传统上具有特定的部门性。随着现代医学模式的转变，医学发展同时呈现社会化趋势，即从个人分散的医疗活动转变为多部门、多学科分工协作进行的系统医学活动。因此，初级卫生保健政策同时具有较强的社会性。

2. 强制性与教育性　初级卫生保健政策一方面具有强制性，比如城市社区卫生服务机构设置原则、城市社区卫生服务中心设置指导标准、城市社区卫生服务站设置指导标准等，需严格落实执行。另一方面，大量的初级卫生保健政策需要加强教育宣传及引导，让社区居民理解和接受后才可能产生预期效果。

3. 时效性与延续性　初级卫生保健政策需要以一定的现实条件作为实施前提，并受时间和空间的双重制约，因此需要以开放的态度和观点，根据环境的新变化，不断研究和修订政策内容，以适应社会和发展需要。与此同时，由于大多数初级卫生保健服务工作无法在短期内完成，往往需要长期的努力，因此需要保证相关的政策具有稳定的延续性。

（二）政策周期构成

1. 制定　制定阶段是整个初级卫生保健发展政策的核心部分，包括确定政策的指导思想，明确政策的基本目标。

2. 执行　执行阶段是政策周期中最活跃、最关键的阶段，由一个完整的行动过程组成，包括执行的准备阶段、实际执行阶段和执行的结束阶段。

3. 反馈　反馈阶段指及时把初级卫生保健发展政策的实际执行与原定的政策目标相背离情况的信息反馈给政策制定的主体部门，从而对初级卫生保健做出必要的修改或补充的过程。

4. 终止　政策在一定的时间和空间内发挥作用后，即完成该周期。

（三）政策类型

1. 指导型政策　政府层面的领导决策系统制定的发展政策，规定了一定时期内初级卫生保健工作的发展方向和指导原则。例如，《国务院关于发展城市社区卫生服务的指导意见》（国发〔2006〕10号）、《国务院关于建立全科医生制度的指导意见》（国发〔2011〕23号）、《国务院办公厅关于进一步加强乡村医生队伍建设的指导意见》（国办发〔2011〕31号）、《关于规范家庭医生签约服务管理的指导意见》（国卫基层发〔2018〕35号）等，均是具有重要指导意义的初级卫生保健政策指导文件。

2. 法制型政策　全国人民代表大会权力决策系统制定的发展政策，以法律条文的形式在一个相对稳定的时期内固定下来。例如《中华人民共和国基本医疗卫生与健康促进法》，由第十三届全国人民代表大会常务委员会第十五次会议于2019年12月28日通过，自2020年6月1日起施行。

3. 实施型政策　是政府授权的卫生健康部门的行政决策系统制定的发展政策，该类型的政策数量大，操作性强，具有较大的选择性、灵活性和时效性。多数初级卫生保健相关政策均属于这种类型。它为医疗卫生机构、全科医生及团队成员、社区居民等提供了具体可行的行动措施指引。

表2-1　初级卫生保健相关政策文件[65-83]

文件名称	文件编号
国务院关于发展城市社区卫生服务的指导意见	· 国发〔2006〕10号
中共中央国务院关于深化医药卫生体制改革的意见	· 中发〔2009〕6号
国务院办公厅转发发展改革委卫生部等部门关于进一步鼓励和引导社会资本举办医疗机构意见的通知	· 国办发〔2010〕58号
国务院关于建立全科医生制度的指导意见	· 国发〔2011〕23号
国务院办公厅关于进一步加强乡村医生队伍建设的指导意见	· 国办发〔2011〕31号
国务院关于印发"十二五"期间深化医药卫生体制改革规划暨实施方案的通知	· 国发〔2012〕11号
国务院办公厅关于进一步加强乡村医生队伍建设的实施意见	· 国办发〔2015〕13号
国务院办公厅关于印发全国医疗卫生服务体系规划纲要（2015—2020年）的通知	· 国办发〔2015〕14号
国务院办公厅关于推进分级诊疗制度建设的指导意见	· 国办发〔2015〕70号
国务院办公厅转发卫生计生委等部门关于推进医疗卫生与养老服务相结合指导意见的通知	· 国办发〔2015〕84号
关于印发推进家庭医生签约服务指导意见的通知	· 国医改办发〔2016〕1号
国务院办公厅关于促进和规范健康医疗大数据应用发展的指导意见	· 国办发〔2016〕47号
"健康中国2030"规划纲要	· 中发〔2016〕23号
国务院关于印发"十三五"深化医药卫生体制改革规划的通知	· 国发〔2016〕78号
国务院办公厅关于印发中国防治慢性病中长期规划（2017—2025年）的通知	· 国办发〔2017〕12号
国务院办公厅关于推进医疗联合体建设和发展的指导意见	· 国办发〔2017〕32号
国务院办公厅关于支持社会力量提供多层次多样化医疗服务的意见	· 国办发〔2017〕44号
国务院办公厅关于改革完善全科医生培养与使用激励机制的意见	· 国办发〔2018〕3号
关于规范家庭医生签约服务管理的指导意见	· 国卫基层发〔2018〕35号
国务院办公厅关于促进"互联网+医疗健康"发展的意见	· 国办发〔2018〕26号
国务院办公厅关于推进养老服务发展的意见	· 国办发〔2019〕5号
关于建立完善老年健康服务体系的指导意见	· 国卫老龄发〔2019〕61号
国务院关于实施健康中国行动的意见	· 国发〔2019〕13号
中华人民共和国基本医疗卫生与健康促进法（自2020年6月1日起施行）	· —

二、人财物资源

（一）卫生人员

在基层医疗卫生机构层面，从事初级卫生保健的卫生人员包括卫生技术人员及其他技术人员、管理人员和工勤人员等。其中卫生技术人员包括执业医师、执业助理医师、注册护士、药师（士）、检验技师（士）、影像技师（士）、卫生监督员和见习医（药、护、技）师（士）、乡村医生和卫生员等卫生专业人员。卫生人员的资源配置可体现卫生人力资源要素内部搭配的合理性，以及是否能满足社区居民的慢病与健康保健需求。

1. 结构配置　可反映基层医疗卫生机构的卫生人员结构配置是否合理的常用指标包括性别、年龄、工作年限、学历水平、专业技术资格、继续教育与培训等。

2. 数量配置　可反映基层医疗卫生机构的卫生人员数（如医生数、护士数、农村人口村级卫生人员数）与社区人口数比例是否合适的常用指标包括每千人口执业（助理）医师数、每千人口卫生技术人员数、每万居民全科医生数量等。

3. 资源利用效率　可反映社区卫生人力资源利用情况的整体水平的一种简便方法是分析诊疗量与卫生人员的比，即本年度到基层医疗卫生机构就诊人次÷本年度基层医疗卫生机构卫生人员总数，这一比例越高说明社区卫生服务人力资源利用效率也就越高。

（二）机构物力资源

1. 业务用房　基层医疗卫生机构在医疗、预防保健、行政后勤保障等方面投入的用房，包括临床科室用房、预防保健科室用房、医技科室用房以及管理保障用房等。社区卫生服务中心按服务人口数量确定建设规模，业务用房面积参考标准为：①服务人口不足5万人，总建筑面积为1 400 m²；②服务人口5万～7万人（含7万人），总建筑面积为1 700 m²；③服务人口超过7万人，总建筑面积为2 000 m²。社区卫生服务站按服务人口0.8万～1万人计算的建筑面积参考标准为150～220 m²。

2. 科室设置　①临床科室设置包括全科诊室、中医诊室、康复治疗室、抢救室、预检分诊室、治疗室、处置室、观察室等；②预防保健科室设置包括预防接种室、儿童保健室、妇女保健与计划生育指导室、健康教育室等；③医技科室设置包括检验室、B超室、心电图室、药房、消毒间等。社区卫生服务中心除办公室等管理保障用房外，临床科室、预防保健科室、医技科室占总建筑面积比例的参考标准分别为53%、28%、13%。

（三）设施物力资源

1. 仪器设备配置

（1）诊疗设备　如配置诊断床、听诊器、血压计、体温计、观片灯、体重身高计、出诊箱、治疗推车、供氧设备、电动吸引器、简易手术设备、可调式输液椅、手推式抢救车及抢救设备、脉枕、针灸器具、火罐等。

（2）辅助检查设备　如配置心电图机、B超、显微镜、离心机、血球计数仪、尿常规分析仪、生化分析仪、血糖仪、电冰箱、恒温箱、药品柜、中药饮片调剂设备、高压蒸汽消毒器等必要的消毒灭菌设施等。

（3）预防保健设备　如配置妇科检查床、妇科常规检查设备、身长（高）和体重测查设备、听（视）力测查工具、电冰箱、疫苗标牌、紫外线灯、冷藏包、运动治疗和功能测评类等基本康复训练和理疗设备等。

（4）健康教育及其他设备　如配置健康教育影像设备、计算机及打印设备、电话等通信设备、健康档案、医疗保险信息管理与费用结算有关设备等。

2. 护理康复床位数　社区卫生服务中心可设置一定数量以护理康复为主要功能的病床，根据服务人口数量、当地经济发展水平、服务半径、交通条件等因素合理确定，每千服务人口的床位数量参考值为0.3～0.6张。

（四）卫生经费资源

卫生经费包括国家、社会及个人用于初级卫生保健所消耗的总费用。公平和可持续的筹资结构对初级卫生保健的实施具有重要基础意义。

1. 政策层面　指医疗卫生服务、医疗保障补助、卫生和医疗保障行政管理、人口与计划生育事务性支出等各项事业的经费。

2. 社会层面　指除政府支出外的社会各界对卫生事业的资金投入，包括社会医疗保障支出、商业健康保险费、社会办医支出、社会捐赠援助、行政事业性收费收入等。

3. 基层医疗卫生机构层面　指社区卫生服务资金的投入，包括社区公共卫生投入、基本医疗投入、医疗救助投入等。

第三节　分级诊疗与慢病防控能力建设

建立分级诊疗制度，是合理配置医疗卫生资源、促进基本医疗卫生服务均等化的重要举措，对促进医药卫生事业的可持续健康发展、提高人民健康水平、保障和改善民生具有十分重要的现实意义。《中华人民共和国基本医疗卫生与健康促进法》规定，国家推进基本医疗服务实行分级诊疗制度，引导非急诊患者首先到基层医疗卫生机构就诊，实行首诊负责制和转诊审核责任制，逐步建立基层首诊、双向转诊、急慢分治、上下联动的机制，并与基本医疗保险制度相衔接。作为分级诊疗制度的重要基础，基层医疗卫生机构在提供均等化服务的过程中，有助于更加合理地配置医疗卫生资源；通过医保的全人群覆盖与基层首诊的推进，初级卫生保健服务的可及性得到了显著增强。在慢病防治背景下，基层医疗卫生机构的社区慢病防控能力建设涵盖为促进慢病综合防控各项工作有效开展的相关知识、技能、组织机构、体系及领导能力，如在初级卫生保健层面，基层医疗卫生机构对慢病的规范治疗、管理和危险因素的健康促进与干预情况等。通过基层医疗卫生机构与医院、专科医疗服务、社会照护服务等的多层次与多样化协作整合，可进一步提升慢病的防控能力。

一、以社区为基础的分级诊疗

（一）国际实践

1. 英国　英国国民卫生服务体系（national health service，NHS）为两级结构医疗服务体系，第一级为以社区为主的基层医疗卫生服务，即初级卫生保健，其主要的服务提供者为全科医生。第二级为以医院为主的专科服务，提供急症处理、专科门诊及检查、手术治疗和住院护理，但不设普通门诊。每位居民必须在一个全科医生诊所注册，常规医疗服务就诊前需首先约见全科医生，且后续治疗都必须经由第一级的基层医疗卫生服务机构转诊。社区全科医生及其团队扮演着居民"家庭医生"的角色，作为医疗卫生服务体系的"守门人"，负责近90%的居民的初级卫生保健服务，而后续需转诊接受专科医疗服务的患者只占总数的约10%。与社区首诊相配套的是系统规范的全科医生培养体系、严谨的人员准入与培训以及质量和结果框架（quality and outcomes framework，QOF），确保慢病防治在内的卫生服务的安全有效。

2. 美国　美国的分级诊疗以市场为主导，其基层医疗卫生体系主要由私人诊所、护理院、地区卫生教育中心和志愿者团体等组成，提供治疗、预防、保健、健康教育、健康咨询等综合服务。美国的转诊模式以保健管理体系为基础，制定诊断相关分组（diagnosis-related groups，DRG）定额支付标准，并通过设置自付额的高低影响患者支付费用，调节患者在网络内外的就医流向。以慢病为例，这一体系不以慢病患者在医疗机构实际花费的服务项目付账，而是按照患者的慢病种类、严重程度、治疗手段等条件所分入的疾病相关分组付账，从而减少诱导性医疗费用支付，促进双向转诊的有序进行。

3. 日本　日本采取国民健康保险体系，是基于社会医疗保险体制的代表国家之一。日本的区域医疗层级式分级诊疗实行"三级医疗圈"模式，即一级医疗圈以市町村为基础单位，为居民提供方便快捷的门诊医疗服务；二级医疗圈根据交通、人口密度、社会经济等要素设立，为居民提供普通的住院服务；三级医疗圈通过区域中心医院，提供高水平医疗和高端住院服务。患者除急诊外均需凭诊所介绍信才能在上一级专科医疗机构进行治疗。以慢病为例，如果患者跳过一级医疗圈而直接选择二级或三级医疗圈治疗，除全部自费外，还需缴纳较高的额外费用。

4. 德国　德国的区域性医院服务体系由多种医疗卫生机构组成，包括四个层次，即社区服务级医院、跨社区服务级医院、中心服务级医院及最高服务级医院。德国实行社区首诊制度，门诊与住院分开，患者通过全科医生办理转诊手续。患者在转诊时需遵循由低级到高级的原则选择就诊医院，医院则会及时将患者转回诊所或慢病护理机构进行护理或康复治疗。

（二）我国实施思路及探索方向

我国人口众多，地区和城乡间差异明显，合理配置公共资源至关重要。建立分级诊疗制度，是合理配置医疗卫生资源、促进基本医疗卫生服务均等化的重要举措，也是深化医药卫生体制改革、建立中国特色基本医疗卫生制度的重要内容。2009年《中共中央国务院关于深化医药卫生体制改革的意见》提出，引导一般诊疗下沉到基层，逐步实现社区首诊、分级医疗和双向转诊。在建设结构合理、覆盖城乡的医疗服务体系方面，坚持非营利性医疗机构为主体、营利性医疗机构为补充，公立医疗机构为主导、非公立医疗机构共同发展的办医原则；大力发展农村医疗卫生服务体系，完善以社区卫生服务为基础的新型城市医疗卫生服务体系，健全各类医院的功能和职责，建立城市医院与社区卫生服务机构的分工协作机制。《国务院办公厅关于推进分级诊疗制度建设的指导意见》（国办发〔2015〕70号）、《国务院办公厅关于推进医疗联合体建设和发展的指导意见》（国办发〔2017〕32号）等文件，进一步提出"基层首诊、双向转诊、急慢分治、上下联动"的分级诊疗模式思路。

1. 加强政策宣传，深入普及分级诊疗观念　社区首诊是落实分级诊疗制度的基础，居民正确看待基层医疗卫生机构是实现社区首诊的关键之一，在宣传中应同时强调基层医疗卫生机构作为健康及控费"守门人"的重要地位。以广东省某市分级诊疗制度建设研究报告[107]为例，课题组提出针对居民对分级诊疗的认识存在误区的现状，建议弱化"上下级医院"的称谓，重点强调"全科"与"专科"的概念，两类机构并无质量优劣之分，其区别在于前者提供全科医疗卫生服务，后者提供专科医疗卫生服务。通过让居民充分理解"基层首诊、双向转诊、急慢分治"的必要性及可行性，逐步引导居民根据病情选择相应的医疗卫生服务提供者，构建科学有序的就诊秩序。

2. 以强基层为落脚点，提升社区首诊能力　合理设置与优化基层医疗卫生机构的人事岗位与编制，职称晋升及评定标准可向社区一线岗位适度倾斜；适度提高薪酬待遇，提升基层医疗卫生机构活力和效率。加强规范化全科医学培训基地的规划建设，发挥省基层卫生学会等行业组织在学科建设及初级卫生保健人才培养中的积极作用，扩大全科医学理念的覆盖面。加强及巩固慢病防治作为社区卫生服务工作的重点任务地位，开展定期社区诊断以翔实掌握居民健康状况与需求。参考相关临床指南完善社区用药目录，确保社区与医院的用药衔接及满足常见病、慢病患者以及康复期患者的常规用药需求，并充分发挥中医药适宜技术在慢病防治中的应用。

3. 完善医联体设计，高效率开展双向转诊　一是明确功能定位，完善资源配置及利益共享机制。以基层医疗卫生机构为"守门人"网点，以综合性医院及特色专科医院的优势学科为支撑，形成机构间跨层级协作和资源共享，提高医联体内部资源使用效率及设备配置的均衡性。二是实施具实际可操作性的双向转诊标准和临床路径，并建立双向转诊管理机构，利用转诊网络平台协调解决转诊流程问题。三是以家庭医生签约服务为基础，积极开展社区慢病健康管理，明确常见慢病的分级诊疗规范服务流程。四是在医联体的老年人群护理服务开展中，考虑纳入慢病及养老机构等，与各级医疗卫生机构协作，以促进和实现社区层面的医养护一体化结合。

4. 依托家庭医生签约服务，巩固基层首诊　一是以签约后的有效服务为抓手，以签约对象数量及构成、有效履约、服务效果、医药费用控制、签约居民基层就诊比等为核心开展绩效评价，提高服务利用率和调动医护人员工作积极性。二是建立家庭医生服务团队成员之间，以及医联体内部的协作分配制度，完善绩效分配机制和探索尝试允许将收支结余部分用于奖励性分配。三是明确社区卫生服务机构在疾病预防和健康促进的主导地位。依托家庭医生签约服务，在对居民个体及社区群体的健康进行分析和评估的基础上，对健康危险因素进行全程干预与监测，实现社区（全科医疗卫生服务）与医院（专科医疗卫生服务）的错位发展与优势互补。

5. 强化医保支付引导，促进患者有序就医　一是开展差异化的医保支付，试行社区首诊、逐级转诊的就医结算制度，在不同层级医疗卫生机构实行不同的起付标准和支付比例，充分发挥医保支付的差异化杠杆引导作用。二是发挥社区在医保付费控制中的"守门人"作用，探索试行将签约居民的门诊基金按人头支付给基层医疗卫生机构或家庭医生团队，经社区全科向医院专科转诊产生的转诊费用，从社区获得的人头费中扣除，发挥家庭医生在医保付费控制中的"守门人"作用，激励基层医疗卫生机构提供优质的预防、医疗、康复、健康教育等初级卫生保健服务。三是探索多元复合式医保支付方式改革，适应不同慢病病种的医疗卫生服务特点。

6. 提升信息化水平，加强机构间互联互通　一是加强信息化建设，充分发挥"互联网+"背景下，大数据等信息技术手段在分级诊疗中的作用，利用信息化手段促进卫生健康资源纵向流动，实现"社区检查、院内诊断"。二是搭建功能合理的双向转诊平台，完善病案和健康信息管理功能，解决数据的对接和追踪困难。推进同级医疗机构之间、医疗机构与独立检查检验机构之间等在检查（验）、影像、诊断等结果的互认，避免转诊带来的重复检查及过度检查。三是构建市郊地区远程医疗诊疗服务协作网，由中心城区向市郊地区提供诊疗服务及科研教学等技术支持，逐步建立互联网诊疗、教学、培训的一体模式，提高优质资源的覆盖面及可及性。

（三）初级卫生保健的医学人才队伍建设

为适应新时期经济社会发展和医学模式转变的需求，需优化我国医药卫生人才的知识结构和专业结构，统筹兼顾，推进各类医药卫生人才队伍协调发展。在以社区为基础的卫生健康体系中，通过初级卫生保健服务提供者开展的预防保健、常见病和多发病的诊疗与转诊、慢病管理和康复、健康管理等一体化服务，可有效地保障和改善城乡居民健康，提高服务的公平性和可及性，促进卫生健康服务模式转变，并有利于优化医疗卫生资源配置。因此初级卫生保健的人才队伍建设至关重要。

1. 基层医疗　以提高基层医疗卫生人员的专业素质和技术水平为重点，建立一支适应基本医疗卫生制度需要的基层医疗卫生人才队伍，为我国城乡居民提供预防保健、诊断治疗、康复及健康管理的全方位基本医疗卫生服务。尤其是在农村地区，乡村医生在维护广大农村居民健康方面发挥着难以替代的作用，是我国农村医疗体系的重要支撑。政府应科学划分乡镇卫生院和村卫生室的职能分工，提高农村卫生健康信息化水平，并根据乡村医生提供服务的数量和质量通过多渠道予以补偿；加强乡村医生的培训，尤其是乡村医生的后备力量建设，同时积极解决乡村医生的养老问题。通过建立全科医生制度、改革完善全科医生培养与使用激励机制等，为探索建立分级诊疗和双向转诊机制提供人才支持。

2. 公共卫生　坚持预防为主、防治结合，强化与落实政府公共卫生政策，按照逐步实现城乡居民基本公共卫生服务均等化的需要，以培养疾病预防控制、卫生监督、健康教育、精神卫生、妇幼保健等专业人员为重点，大力加强公共卫生人才队伍建设。

二、慢病防治与社区干预

在初级卫生保健层面，慢病防控相关业务知识包括社区常见慢病（如高血压、糖尿病等）患者和高风险人群的干预和规范化管理、慢病筛查及早诊早治、居民健康档案的建立、生活方式相关危险因素知识等。慢病相关理论和实用技能包括健康教育和健康促进有关理论与方法、生活方式相关危险因素的干预技能、慢病信息管理软件使用、交流技能（如问卷调查、访谈及社会动员）等。慢病的预防重点之一，是加强健康教育。应明确政府、医疗卫生机构、社区、家庭与个人等各方的健康管理责任，完善健康管理服务内容和服务流程。在社区健康教育的体系建设中，通过普及健康科学知识，教育引导群众树立正确健康观，根据人群特点开展有针对性的健康宣传教育；通过倡导健康文明的生活方式，科学指导大众开展自我健康管理；通过发挥中医治未病优势，大力推广传统养生健身法；通过大力开发推广健康适宜技术和支持工具，增强居民维护和促进自身健康的能力。

（一）基层医疗卫生机构的慢病防治职责

承担35岁以上患者首诊测血压工作；承担辖区慢病高风险人群发现、登记、指导和管理工作。承担明确诊断的高血压、糖尿病等慢病患者的建档、定期干预指导和随访管理。承担辖区居民慢病及其所致并发症和残疾的康复工作，提供康复指导、随访、治疗、护理等服务。开展辖区健康促进工作，开设健康课堂，组织健康日宣传活动。建立居民健康档案，并根据其主要健康问题和服务提供情况填写相应记录。承担国家、辖区慢病监测任务，有条件的地区开展死亡登记和死因调查、恶性肿瘤发病登记、新发脑卒中和心肌梗死病例报告等。与医院建立双向转诊机制。城市社区卫生服务中心和农村乡镇卫生院承担对社区卫生服务站和村卫生室慢病防控的指导和管理。

（二）社区干预与管理的工作任务

1. 危险因素控制　制订辖区内健康教育和健康促进工作计划、实施方案，并组织实施。配备专人负责辖区内健康教育和健康促进工作。参与辖区健康生活方式示范社区、示范单位和示范餐厅（食堂）等的创建工作。参与辖区健康促进工作的考核与评价，完成辖区工作自我总结与评价。

2. 高风险人群的早期发现与管理　参与制订辖区高风险人群干预和管理工作计划。为居民提供方便的危险因素监测环境和设备条件。多种形式开展群体水平健康教育，宣传危险因素监测方法和高风险及患病状态的判断标准，鼓励自我监测危险因素水平。通过各种途径发现慢病高风险人群，做好建档和随访工作，指导高风险个体进行强化生活方式干预。对辖区慢病高风险人群的干预和管理工作进行评估。

3. 高血压和糖尿病患者的早期发现与管理　制订辖区慢病患者筛查和管理计划，积极发现慢病患者，建立健康档案，实施规范化管理，提高高血压和糖尿病等慢病患者的知晓、治疗和控制水平。开展辖区健康教育与健康促进活动，提高慢病患者健康生活方式行为能力和自我管理的知识和技能。为高血压、糖尿病等慢病的早期发现提供血压、体重、血脂、血糖等指标监测的有利环境和条件。促进"病友俱乐部"等活动小组的建立，为患者康复提供交流和共同参与的平台，并派出专门人员定期进行指导。充分利用门诊、家庭访视等机会对慢病患者进行个体化危险评估和生活方式指导。按要求收集、管理和上报慢病患者发现和随访管理信息。做好辖区居民慢病及其所致并发症和残疾的康复工作。对早期发现与管理工作进行自我评估。

4. 癌症的早诊早治　做好健康教育，动员辖区居民参与癌症筛查工作，协助开展癌症筛查工作，并参与部分癌症的筛查和早诊早治工作。

三、通过"公共卫生"实现"公众健康"

基本公共卫生服务，是由城乡基层医疗卫生机构向全体居民提供的公益性服务，通过人群公共卫生干预措施达到预防控制疾病的目的，是初级卫生保健的重要组成部分。基层医疗机构的执业医师大体分为临床和公共卫生两大类，教育和专业背景的差异决定了两者在基本公共卫生服务的具体分工中各有所长。公共卫生医师擅长于社区诊断、流行病学调查、基于健康促进及生活方式的健康管理，而全科医生擅长于症状诊断、疾病治疗与临床管理。《国家基本公共卫生服务规范（第三版）》提出，各地在实施国家基本公共卫生服务项目过程中，需结合全科医生制度建设、分级诊疗制度建设和家庭医生签约服务等工作，不断改进和完善服务模式，积极采取签约方式为社区居民提供基本公共卫生服务，满足人民群众特别是慢病患者日益增长的健康需要。

（一）基本公共卫生服务

1. 提供现状　在大部分基层医疗卫生机构，医疗部和公共卫生部被分割为两个相对独立的职能科室进行管理的情况较为常见。在这种模式下，基本公共卫生服务主要由公共卫生医师承担，全科医师参与较少，公共卫生工作往往与全科医生分离，既造成基本公共卫生工作缺乏一定的临床技术含量，也不利于公共卫生工作的落实。

2. 提供挑战　近几年随着我国经济的迅猛发展，基本公共卫生工作处于井喷前的瓶颈期；然而，基层医务人员的收入与其他行业相比整体偏低，尤其是居住于城市中心片区的医务人员，收入与房价之间的巨大鸿沟更是带来了巨大的生存压力。以慢病为例，基层医务人员普遍面对初级卫生保健工作烦琐、缺少时间和机会接受系统的继续教育、专业知识和技能难以得到及时更新和提升等问题，同时伴随着社区居民患者的认可度和服务黏性不高等困境。

（二）初级卫生保健思路

1. 政府　大力提高基层医生的地位和待遇，适度提高医事服务价格，深化薪酬制度改革。在中国香港特别行政区及英国，基层医务人员的收入甚至可比肩专科及综合性医院的医务人员，保证了基层工作的职业吸引力。因此，在制定鼓励措施和倾斜政策时，既应推动初级卫生保健人才下沉至社区，又要避免人才从社区流失。

2. 基层医疗机构　建立全科医生团队服务制度，由全科医生、公共卫生医师、社区护士等组成团队，在实际工作中可结合自身优势，达到高效互补和技术的相互支持，为社区居民提供相对稳定的公共服务保障。循证医学证据表明，以全科医生、公共卫生医师为核心的多学科团队管理，是行之有效的初级卫生保健措施。多项以社区常见慢病（高血压）为例的社区随机对照试验，均证实了全科团队主导下的社区健康管理有显著效果。

3. 全科医生　掌握《国家基本公共卫生服务规范》的主要内容，包括居民健康档案管理、健康教育、预防接种、重点人群（0～6岁儿童、孕产妇、老年人、肺结核患者、高血压/糖尿病患者、严重精神障碍患者）的健康管理、中医药健康管理、传染病及突发公共卫生事件报告和处理、卫生计生监督协管等。在政策支持方面应积极探索绩效考核方式，促进全科医生积极融入基本公共卫生服务体系。在教育支持方面，由于当前我国大部分全科医生或为综合（专科）医院临床医生培养模式出身，或从临床医生转岗而来，在从事初级卫生保健工作时往往遵循固有的专科思维模式，且只关注慢病诊疗而忽视疾病预防，应积极加强岗前培训和上岗后的继续教育。

4．措施举例　以高血压患者健康管理为例，加强基本公共卫生工作可以采取扩大工作覆盖面、打通数据联通壁垒、加强自我管理能力等措施。

（1）扩大工作覆盖面：在全科医生的门诊工作中，对疑似高血压患者需进行筛查确诊；对已确诊的高血压患者，应与团队成员协作采用多种方式进行定期随访、开展个性化的健康教育及健康检查；根据实际情况落实双向转诊。

（2）打通数据联通壁垒：打通全科门诊数据与健康档案数据的联通壁垒，及时完善和实时更新患者的病情与健康资料，并通过数据共享带动全科医学与公共卫生紧密协作。如由全科医生和公共卫生医师共同开设联合门诊，公共卫生医师负责预约登记和随访记录，全科医生负责诊疗和个性化健康指导，让慢病患者享受"一站式"基本公共卫生服务。

（3）高血压患者自我管理小组：加强患者自我管理的技能，通过以点带面，为患有高血压的社区居民搭建交流平台。

（三）公共卫生建设与全民身心健康

以社区为基础的公共卫生服务建设是促进和实现公众健康的重要支撑。在《国家基本公共卫生服务规范（第三版）》涵盖的建立居民健康档案、健康教育、预防接种、儿童健康管理、孕产妇健康管理、老年人健康管理、高血压和2型糖尿病等慢病患者健康管理、严重精神障碍患者管理、肺结核患者健康管理、中医药健康管理、传染病和突发公共卫生事件报告和处理、卫生监督协管等12类项目基础上，妇幼卫生、老年健康服务、医养结合、卫生应急、孕前检查等内容被新划入基本公共卫生服务的工作任务（国卫基层发〔2019〕52号）。通过基本公共卫生服务和电子健康档案的开展，继续以高血压、糖尿病等慢病管理为突破口，在发挥家庭医生团队优势的同时，推动建立基层医疗卫生机构与医院专科服务的双向协作和转诊，促进初级卫生保健下的基层医防融合，建立维护居民健康的第一道屏障，提高居民整体健康水平，实现全民健康的公众目标。

第三章

慢病预防控制策略与基本思路

　　慢病是当前全球主要的公共卫生与健康挑战，并严重影响国家与地区的社会和经济发展，并可加剧不平等现象。在全球、区域和国家层面，需以证据为基础，通过实施经济有效的初级卫生保健预防、治疗和干预措施，减轻慢性非传染性疾病负担。在我国，实施慢病综合防控战略和加强国家慢病综合防控示范区建设，是"健康中国"战略的重要内容。立足社区开展多层次、多学科的初级卫生保健立体干预，是慢病防治的发展趋势。在三级预防的原则思路下，利用疾病监测技术手段，长期、系统、动态地收集慢病的流行状况和变化趋势，可为评价人群健康水平和干预措施效果、制定和更新慢病防治策略，提供重要的证据基础。实践证据表明，以社区为基础，通过加强慢病的筛查、监测、干预、管理等工作，可以显著提高防控效果。

第一节　　全球卫生战略

　　慢病是当前全球主要的公共卫生与健康挑战[86-103]。2018年世界卫生组织统计报告（*World Health Statistics 2018*，WHO）指出，2016年全球共约5 700万人死亡，其中4 100万人死于非传染性疾病（NCD），主要由心血管疾病（占44%）、癌症（占22%）、慢性呼吸系统疾病（占9%）和糖尿病（占4%）这四大慢病所致。低收入和中低收入国家的成年人死于上述慢病的风险最高，分别为21%和23%，而在高收入国家这一风险为12%。慢病给全球带来的负担和威胁严重影响社会和经济发展，并可加剧国家与地区，以及人口之间的不平等现象。保护和促进居民健康是政府必须承担的责任。在全球、区域和国家层面，需通过强有力的领导组织和迫切行动以降低慢病造成的影响。以证据为基础，通过实施经济、有效的预防、治疗和干预措施，可极大减轻慢病负担[104-109]。与此同时，全球卫生（global health）正得到日益关注，该理念致力于打破国家边界和政府界限，动用全球性的力量解决共同面临的卫生健康问题。许多国家正积极参与制定全球卫生战略，不断开拓参与全球卫生的途径。2012年WHO各成员国首次制定了预防与控制心脏病、糖尿病、癌症、慢性肺病和其他非传染性疾病的全球性目标。在联合国层面，干预措施覆盖全球保健范围的所有领域，包括预防慢病和努力实现与健康相关的可持续发展目标。

一、慢病预防控制策略与全球行动

（一）世界卫生大会

　　2000年，第五十三届世界卫生大会发布《预防和控制非传染病全球战略：总干事的报告》[5]，并在其后的《预防和控制非传染性疾病》[6]决议中提出了全球卫生战略和实施计划，重申预防和控制非传染性疾病全球卫生战略的目标是减少过早死亡与提高生活质量，并阐述了如何从全球角度应对非传染性疾病。2003年，第五十六届世界卫生大会核准通过《世界卫生组织烟草控制框架公约》[86]。2004年，第五十七届世界卫生大会核准通过《饮食、身体活动与健康全球战略》[87]。2008年，第六十一届世界卫生大会发布的《预防和控制非传染病：实施全球战略》秘书处的报告[88]及决议[89]，指明了慢病防控的全球行动方向。2010年，第六十三届世界卫生大会通过《减少有害使用酒精的全球战略》[90]。2011年，WHO首届健康生活方式和非传染性疾病控制问题全球部长级会议发表的《莫斯科宣言》（*Moscow Declaration*）[103]，促进了围绕健康生活方式和预防非传染性疾病的政策与规划制定，以及国际行动合作。

（二）联合国大会

2010年，联合国大会第六十四届会议通过《预防和控制非传染病》决议[91]；2011年，联合国大会第六十六届会议通过《大会关于预防和控制非传染性疾病问题高级别会议的政治宣言》（以下简称《政治宣言》）[92]及《预防和控制非传染性疾病：秘书长的报告》[93]，围绕减少风险因素、创造促进健康的环境、加强国家政策和卫生系统以及加强国际合作、科学研究、监测与评价等工作，指出了政府与全社会努力应对挑战的方向。同年，世界卫生组织执行委员会通过《预防和控制非传染性疾病全球战略和行动计划的实施情况》秘书处的报告[94]；并于2012年通过《预防和控制非传染性疾病：联合国大会关于预防和控制非传染性疾病问题高级别会议的后续工作》决议[95]，在联合国《政治宣言》的基础上，进一步推动全球框架、指标和目标的制定。

（三）联合国可持续发展目标

享有优质的卫生保健、社会保障、心身健康和社会福祉，是世界各国的愿景。确保健康的生活方式，促进各年龄段人群的福祉对可持续发展至关重要。2015年，联合国大会第七十届会议通过《变革我们的世界：2030年可持续发展议程》[96]，围绕可持续发展的经济、社会和环境方面，提出了包括"确保健康的生活方式，促进各年龄段人群的福祉"在内的17个可持续发展目标。在慢病防治方面，可持续发展目标提出到2030年，通过预防、治疗及促进身心健康，将非传染性疾病导致的过早死亡减少1/3。这一目标的实现需要采取更为有效的技术、使用清洁的烹饪燃料、开展吸烟危害教育活动；同时，需建立更高效的卫生系统筹资机制、改善环境卫生和个人卫生、提高优质医疗与卫生保健的可及性等。

（四）世界卫生组织报告与行动计划

2002年，世界卫生组织发布《慢病创新照护：行动的基础材料》全球报告，提出必须发展和加强初级卫生保健以更好地预防和管理慢病。2006年，世界卫生组织发布《预防慢病：一项至关重要的投资》报告，指出各国政府和公众需走出慢病不可预防的误区，积极投资并致力于预防慢病。基于全球慢病的趋势数据，包括人群患病信息及危险因素的发展趋势，世界卫生组织自2010年起陆续发布了《全球非传染性疾病现状报告2010》《非传染性疾病国家概况2011》《全球非传染性疾病现状报告2014》《非传染性疾病国家概况2014》《非传染性疾病国家概况2018》，指出了各国面临的机遇和瓶颈，并为实现目标所需采取的重点行动和政府应对措施提供了证据支持。

二、2013—2020年预防和控制非传染性疾病全球行动计划

世界卫生组织在《2008—2013年预防和控制非传染性疾病全球战略行动计划》的基础上，发布《2013—2020年预防和控制非传染性疾病全球行动计划》。该计划于2013年第六十六届世界卫生大会核准通过WHA66.10号决议，旨在加强政府在应对非传染性疾病挑战方面的主要作用和责任，并明确和细化慢病预防和控制的目标及评价体系。该行动计划的重点围绕四类非传染性疾病，即心血管疾病、癌症、糖尿病和慢性呼吸系统疾病，以及四种共同的行为危险因素，即烟草使用、不健康饮食、缺乏身体活动和有害使用酒精。该计划通过制定包含25项指标的全球非传染性疾病预防和控制综合监测框架，争取实现9项全球自愿性目标。

（一）全球行动计划目标

通过在国家、地区和全球层面开展多部门协作与合作，减少非传染性疾病导致的可预防和避免的疾病、死亡和残疾负担，从而使全体居民都能达到与其年龄相适应的最高标准的健康、生活质量和生产力水平，使非传染性疾病不再成为影响人类幸福和社会经济发展的障碍。

（二）全球行动计划总原则

1. 人权途径　能够享受并获得最高的健康标准是人的基本权利之一。这一权利不分种族、肤色、性别、语言、宗教、政治或其他见解、国籍或社会出身、财产、出生或其他身份等。

2. 基于公平途径　非传染性疾病在不同群体中造成不平等的负担，这一程度受健康的社会决定因素影响。在弱势群体和全人群中针对这些决定因素开展行动，对于减少疾病总体负担，创建包容、公平、有经济生产力和健康的社会至关重要。

3. 国家行动及国际团结合作　政府在应对非传染性疾病带来的挑战中，具有首要作用与责任，国际合作也同等重要。

4. 多部门途径　非传染性疾病的有效预防和控制需要领导才能、多方利益相关者的协作参与以及政府和多个不同行动部门的广泛参与。

5. 全生命历程途径　预防和控制非传染性疾病的机会遍布生命的多个阶段，而在生命早期阶段开展干预措施最为适宜。预防控制政策、计划和服务提供均应考虑生命历程各阶段的健康和社会需要。全生命历程可从孕产妇保健开始，至婴儿期正确的喂养，以及儿童、青少年和青年的健康促进，再至工作期间的健康促进、健康老龄期以及慢病患者晚年期的照顾和护理。

6. 个人和社区赋能　应赋予个人和社区参与非传染性疾病预防和控制工作的能力，这包括参与宣传、政策、规划、立法、服务提供、教育和培训、监测、研究和评价等多方面的工作。

7. 循证策略　预防和控制非传染性疾病的策略和实践需要以最新的科学证据、最佳实践、成本效益、经济负担能力以及公共卫生原则为基础，同时也需考虑文化因素。

8. 全民健康覆盖　全体居民均应能够不受歧视地获取必要的促进性、预防性、治疗性和康复性以及姑息治疗方面的基本卫生服务，以及安全、可负担、有效和优质的基本药物和诊断试剂。同时应确保不会因服务利用而致经济困境，尤其是对于贫困人群和弱势群体。

9. 管理现实、已知或潜在的利益冲突　政府和非政府的多行动部门的参与才能有效应对非传染性疾病。应有效识别现实或潜在的利益冲突，保证公共卫生政策不受任何形式既得利益的不当影响。

（三）全球行动计划工作目标

1. 国际合作与宣传　通过加强国际合作与宣传，在全球、区域和国家议程以及发展目标中，提高对非传染性疾病预防控制工作的重视。非传染性疾病的防治可实现更好的健康结果，这也是实现可持续发展的三个方面，即经济发展、环境可持续性以及社会包容的前提和指标。通过宣传、扩大卫生和发展议程、建立多部门伙伴关系等活动，可为防控非传染性疾病创造有利环境。

2. 应对疾病防控的需求　加强国家能力建设、领导才能、治理、多部门行动和合作伙伴关系，加速对非传染性疾病预防控制的国家响应。全民健康覆盖、以人为本的初级卫生保健及社会保障机制，是确保卫生服务获取的重要工具，可避免因非传染性疾病而陷入经济困境。实施"整体政府的各部门协作行动""全社会努力"和"将卫生纳入所有政策"等方针政策，加强非传染性疾病预防控制规划，定期进行流行病学和资源需求评估，加强对非传染性疾病防控工作的管理和领导。

3. 社会决定因素　通过创建健康促进环境，减少非传染性疾病可改变的危险因素和潜在的社会决定因素。《政治宣言》提出，亟须降低非传染性疾病的共同和可改变的危险因素对个体和人群的影响，并增强个体和人群做出更健康的选择和采取健康促进生活方式的能力。可采取的政策方案包括：①在烟草控制方面，加速全面实施《世界卫生组织烟草控制框架公约》等；②在促进健康饮食方面，执行《饮食、身体活动与健康全球战略》《婴幼儿喂养全球战略》《孕产妇和婴幼儿营养全面实施计划》等全球战略；③在促进身体活动方面，推进《饮食、身体活动与健康全球战略》等实施；④在减少有害使用酒精方面，推进《减少有害使用酒精全球战略》等，促进全球目标的实现。

4. 卫生系统调整 通过以人为本的初级卫生保健服务和全民健康覆盖，加强和重新调整卫生系统。在非传染性疾病的综合照护方面，全体居民应获得促进性、预防性、治疗性、康复性和姑息治疗等方面的基本卫生服务，且不受歧视。卫生系统应重点加强对心血管疾病、癌症、慢性呼吸系统疾病、糖尿病及其他非传染性疾病患者和高危人群的健康促进、预防、早期发现、治疗和持续管理。扩大优质服务的人群覆盖，加强人力资源的能力建设，改善服务可及性。以初级卫生保健为基础，提供更加公平的以心血管疾病、癌症、慢性呼吸系统疾病、糖尿病基本干预措施为重点的疾病防控服务、药物和技术。

5. 高质量研究开发 增加对非传染性疾病的研究、创新和开发及其治理工作的投入，基于证据进行政策制定。通过实施和监测非传染性疾病研究，尤其是基于社区的研究、干预措施及政策影响评价，将研究转化为实践，充实国家行动的理论基础，加强决策的科学依据。《政治宣言》提出了四个行动方向，包括：①注重非传染性疾病的研究，将其纳入全球发展议程并进行监测；②开展对非传染性疾病的多部门、宏观经济、社会决定因素及其他危险因素的研究；③通过进行转化和卫生系统研究，在全球范围应用成本效益更优的战略；④通过研究使昂贵但有效的干预措施在社区可实现，并能在资源有限的条件下得到适当使用。

6. 监测与进展评估 监测非传染性疾病的流行趋势和决定因素，对预防和控制进展情况进行评估。通过包含25项指标的全球综合监测框架和9项自愿性全球目标，对全球与各国家非传染性疾病的防控进展进行监测评估。建立疾病登记系统，并定期收集行为和代谢危险因素（如有害使用酒精、缺乏身体活动、烟草使用、不健康饮食、超重和肥胖、血压升高、血糖升高和高脂血症）、风险暴露决定因素（如食品、烟草和酒精营销）等方面的数据开展监测。

（四）全球综合监测框架与全球自愿目标

该框架包括25项指标，适用于在全球各国（地区），监测非传染性疾病预防和控制相关的国家战略和计划执行趋势及跟踪评估进展情况，可为宣传、制定政策和协作提供客观依据。自愿目标的制定基于当前可获得的关于干预措施有效性和成本效益的证据。在选用慢病防治干预措施时，应根据国情考虑措施的有效性、成本效益、经济可负担性、实施能力和可行性，以及对卫生公平性可能带来的影响（表3-1至表3-4）。

表3-1　死亡率和发病率监测指标与目标[13]

框架要素	指标	目标
非传染性疾病导致的过早死亡	• 30～70岁人群因心血管疾病、癌症、糖尿病和慢性呼吸道疾病死亡的无条件概率	心血管疾病、癌症、糖尿病或慢性呼吸系统疾病总死亡率相对降低25%
补充指标	• 每10万人癌症发病率（根据癌症类别）	

表3-2　行为危险因素监测指标与目标[13]

框架要素	指标	目标
有害酒精使用	• 根据本国国情，15岁以上人群每年人均酒精总消费量	根据本国国情，有害使用酒精相对降低至少10%
	• 根据本国国情，青少年和成年人的年龄标化酗酒率	
	• 根据本国国情，青少年和成人酒精相关疾病的发病率和死亡率	
身体活动不足	• 青少年每日中等强度至高强度活动时间不足60 min者占比	身体活动不足流行率相对减少10%
	• 18岁及以上人群每周中等强度至高强度活动时间不足150 min或相当量者占比	
盐/钠的摄入	• 18岁以上人群年龄标化平均每日食盐（氯化钠）摄入量（以g为单位）	人群平均盐/钠摄入量相对减少30%；WHO建议每人每日的食盐摄入量低于5 g（或钠摄入量低于2 g）
烟草使用	• 青少年人群目前烟草使用者占比	15岁以上人群目前烟草使用流行率相对减少30%
	• 18岁以上人群目前烟草使用年龄标化流行率	

表3-3　生物学危险因素监测指标与目标[13]

框架要素	指标	目标
血压升高	• 18岁以上人群年龄标化高血压患病率及平均收缩压水平	根据本国情况，高血压患病率相对减少25%，或遏制高血压患病率
糖尿病与肥胖	• 18岁以上人群年龄标化血糖升高/糖尿病患病率	遏制糖尿病和肥胖的上升趋势
	• 青少年超重和肥胖患病率	
补充指标	• 18岁以上人群从饱和脂肪酸摄入的能量占总能量的年龄标化平均比例	
	• 18岁以上人群每日水果和蔬菜消费量少于5份（400 g）的年龄标化流行率	
	• 18岁以上人群总胆固醇升高的年龄标化患病率及平均总胆固醇水平	

表3-4　国家系统应对监测指标与目标[13]

框架要素	指标	目标
预防心脏病发作和脑卒中的药物治疗	• 在符合条件的人群（年龄在40岁及以上，且10年心血管疾病风险≥30%；包括心血管疾病现患者）中接受预防心脏病发作和脑卒中的药物治疗和咨询服务（包括血糖控制）者占比	至少50%的符合条件者接受预防心脏病发作和脑卒中的药物治疗及咨询（包括血糖控制）
非传染性疾病治疗的基本药物和基本技术	• 在公立和私营医疗卫生机构，优质、安全和有效的非传染性疾病基本药物（包括非专利药物）和基本技术的可及性与可负担性	80%的公立和私营医疗卫生机构可提供经济、可负担的治疗主要非传染性疾病所需的基本技术和基本药物，包括非专利药物
补充指标	• 根据每例癌症死亡患者强阿片类镇痛药吗啡当量消耗量（不包括美沙酮），对姑息治疗的可行性进行评估	
	• 酌情在本国国情和国家规划内，制定国家政策在食品供应中限制使用饱和脂肪酸，并且不使用部分氢化植物油	
	• 根据国家规划和政策，在具有成本效益和经济可负担的情况下，酌情提供人类乳头状瘤病毒疫苗	
	• 制定政策以减少富含饱和脂肪、反式脂肪酸、游离糖或食盐的食品和非酒精饮料的市场营销对儿童带来的影响	
	• 通过为婴儿接种乙肝疫苗第3剂的数量来监测乙肝病毒疫苗接种覆盖率	
	• 在30～49岁妇女，或根据国家规划或政策的更低年龄组或更高年龄组妇女中，接受至少一次宫颈癌筛查的比例	

三、世界卫生组织健康城市计划

　　城市化是21世纪全球的主要趋势之一，对人类健康正在产生重要影响。世界卫生组织预测，至2030年，每10人中将有6人生活在城镇；至2050年，全球城市人口将占全球人口的70%以上。心脏病、癌症和糖尿病等慢病是城市面临的重要威胁。另外，城市的居住和工作环境往往不利于身体活动，且会助长不健康的饮食习惯。世界卫生组织欧洲区域办事处（WHO Regional Office for Europe）于1985年起在欧洲发起推动健康城市计划（Health Cities Project），随后逐渐形成全球性的国际行动。采用多部门合作的方式建设健康城市，有助于公平有效地解决和应对快速发展的城市化给人类健康带来的严峻挑战[110-117]。

（一）健康城市计划理念

健康城市是供人健康地生活和工作的场所。健康城市工作模式是通过促进部门间合作、鼓励社区参与及赋权、发挥本地治理的最大效能，来创建并不断完善影响健康的物质环境和社会环境，支持居民作出有利健康的选择、培养健康的生活方式，从而促进居民健康。健康城市是一个过程理念，而非单纯的结果，即通过不断努力，改善居民健康及健康决定因素的过程；鼓励通过多部门协作的方式来解决城镇环境下的健康问题。健康城市强调通过预防来完善城市的物质和社会环境，同时推动居民养成健康的生活方式。因此，任何城市均可在其当前健康水平基础上承诺改善健康，并制定相应的体系架构与措施步骤，持续改进影响健康的因素，消除健康不平等和实现人人健康的承诺。

（二）WHO健康城市10条标准

世界卫生组织提出健康城市的10条标准（世界卫生日，1996年），包括：①环境清洁和安全；②可靠和持久的食品、饮水、能源供应，有效的垃圾清除系统；③通过多样化、富有活力、创造性的经济手段，满足所有市民在营养、饮水、住房、收入、安全和工作方面的基本要求；④拥有强有力且相互帮助的市民群体，不同组织与团体能够合作尽力改善城市健康；⑤能使市民共同参与制定涉及日常生活，特别是健康和福祉的各项政策；⑥提供文娱和休闲活动场所，促进市民之间的沟通和联系；⑦保护文化遗产并尊重所有居民（不论种族或宗教信仰）的各种文化和生活特征；⑧将健康视为公众决策的组成部分，赋予市民选择有利于健康行为的权力；⑨不懈努力以争取改善健康服务的可及性与质量；⑩能使人们更健康长久地生活和减少患病。

（三）上海宣言

《2030可持续发展中的健康促进上海宣言》[117]（第九届全球健康促进大会，2016年）强调，健康和福祉在联合国2030年发展议程及可持续发展目标中处于核心地位。城市和社区是实现健康的关键场所，健康是任何城市实现可持续发展的最有效标志之一，健康使城市对全体居民而言更加包容、安全和更有活力。

（四）我国健康城市建设及评价指标体系

我国自1989年起启动了国家卫生城市项目，着力改善城市的基础设施和现实环境；至2016年已在38个城市（区）启动了健康城市建设的试点工作，积极推进健康社区、健康机关、健康企业、健康家庭等建设。通过多部门合作方式，针对烟草使用、健康生活方式、道路安全、健康市场等方面，实施了一系列干预措施（第九届全球健康促进大会，2016年）。

1. 建设目的　健康城市建设致力于使居民拥有清新的空气、洁净的用水、安全丰富的食物供应、整洁的卫生环境、充足的绿地、足量的健身活动设施、有利于身心健康的工作学习和生活环境，使群众能够享受高效的社会保障、全方位的健康服务和温馨的养老服务，营造健康文化氛围，努力提升人们的健康意识和健康素养，促使人们养成健康生活方式和行为。通过健康城市建设的综合措施，达到维护和保障人群健康的目的。

2. 建设重点　我国健康城市建设重点主要包括6个方面。一是建立有利于健康的政策机制，将健康城市纳入政府的绩效考核内容。二是在健康影响因素评价方面，基于居民健康状况调查等数据资料，制订健康城市的发展规划。三是以社区为重点，开展健康社区、健康村镇、健康单位、健康学校、健康家庭等一系列"健康细胞"工程建设。四是探索全民健康管理工作的模式，对不同的人群实施分类健康干预。五是开展健康城市的评价，对所有国家卫生城市进行第三方评价。六是开展试点和示范工作，首批确立38个国家卫生城市（区）作为全国健康城市建设首批试点城市，以示范引领带动全面广泛的开展。

3．评价指标体系　《全国健康城市评价指标体系（2018版）》旨在引导我国各城市改进自然环境、社会环境和健康服务，全面普及健康生活方式，满足居民健康需求，实现城市建设与人的健康协调发展。评价指标体系共包括5个一级指标，20个二级指标，42个三级指标。一级指标对应"健康环境""健康社会""健康服务""健康人群""健康文化"共5个建设领域；二级和三级指标着眼于我国城市发展中的主要健康问题及其影响因素。指标体系的构建强调健康城市建设应秉持"大卫生、大健康"理念，实施"把健康融入所有政策"策略，坚持"共建共享"，发挥政府、部门、社会和个人的责任，共同应对城市化发展中的健康问题。在健康城市的建设过程中，强调预防为主，全方位全周期保障人群健康。

4．健康城市与慢病防治　健康城市的特征之一是重视个人和社区对健康问题的责任与控制，通过慢病预防、心理健康、居住环境、卫生服务、生活方式等多个方面的社区广泛参与，努力保证人们获得最佳水平的公共卫生和疾病照护服务，并根据全民健康战略和健康促进原则调整健康服务的方向，实现最高水平的健康状态（最低水平的疾病状态）。在中国澳门特别行政地区开展的健康城市建设，围绕非传染性疾病的预防和控制这一重点任务，致力于健康促进、健康环境和公共卫生领导力的提升，确定的优先行动计划包括发展和加强个人技能、建立对慢病危险因素的认识等（世界卫生组织西太平洋区域办事处，2014年）。中国澳门特别行政区的实践经验表明了在慢病防治中充分调动政府与社区资源，鼓励社会与全体居民共同参与，将慢病防控有机融入健康城市建设的大平台，依托健康城市建设实现慢病防控的重要意义。

第二节　"健康中国"战略

新中国成立以来特别是改革开放以来，我国健康领域改革发展取得显著成就。同时，工业化、城镇化、人口老龄化、疾病谱变化、生态环境及生活方式变化等，也给维护和促进健康带来一系列新的挑战，健康服务供给总体不足与需求不断增长之间的矛盾依然突出，健康领域发展与经济社会发展的协调性有待增强，需要从国家战略层面统筹解决关系健康的重大和长远问题。实施慢病综合防控战略和加强国家慢病综合防控示范区建设，是"健康中国"战略的重要内容。初级卫生保健的核心理念，也与"健康中国"的总体原则紧密契合。

一、总体战略

遵循健康优先、改革创新、科学发展、公平公正原则，以"共建共享、全民健康"为主题，争取到2030年，促进全民健康的制度体系更加完善，健康领域发展更加协调，健康生活方式更加普及，健康服务质量和健康保障水平不断提高，健康产业繁荣发展，基本实现健康公平，主要健康指标进入高收入国家行列（表3-5）。到2050年，建成与社会主义现代化国家相适应的健康国家。

表3-5　"健康中国"建设指标[49]

主要指标	2015年	2020年预期	2030年预期
• 人均预期寿命/岁	76.3	77.3	79.0
• 城乡居民达到《国民体质测定标准》合格以上的人数比/%	89.6*	90.6	92.2
• 居民健康素养水平/%	10	20	30
• 经常参加体育锻炼人数/亿人	3.6*	4.35	5.3
• 重大慢病过早死亡率/%	19.1#	比2015年降低10%	比2015年降低30%
• 个人卫生支出占卫生总费用的比重/%	29.3	28左右	25左右
• 每千常住人口执业（助理）医师数/人	2.2	2.5	3.0
• 地级及以上城市空气质量优良天数比率/%	76.7	>80	持续改善
• 地表水质量达到或好于Ⅲ类水体比例/%	66	>70	持续改善
• 健康服务业总规模/万亿元	—	>8	16

注：*为2014年指标；#为2013年指标。

二、慢病防控相关的主要战略内容

（一）普及健康生活

在"健康中国"战略第二篇——普及健康生活部分，慢病防控的战略思路主要涵盖健康素养、合理膳食、控烟限酒、心理健康、体育健身活动及全民健身科技创新等方面的内容。

1. 提高全民健康素养　推进全民健康生活方式行动，强化家庭和高危个体健康生活方式指导及干预，开展健康体重、健康口腔、健康骨骼等专项行动，到2030年基本实现以县（市、区）为单位全覆盖。开发推广促进健康生活的适宜技术和用品。建立健康知识和技能核心信息发布制度，健全覆盖全国的健康素养和生活方式监测体系。建立健全健康促进与教育体系，提高健康教育服务能力，从小抓起，普及健康科学知识。加强精神文明建设，发展健康文化，移风易俗，培育良好的生活习惯。各级各类媒体加大健康科学知识宣传力度，积极建设和规范各类广播电视等健康栏目，利用新媒体拓展健康教育。

2. 引导合理膳食　制订实施国民营养计划，深入开展食物（农产品、食品）营养功能评价研究，全面普及膳食营养知识，发布适合不同人群特点的膳食指南，引导居民形成科学的膳食习惯，推进健康饮食文化建设。建立健全居民营养监测制度，对重点区域、重点人群实施营养干预，重点解决微量营养素缺乏、部分人群油脂等高热能食物摄入过多等问题，逐步解决居民营养不足与过剩并存问题。实施临床营养干预。加强对学校、幼儿园、养老机构等营养健康工作的指导。开展示范健康食堂和健康餐厅建设。到2030年，居民营养知识素养明显提高，营养缺乏疾病发生率显著下降，全国人均每日食盐摄入量降低20%，超重、肥胖人口增长速度明显放缓。

3. 开展控烟限酒活动　全面推进控烟履约，加大控烟力度，运用价格、税收、法律等手段提高控烟成效。深入开展控烟宣传教育。积极推进无烟环境建设，强化公共场所控烟监督执法。推进公共场所禁烟工作，逐步实现室内公共场所全面禁烟。领导干部要带头在公共场所禁烟，把党政机关建成无烟机关。强化戒烟服务，到2030年15岁以上人群吸烟率降低到20%。加强限酒健康教育，控制酒精过度使用，减少酗酒。加强有害使用酒精监测。

4. 促进心理健康 加强心理健康服务体系建设和规范化管理。加大全民心理健康科普宣传力度，提升心理健康素养。加强对抑郁症、焦虑症等常见精神障碍和心理行为问题的干预，加大对重点人群心理问题早期发现和及时干预力度。加强严重精神障碍患者报告登记和救治救助管理。全面推进精神障碍社区康复服务。提高突发事件心理危机的干预能力和水平。到2030年，常见精神障碍防治和心理行为问题识别干预水平显著提高。

5. 加强体医融合和非医疗健康干预 发布体育健身活动指南，建立完善针对不同人群、不同环境、不同身体状况的运动处方库，推动形成体医结合的疾病管理与健康服务模式，发挥全民科学健身在健康促进、慢病预防和康复等方面的积极作用。加强全民健身科技创新平台和科学健身指导服务站点建设。开展国民体质测试，完善体质健康监测体系，开发应用国民体质健康监测大数据，开展运动风险评估。

6. 促进重点人群体育活动 制订实施青少年、妇女、老年人、职业群体及残疾人等特殊群体的体质健康干预计划。实施青少年体育活动促进计划，培育青少年体育爱好，基本实现青少年熟练掌握1项以上体育运动技能，确保学生校内每天体育活动时间不少于1 h。到2030年，学校体育场地设施与器材配置达标率达到100%，青少年学生每周参与体育活动达到中等强度3次以上，国家学生体质健康标准达标优秀率25%以上。加强科学指导，促进妇女、老年人和职业群体积极参与全民健身。实行工间健身制度，鼓励和支持新建工作场所建设适当的健身活动场地。推动残疾人康复体育和健身体育的广泛开展。

（二）优化健康服务

在"健康中国"战略第三篇——优化健康服务部分，慢病防控的战略思路主要涵盖早筛查和早诊治服务、健康管理干预服务、医疗卫生创新机制模式与融合服务、中医药服务与中医养生保健治未病服务、健康老龄化服务等方面的内容。

1. 防治慢病等重大疾病 实施慢病综合防控战略，加强国家慢病综合防控示范区建设。强化慢病筛查和早期发现，针对高发地区重点癌症开展早诊早治工作，推动癌症、脑卒中、冠心病等慢病的机会性筛查。基本实现高血压、糖尿病患者管理干预全覆盖，逐步将符合条件的癌症、脑卒中等重大慢病早诊早治适宜技术纳入诊疗常规。加强学生近视、肥胖等常见病防治。到2030年，实现全人群、全生命周期的慢病健康管理，总体癌症5年生存率提高15%。加强口腔卫生，12岁儿童患龋率控制在25%以内。

2. 创新医疗卫生服务供给模式 建立专业公共卫生机构、综合和专科医院、基层医疗卫生机构"三位一体"的重大疾病防控机制，建立信息共享、互联互通机制，推进慢病防、治、管整体融合发展，实现医防结合。建立不同层级、不同类别、不同举办主体医疗卫生机构间目标明确、权责清晰的分工协作机制，不断完善服务网络、运行机制和激励机制，基层普遍具备居民健康守门人的能力。完善家庭医生签约服务，全面建立成熟完善的分级诊疗制度，形成基层首诊、双向转诊、上下联动、急慢分治的合理就医秩序，健全治疗—康复—长期护理服务链。引导三级公立医院逐步减少普通门诊，重点发展危急重症、疑难病症诊疗。完善医疗联合体、医院集团等多种分工协作模式，提高服务体系整体绩效。

3. 提高中医药服务能力 实施中医临床优势培育工程，强化中医药防治优势病种研究，加强中西医结合，提高重大疑难病、危急重症临床疗效。大力发展中医非药物疗法，使其在常见病、多发病和慢病防治中发挥独特作用。发展中医特色康复服务。健全覆盖城乡的中医医疗保健服务体系。在乡镇卫生院和社区卫生服务中心建立中医馆、国医堂等中医综合服务区，推广适宜技术，所有基层医疗卫生机构都能够提供中医药服务。促进民族医药发展。到2030年，中医药在治未病中的主导作用、在重大疾病治疗中的协同作用、在疾病康复中的核心作用得到充分发挥。

4．发展中医养生保健治未病服务　实施中医治未病健康工程，将中医药优势与健康管理结合，探索融健康文化、健康管理、健康保险为一体的中医健康保障模式。鼓励社会力量举办规范的中医养生保健机构，加快养生保健服务发展。拓展中医医院服务领域，为群众提供中医健康咨询评估、干预调理、随访管理等治未病服务。鼓励中医医疗机构、中医医师为中医养生保健机构提供保健咨询和调理等技术支持。开展中医中药中国行活动，大力传播中医药知识和易于掌握的养生保健技术方法，加强中医药非物质文化遗产的保护和传承运用，实现中医药健康养生文化创造性转化、创新性发展。

5．促进健康老龄化　推进老年医疗卫生服务体系建设，推动医疗卫生服务延伸至社区、家庭。健全医疗卫生机构与养老机构合作机制，支持养老机构开展医疗服务。推进中医药与养老融合发展，推动医养结合，为老年人提供治疗期住院、康复期护理、稳定期生活照料、安宁疗护一体化的健康和养老服务，促进慢病全程防治管理服务同居家、社区、机构养老紧密结合。鼓励社会力量兴办医养结合机构。加强老年常见病、慢病的健康指导和综合干预，强化老年人健康管理。推动开展老年心理健康与关怀服务，加强对老年痴呆症等的有效干预。推动居家老人长期照护服务发展，全面建立经济困难的高龄、失能老人补贴制度，建立多层次长期护理保障制度。进一步完善政策，使老年人更便捷地获得基本药物。

（三）完善健康保障

在"健康中国"战略第四篇——完善健康保障部分，慢病防控的战略思路主要围绕全民医保体系的健全完善，提出健全以基本医疗保障为主体、其他多种形式补充保险和商业健康保险为补充的多层次医疗保障体系。整合城乡居民基本医保制度和经办管理。健全基本医疗保险稳定可持续筹资和待遇水平调整机制，实现基金中长期精算平衡。完善医保缴费参保政策，均衡单位和个人缴费负担，合理确定政府与个人分担比例。改进职工医保个人账户，开展门诊统筹。进一步健全重特大疾病医疗保障机制，加强基本医保、城乡居民大病保险、商业健康保险与医疗救助等的有效衔接。同时，严格落实医疗保险基金预算管理。全面推进医保支付方式改革，积极推进按病种付费、按人头付费，积极探索按疾病诊断相关分组付费（DRG）、按服务绩效付费，形成总额预算管理下的复合式付费方式，健全医保经办机构与医疗机构的谈判协商与风险分担机制。加快推进基本医保异地就医结算，实现跨省异地安置退休人员住院医疗费用直接结算和符合转诊规定的异地就医住院费用直接结算。全面实现医保智能监控，将医保对医疗机构的监管延伸到医务人员。逐步引入社会力量参与医保经办。加强医疗保险基础标准建设和应用。到2030年，全民医保体系成熟定型，全民医保管理服务体系完善高效。

（四）健全支撑与保障

在"健康中国"战略第七篇——健全支撑与保障部分，慢病防控的战略思路主要涵盖健康人才的培养培训、人口健康信息服务体系建设、医疗健康大数据应用等方面的内容。

1．加强健康人才培养培训　加强医教协同，建立完善医学人才培养供需平衡机制。改革医学教育制度，加快建成适应行业特点的院校教育、毕业后教育、继续教育三阶段有机衔接的医学人才培养培训体系。完善医学教育质量保障机制，建立与国际医学教育实质等效的医学专业认证制度。以全科医生为重点，加强基层人才队伍建设。完善住院医师与专科医师培养培训制度，建立公共卫生与临床医学复合型高层次人才培养机制。强化面向全员的继续医学教育制度。加大基层和偏远地区扶持力度。加强全科、儿科、产科、精神科、病理、护理、助产、康复、心理健康等急需紧缺专业人才的培养培训。加强药师和中医药健康服务、卫生应急、卫生信息化复合人才队伍建设。加强高层次人才队伍建设，引进和培养一批具有国际领先水平的学科带头人。推进卫生管理人员专业化、职业化。调整优化适应健康服务产业发展的医学教育专业结构，加大养老护理员、康复治疗师、心理咨询师等健康人才培养培训力度。

2．完善人口健康信息服务体系建设　全面建成统一权威、互联互通的人口健康信息平台，规范和推动"互联网+健康医疗"服务，创新互联网健康医疗服务模式，持续推进覆盖全生命周期的预防、治疗、康复和自主健康管理一体化的国民健康信息服务。实施健康中国云服务计划，全面建立远程医疗应用体系，发展智慧健康医疗便民惠民服务。建立人口健康信息化标准体系和安全保护机制。做好公民入伍前与退伍后个人电子健康档案军地之间的接续共享。到2030年，实现国家、省、市、县四级人口健康信息平台互通共享、规范应用，人人拥有规范化的电子健康档案和功能完备的健康卡，远程医疗覆盖省市县乡四级医疗卫生机构，全面实现人口健康信息规范管理和使用，满足个性化服务和精准化医疗的需求。

3．推进健康医疗大数据应用　加强健康医疗大数据应用体系建设，推进基于区域人口健康信息平台的医疗健康大数据开放共享、深度挖掘和广泛应用。消除数据壁垒，建立跨部门跨领域密切配合、统一归口的健康医疗数据共享机制，实现公共卫生、计划生育、医疗服务、医疗保障、药品供应、综合管理等应用信息系统的数据采集、集成共享和业务协同。建立和完善全国健康医疗数据资源目录体系，全面深化健康医疗大数据在行业治理、临床和科研、公共卫生、教育培训等领域的应用，培育健康医疗大数据应用新业态。加强健康医疗大数据相关法规和标准体系建设，强化国家、区域人口健康信息工程技术能力，制定分级分类分域的数据应用政策规范，推进网络可信体系建设，注重内容安全、数据安全和技术安全，加强健康医疗数据安全保障和患者隐私保护。加强互联网健康服务监管。

第三节　我国慢病防控的基本思路

随着我国经济与社会的发展、医学科技水平的提高、人们生产和生活行为方式改变带来的危险因素逐渐盛行，我国疾病谱和死亡谱发生了一系列转变，慢病已成为重大的公共卫生与健康问题[118-126]。原卫生部在21世纪初提出"十个转移"的策略调整，即以疾病为主导转为以健康为主导，以患者为中心转为以人群为中心，以医疗为重点转为以预防保健为重点，以医院为基础转为以社区为基础，以重症病防治转为身心健康和环境协调统一，从卫生部门转为多部门和社会参与，从专科医生转为专科与全科医生互动，从医生管理转为医生、护士、公共卫生人员共同参与的团队管理，从治疗为主转为管理为主，从强调治愈转为强调医疗照顾。在此基础上形成了我国慢病防治的"3-3-3"基本策略，即面向3类人群（一般人群、高风险人群、患病人群）、关注3个环节（控制危险因素、早诊早治、规范性治疗）、运用3种手段（健康促进、健康管理、疾病管理）。随后提出"1升2早3降"的目标策略（提升居民健康行为水平；早诊断和早治疗；降低发病率、降低病死率、降低病残率）和"4-4-4"的防治重点（心脑血管病、糖尿病、恶性肿瘤、慢性呼吸系统疾病这4类慢病；血压升高、血糖升高、血脂异常、超重和肥胖这4种主要指标异常；烟草使用、不合理膳食、身体活动不足、过量饮酒这4种主要危险行为）。《中国防治慢病中长期规划（2017—2025年）》指出，预防为主是慢病防治的基本原则之一，应推动由疾病治疗向健康管理转变，建立预防、治疗、康复、健康促进等一体化慢病防治体系。《"健康中国2030"规划纲要》提出，以基层为重点，以改革创新为动力，预防为主，把健康融入所有政策。立足社区开展多层次、多学科的初级卫生保健立体干预，是慢病防治的发展趋势。

一、慢病防控形势与挑战

（一）疾病谱的变化

新中国成立初期，传染病曾是威胁居民健康的头号杀手；卫生健康事业70年以来的发展，传染病已得到有效控制，慢病则取而代之成为新的威胁。以常见及重大慢病为例，20世纪50年代末，我国高血压患病率为5.1%，2012年全国成人高血压患病率已达25.2%；1980年我国糖尿病患病率仅为0.67%，而在2017年时已达10.9%，并高于全球平均水平（8.8%）。癌症死亡率由20世纪70年代的73.99/10万上升至2014年的168.0/10万。40岁及以上人群慢性阻塞性肺疾病的患病率由2007年的8.2%上升至2018年的13.7%。我国第五次国家卫生服务调查（2013年）与第一次国家卫生服务调查（1993年）相比，15岁及以上人口慢病总体患病率由16.98%增至33.1%。慢病具有病程长、流行广、费用高、致残致死率高的特点。我国慢病导致的死亡人数已占全国总死亡人数的86.6%，其疾病负担约占我国疾病总负担的70%，给家庭和社会带来了巨大影响。

（二）慢病相关影响因素的盛行

随着工业化城镇化的进程加快，经济文化、社会生活、环境与行为方式等因素发生的改变，以及并发症种类与数量增多带来的多重慢病共患，均给慢病的有效防控带来了极大挑战。吸烟、饮酒、不良饮食习惯以及缺乏体力活动等危险因素普遍存在。中国成人烟草调查结果（中国疾病预防控制中心，2018年）显示，我国15岁以上人群吸烟率达26.6%，而非吸烟者的二手烟暴露率高达68.1%；18岁以上成人的人均年酒精摄入量为3L，饮酒者中有害饮酒率为9.3%；成人经常锻炼率仅为18.7%。此外，流行病学调查显示环境污染、精神压力等因素也与慢病的发生发展密切相关。

（三）当前慢病管理与健康教育模式的瓶颈问题

1. 以患者为主体的自我管理模式　该模式以患者为实施主体，在卫生保健专业人员的培训和指导下，患者主动学习掌握疾病相关知识和保健技能，依靠自我干预实施健康管理。医务人员在实际工作中常采取集体授课，辅助指导缺乏针对性，难以形成系统的自我管理方法体系；且由于患者自身知识水平及依从性的差异，自我管理效果存在极大的个体差异与不确定性。

2. 以基层医疗卫生机构为主导的社区管理模式　该模式是目前最为常见的方式，主要依托健康档案、首诊负责制、健康教育、免费体检等手段，对慢病患者开展长期、全面的社区健康干预和动态管理。然而，基层医疗卫生机构往往受限于医疗设备、药品种类以及医务人员能力与水平等多方面制约，尚难以实现精准的个性化干预，患者参与意愿不高，随访效果欠佳。

3. 以信息系统为主体的慢病信息监测模式　该模式立足于对辖区人群慢病数据的采集、处理、比较，分析慢病现状及变化趋势，为政策与措施制定提供一手信息。由于我国慢病监测信息化发展存在的地区间差异，信息化建设中数据标准及系统架构尚不统一，各系统及机构间无法实现医疗信息资源的全面共享，未能充分发挥信息系统全面、准确、高效的特点。

4. 以行为和生活方式为主的慢病健康教育模式　该模式以健康行为和生活方式为核心，树立卫生健康与社区环境紧密相连的理念。在社区实际中，除了缺少经费支持及高素质健教人才不足，健康教育内容略显单一、丰富的实施手段匮乏，导致健康教育与干预容易脱节；例如针对不同服务需求、患病特点、药物服用等情况，精准推送慢病健康教育资讯的体系尚未建立。

二、慢病防治工作规划

2012年，原卫生部等15个部门联合制定了《中国慢病防治工作规划（2012—2015年）》（卫疾控发〔2012〕34号），以"三个坚持"，即坚持政府主导、部门合作、社会参与，坚持突出重点、分类指导、注重效果，坚持预防为主、防治结合、重心下沉为基本原则，提出了一系列目标，包括：①慢病防控核心信息人群知晓率达50%以上，35岁以上成人血压和血糖知晓率分别达到70%和50%；②全民健康生活方式行动覆盖全国50%的县（市、区），国家级慢病综合防控示范区覆盖全国10%以上县（市、区）；③全国人均每日食盐摄入量下降到9g以下，成年人吸烟率降低到25%以下，经常参加体育锻炼的人数比例达到32%以上，成人肥胖率控制在12%以内，儿童青少年肥胖率不超过8%；④高血压和糖尿病患者规范管理率达到40%，管理人群血压、血糖控制率达到60%；脑卒中发病率上升幅度控制在5%以内，死亡率下降5%；⑤30%的癌症高发地区开展重点癌症早诊早治工作；⑥40岁以上慢性阻塞性肺病患病率控制在8%以内；⑦适龄儿童窝沟封闭覆盖率达到20%以上，12岁儿童患龋率控制在25%以内；⑧全人群死因监测覆盖全国90%的县（市、区），慢病及危险因素监测覆盖全国50%的县（市、区），营养状况监测覆盖全国15%的县（市、区）；⑨慢病防控专业人员占各级疾控机构专业人员的比例达5%以上。通过实施七项策略措施（a.关口前移，深入推进全民健康生活方式；b.拓展服务，及时发现并管理高风险人群；c.规范防治，提高慢病诊治康复的效果；d.明确职责，加强慢病防治的有效协同；e.抓好示范，提高慢病综合防控能力；f.共享资源，完善慢病监测信息管理；g.加强科研，促进技术合作和国际交流），以及五项保障措施（a.加强组织领导，推进规划实施；b.履行部门职责，落实综合措施；c.增加公共投入，拓宽筹资渠道；d.加强人才培养，提高服务能力；e.强化监督监测，实行考核评价），确保慢病防治工作的落实。在此基础上，2017年国务院办公厅印发《中国防治慢病中长期规划（2017—2025年）》（国办发〔2017〕12号），进一步加强慢病防治工作，降低疾病负担，提高居民健康期望寿命，努力全方位、全周期保障人民健康。

（一）规划背景

慢病主要包括心脑血管疾病、癌症、慢性呼吸系统疾病、糖尿病和口腔疾病，以及内分泌、肾脏、骨骼、神经等疾病。慢病是严重威胁我国居民健康的一类疾病，已成为影响国家经济社会发展的重大公共卫生问题。慢病的发生和流行与经济、社会、人口、行为、环境等因素密切相关。随着我国工业化、城镇化、人口老龄化进程不断加快，居民生活方式、生态环境、食品安全状况等对健康的影响逐步显现，慢病发病、患病和死亡人数不断增多，群众慢病疾病负担日益沉重。慢病影响因素的综合性、复杂性决定了防治任务的长期性和艰巨性。近年来，各地区、各有关部门认真贯彻落实党中央、国务院决策部署，深化医药卫生体制改革，着力推进环境整治、烟草控制、体育健身、营养改善等工作，初步形成了慢病综合防治工作机制和防治服务网络。慢病防治工作已引起社会各界高度关注，健康支持性环境持续改善，群众健康素养逐步提升，为制订实施慢病防治中长期规划奠定了重要基础。

（二）规划总体要求

1. 指导思想　全面贯彻党的十八大和十八届三中、四中、五中、六中全会精神，深入贯彻习近平总书记系列重要讲话精神和治国理政新理念新思想新战略，认真落实党中央、国务院决策部署，统筹推进"五位一体"总体布局和协调推进"四个全面"战略布局，牢固树立和贯彻落实创新、协调、绿色、开放、共享的发展理念，坚持正确的卫生与健康工作方针；以提高人民健康水平为核心，以深化医药卫生体制改革为动力，以控制慢病危险因素、建设健康支持性环境为重点，以健康促进和健康管理为手段，提升全民健康素质，降低高危人群发病风险，提高患者生存质量，减少可预防的慢病发病、死亡和残疾，实现由以治病为中心向以健康为中心转变，促进全生命周期健康，提高居民健康期望寿命，为推进健康中国建设奠定坚实基础。

2．基本原则

（1）统筹协调原则：统筹各方资源，健全政府主导、部门协作、动员社会、全民参与的慢病综合防治机制，将健康融入所有政策，调动社会和个人参与防治的积极性，营造有利于慢病防治的社会环境。

（2）共建共享原则：倡导"每个人是自己健康第一责任人"的理念，促进群众形成健康的行为和生活方式。构建自我为主、人际互助、社会支持、政府指导的健康管理模式，将健康教育与健康促进贯穿于全生命周期，推动人人参与、人人尽力、人人享有。

（3）预防为主原则：加强行为和环境危险因素控制，强化慢病早期筛查和早期发现，推动由疾病治疗向健康管理转变。加强医防协同，坚持中西医并重，为居民提供公平可及、系统连续的预防、治疗、康复、健康促进等一体化的慢病防治服务。

（4）分类指导原则：根据不同地区、不同人群慢病流行特征和防治需求，确定针对性的防治目标和策略，实施有效的防控措施。充分发挥国家慢病综合防控示范区的典型引领作用，提升各地区慢病防治水平。

3．规划目标　至2020年，慢病防控环境显著改善，降低因慢病导致的过早死亡率；30～70岁人群因心脑血管疾病、癌症、慢性呼吸系统疾病和糖尿病导致的过早死亡率与2015年相比，力争降低10%。至2025年，慢病危险因素得到有效控制，实现全人群全生命周期健康管理；30～70岁人群因心脑血管疾病、癌症、慢性呼吸系统疾病和糖尿病导致的过早死亡率与2015年相比，力争降低20%。逐步提高居民健康期望寿命，有效控制慢病疾病负担（表3-6）。

表3-6　慢病防治的2020及2025年规划目标[25]

主要指标	2017年	2020年预期	2025年预期
总体癌症5年生存率/%	30.9	提高5	提高10
高发地区重点癌种早诊率/%	48	55	60
70岁以下人群慢性呼吸系统疾病死亡率	11.96/10万	下降10%	下降15%
40岁以上居民肺功能检测率/%	7.1	15	25
高血压患者管理人数/万人	8835	10000	11000
糖尿病患者管理人数/万人	2614	3500	4000
高血压、糖尿病患者规范管理率/%	50	60	70
35岁以上居民年度血脂检测率/%	19.4	25	30
心脑血管疾病死亡率	241.3/10万	下降10%	下降15%
全民健康生活方式行动县（区）覆盖率/%	80.9	90	95
经常参加体育锻炼的人数/亿人	3.6	4.35	5
15岁以上人群吸烟率/%	27.7	≤25	≤20
人均每日食盐摄入量	10.5g	下降10%	下降15%
居民健康素养水平/%	10	>20	25
65岁以上老年人中医药健康管理率/%	45	65	80
国家慢病综合防控示范区覆盖率/%	9.3	15	20

（三）规划策略措施

1. 加强健康教育，提升全民健康素质

（1）开展慢病防治全民教育：建立健全健康教育体系，普及健康科学知识，教育引导群众树立正确健康观。卫生行政部门组织专家编制科学实用的慢病防治知识和信息指南，由专业机构向社会发布，广泛宣传合理膳食、适量运动、戒烟限酒、心理平衡等健康科普知识，规范慢病防治健康科普管理。充分利用主流媒体和新媒体开展形式多样的慢病防治宣传教育，根据不同人群特点开展有针对性的健康宣传教育。深入推进全民健康素养促进行动、健康中国行等活动，提升健康教育效果。到2020年和2025年，居民重点慢病核心知识知晓率分别达到60%和70%。

（2）倡导健康文明的生活方式：创新和丰富预防方式，贯彻零级预防理念，全面加强幼儿园、中小学营养均衡、口腔保健、视力保护等健康知识和行为方式教育，实现预防工作的关口前移。鼓励机关、企事业单位开展工间健身和职工运动会、健步走、健康知识竞赛等活动，依托村（居）委会组织志愿者、社会体育指导员、健康生活方式指导员等，科学指导大众开展自我健康管理。发挥中医治未病优势，大力推广传统养生健身法。推进全民健康生活方式行动，开展"三减三健"（减盐、减油、减糖、健康口腔、健康体重、健康骨骼）等专项行动，开发推广健康适宜技术和支持工具，增强群众维护和促进自身健康的能力。

2. 实施早诊早治，降低高危人群发病风险

（1）促进慢病早期发现：全面实施35岁以上人群首诊测血压，发现高血压患者和高危人群，及时提供干预指导。社区卫生服务中心和乡镇卫生院逐步提供血糖检测、血脂检测、口腔预防保健、简易肺功能测定和大便隐血检测等服务。逐步将临床可诊断、治疗有手段、群众可接受、国家能负担的疾病筛检技术列为公共卫生措施。在高发地区和高危人群中逐步开展上消化道癌、宫颈癌等有成熟筛查技术的癌症早诊早治工作。加强健康体检规范化管理，健全学生健康体检制度，推广老年人健康体检，推动癌症、脑卒中、冠心病等慢病的机会性筛查。将口腔健康检查纳入常规体检内容，将肺功能检查和骨密度检测项目纳入40岁以上人群常规体检内容。

（2）开展个性化健康干预：依托专业公共卫生机构和医疗机构，开设戒烟咨询热线，提供戒烟门诊等服务，提高戒烟干预能力。促进体医融合，在有条件的机构开设运动指导门诊，提供运动健康服务。社区卫生服务中心和乡镇卫生院逐步开展超重肥胖、血压血糖升高、血脂异常等慢病高危人群的患病风险评估和干预指导，提供平衡膳食、身体活动、养生保健、体质辨识等咨询服务。鼓励慢病患者和高危人群接种成本效益较好的肺炎、流感等疫苗。加大牙周病、龋病等口腔常见病干预力度，实施儿童局部用氟、窝沟封闭等口腔保健措施，12岁儿童患龋率控制在30%以内。重视老年人常见慢病、口腔疾病、心理健康的指导与干预。探索开展集慢病预防、风险评估、跟踪随访、干预指导于一体的职工健康管理服务。

3. 强化规范诊疗，提高治疗效果

（1）落实分级诊疗制度：优先将慢病患者纳入家庭医生签约服务范围，积极推进高血压、糖尿病、心脑血管疾病、肿瘤、慢性呼吸系统疾病等患者的分级诊疗，形成基层首诊、双向转诊、上下联动、急慢分治的合理就医秩序，健全治疗—康复—长期护理服务链。鼓励并逐步规范常见病、多发病患者首先到基层医疗卫生机构就诊，对超出基层医疗卫生机构功能定位和服务能力的慢病，由基层医疗卫生机构为患者提供转诊服务。完善双向转诊程序，重点畅通慢性期、恢复期患者向下转诊渠道，逐步实现不同级别、不同类别医疗机构之间的有序转诊。

（2）提高诊疗服务质量：建设医疗质量管理与控制信息化平台，加强慢病诊疗服务实时管理与控制，持续改进医疗质量和医疗安全。全面实施临床路径管理，规范诊疗行为，优化诊疗流程，努力缩短急性心脑血管疾病发病到就诊的有效处理时间，推广应用癌症个体化规范治疗方案，降低患

者死亡率。基本实现医疗机构检查、检验结果互认。

4. 促进医防协同，实现全流程健康管理

（1）加强慢病防治机构和队伍能力建设：发挥中国疾病预防控制中心、国家心血管病中心、国家癌症中心在政策咨询、标准规范制定、监测评价、人才培养、技术指导等方面的作用，在条件成熟地区依托现有资源建设心血管病、癌症等慢病区域中心，建立由国家、区域和基层中医专科专病诊疗中心构成的中医专科专病防治体系。各地区要明确具体的医疗机构承担对辖区内心脑血管疾病、癌症、慢性呼吸系统疾病、糖尿病等慢病防治的技术指导。二级以上医院要配备专业人员，履行公共卫生职责，做好慢病防控工作。基层医疗卫生机构要根据工作实际，提高公共卫生服务能力，满足慢病防治需求。

（2）构建慢病防治结合工作机制：疾病预防控制机构、医院和基层医疗卫生机构要建立健全分工协作、优势互补的合作机制。疾病预防控制机构负责开展慢病及其危险因素监测和流行病学调查、综合防控干预策略与措施的实施指导和防控效果考核评价；医院承担慢性病例登记报告、危重急症病人诊疗工作并为基层医疗卫生机构提供技术支持；基层医疗卫生机构具体实施人群健康促进、高危人群发现和指导、患者干预和随访管理等基本医疗卫生服务。加强医防合作，推进慢病防、治、管整体融合发展。

（3）建立健康管理长效工作机制：明确政府、医疗卫生机构和家庭、个人等各方在健康管理方面的责任，完善健康管理服务内容和服务流程。逐步将符合条件的癌症、脑卒中等重大慢病早诊早治适宜技术按规定纳入诊疗常规。探索通过政府购买服务等方式，鼓励企业、公益慈善组织、商业保险机构等参与慢病高危人群风险评估、健康咨询和健康管理，培育以个性化服务、会员制经营、整体式推进为特色的健康管理服务产业。

5. 完善保障政策，切实减轻群众就医负担

（1）完善医保和救助政策：完善城乡居民医保门诊统筹等相关政策，探索基层医疗卫生机构对慢病患者按人头打包付费。完善不同级别医疗机构的医保差异化支付政策，推动慢病防治工作重心下移、资源下沉。发展多样化健康保险服务，鼓励有资质的商业保险机构开发与基本医疗保险相衔接的商业健康保险产品，开展各类慢病相关保险经办服务。按规定对符合条件的慢病城乡低保对象、特困人员实施医疗救助。鼓励基金会等公益慈善组织将优质资源向贫困地区和农村延伸，开展对特殊人群的医疗扶助。

（2）保障药品生产供应：做好专利到期药物的仿制和生产，提升仿制药质量，优先选用通过一致性评价的慢病防治仿制药，对于国内尚不能仿制的，积极通过药品价格谈判等方法，合理降低采购价格。进一步完善基本药物目录，加强二级以上医院与基层医疗卫生机构用药衔接。发挥社会药店在基层的药品供应保障作用，提高药物的可及性。老年慢病患者可以由家庭签约医生开具慢病长期药品处方，探索以多种方式满足患者用药需求。发挥中医药在慢病防治中的优势和作用。

6. 控制危险因素，营造健康支持性环境

（1）建设健康的生产生活环境：推动绿色清洁生产，改善作业环境，严格控制尘毒危害，强化职业病防治，整洁城乡卫生，优化人居环境，加强文化、科教、休闲、健身等公共服务设施建设。营造健康步道、健康主题公园等运动健身环境，提高各类公共体育设施开放程度和利用率，推动有条件的学校体育场馆设施在课后和节假日对本校师生和公众有序开放，形成覆盖城乡、比较健全的全民健身服务体系，推动全民健身和全民健康深度融合。坚持绿色发展理念，强化环境保护和监管，落实大气、水、土壤污染防治行动计划，实施污染物综合控制，持续改善环境空气质量，饮用水水源、水质和土壤环境质量。建立健全环境与健康监测、调查、风险评估制度，降低环境污染对健康的影响。

（2）完善政策环境：履行《烟草控制框架公约》，推动国家层面公共场所控制吸烟条例出台，

加快各地区控烟立法进程，加大控烟执法力度。研究完善烟草与酒类税收政策，严格执行不得向未成年人出售烟酒的有关法律规定，减少居民有害饮酒。加强食品安全和饮用水安全保障工作，推动营养立法，调整和优化食物结构，倡导膳食多样化，推行营养标签，引导企业生产销售、消费者科学选择营养健康食品。

（3）推动慢病综合防控示范区创新发展：以国家慢病综合防控示范区建设为抓手，培育适合不同地区特点的慢病综合防控模式。示范区建设要紧密结合卫生城镇创建和健康城镇建设要求，与分级诊疗、家庭医生签约服务相融合，全面提升示范区建设质量，在强化政府主体责任、落实各部门工作职责、提供全人群全生命周期慢病防治管理服务等方面发挥示范引领作用，带动区域慢病防治管理水平整体提升。

7. 统筹社会资源，创新驱动健康服务业发展

（1）动员社会力量开展防治服务：鼓励、引导、支持社会力量举办的医疗、体检、养老和养生保健机构，以及基金会等公益慈善组织、商业保险机构、行业协会学会、互联网企业等通过竞争择优的方式，参与所在区域医疗服务、健康管理与促进、健康保险以及相关慢病防治服务，创新服务模式，促进覆盖全生命周期、内涵丰富、结构合理的健康服务业体系发展。建立多元化资金筹措机制，拓宽慢病防治公益事业投融资渠道，鼓励社会资本投向慢病防治服务和社区康复等领域。

（2）促进医养融合发展：促进慢病全程防治管理服务与居家、社区、机构养老紧密结合。深入养老机构、社区和居民家庭开展老年保健、老年慢病防治和康复护理，维护和促进老年人功能健康。支持有条件的养老机构设置医疗机构，有条件的二级以上综合医院和中医医院设置老年病科，增加老年病床数量，为老年人就医提供优先便利服务。加快推进面向养老机构的远程医疗服务试点。鼓励基层医疗卫生机构与老年人家庭建立签约服务关系，开展上门诊视、健康查体、健康管理、养生保健等服务。

（3）推动互联网创新成果应用：促进互联网与健康产业融合，发展智慧健康产业，探索慢病健康管理服务新模式。完善移动医疗、健康管理法规和标准规范，推动移动互联网、云计算、大数据、物联网与健康相关产业的深度融合，充分利用信息技术丰富慢病防治手段和工作内容，推进预约诊疗、在线随访、疾病管理、健康管理等网络服务应用，提供优质、便捷的医疗卫生服务。

8. 增强科技支撑，促进监测评价和研发创新

（1）完善监测评估体系：整合单病种、单因素慢病及其危险因素监测信息，实现相关系统互联互通。健全死因监测和肿瘤登记报告制度，建立国家、省级和区域慢病与营养监测信息网络报告机制，逐步实现重点慢病发病、患病、死亡和危险因素信息实时更新，定期发布慢病相关监测信息。以地市为单位，基本摸清辖区内主要慢病状况、影响因素和疾病负担。开展营养和慢病危险因素健康干预与疾病管理队列研究。运用大数据等技术，加强信息分析与利用，掌握慢病流行规律及特点，确定主要健康问题，为制定慢病防治政策与策略提供循证依据。加强水、土壤、空气等环境介质和工作场所等环境质量、农产品质量安全监测，逐步实现跨行业跨部门跨层级的纵向报告和横向交换，动态实施环境、食物等因素与健康的风险评估与预警。

（2）推动科技成果转化和适宜技术应用：系统加强慢病防治科研布局，推进相关科研项目。进一步加强国家临床医学研究中心和协同创新网络建设，完善重大慢病研究体系。以信息、生物和医学科技融合发展为引领，加强慢病防治基础研究、应用研究和转化医学研究。统筹优势力量，推进慢病致病因素、发病机制、预防干预、诊疗康复、医疗器械、新型疫苗和创新药物等研究，重点突破精准医疗、"互联网+健康医疗"、大数据等应用的关键技术，支持基因检测等新技术、新产品在慢病防治领域推广应用。针对中医药具有优势的慢病病种，总结形成慢病中医健康干预方案并推广应用。结合慢病防治需求，遴选成熟有效的慢病预防、诊疗、康复保健适宜技术，加快成果转化和应用推广。开展慢病社会决定因素与疾病负担研究，探索有效的慢病防控路

径。在专业人才培养培训、信息沟通及共享、防治技术交流与合作、能力建设等方面积极参与国际慢病防治交流与合作。

（四）规划保障措施

1. 强化组织领导　各地区要将慢病防治作为健康中国建设和深化医药卫生体制改革的重点内容，纳入地方重要民生工程，确定工作目标和考核指标，制定本地区慢病防治规划及实施方案，强化组织实施，建立健全慢病防治工作协调机制，定期研究解决慢病防治工作中的重大问题。

2. 落实部门责任　卫生行政部门要会同有关部门共同组织实施本规划并开展监督评估。发展改革部门要将慢病防治列入经济社会发展规划，加强慢病防治能力建设。财政部门要按照政府卫生投入政策要求落实相关经费。人力资源和社会保障部门、卫生计生部门要进一步完善门诊相关保障政策和支付机制，发挥医保控费作用。国务院防治重大疾病工作部际联席会议办公室要发挥统筹协调作用，推动教育、科技、工业和信息化、民政、环境保护、住房和城乡建设、农业、商务、新闻出版广电、体育、安全监管、食品药品监管、中医药等部门履行职责，形成慢病防治工作合力。

3. 加强人才培养　完善有利于人才培养使用的政策措施，加强健康教育、健康管理、医疗、公共卫生、护理、康复及中医药等领域人才培养。加强医教协同，深化院校教育改革，加强对医学生慢病防治相关知识和能力的教育培养，支持高校设立健康促进、健康管理等相关专业，加强有针对性的继续医学教育，着力培养慢病防治复合型、实用型人才。完善专业技术职称评定制度，促进人才成长发展和合理流动。

4. 营造良好氛围　各地区、各部门要广泛宣传党和国家关于维护促进人民健康的重大战略思想和方针政策，宣传实施慢病综合防控战略的重大意义、目标任务和策略措施。要加强正面宣传、舆论监督、科学引导和典型报道，增强社会对慢病防治的普遍认知，形成全社会关心支持慢病防治的良好氛围。

（五）督导与评估

国家卫生行政部门要会同有关部门制定本规划实施分工方案，各相关部门要各负其责，及时掌握工作进展，定期交流信息，联合开展督查和效果评价，2020年对规划实施情况进行中期评估，2025年组织规划实施的终期评估。各地区要建立监督评价机制，组织开展规划实施进度和效果评价，将规划实施情况作为政府督查督办的重要事项，推动各项规划目标任务落实。

第四节　三级预防和疾病监测

三级预防和疾病监测是慢病防控实践的基本策略。三级预防原则是预防医学的核心，也是初级卫生保健的重要理念，应用于慢病发生前后的各个阶段。利用疾病监测的思路与技术方法，通过慢病危险因素监测、慢病发（患）病监测、死因监测等手段，长期、系统、动态地收集慢病的流行状况和变化趋势，可为评价人群健康水平和干预措施效果，以及制定和更新慢病防治策略提供重要的证据基础。

一、慢病的三级预防

慢病的预防不仅包括防止疾病的发生，还包括在疾病发生后阻止或延缓其进展，最大限度地减少疾病可能造成的危害。根据慢病的发病因素和疾病发展的自然规律，在"生物–心理–社会"医学模式指导下实施三级预防，可有效控制和降低慢病的发病率、致残率、死亡率，保护人群健康，降低疾病负担，提高生命质量（表3-7）。

（一）一级预防

一级预防（primary prevention），又称病因预防，是在疾病尚未发生时针对病因采取的预防措施，也是预防、控制和消灭疾病的根本措施。在慢病自然史中，这一时期处于危险因素暴露或存在发病因素的阶段，尚无临床表现。

1. 目的和内容　一级预防的目的是消除慢病的危险因素，预防疾病的发生和促进健康，其具体内容包括：①寻找慢病危险因素；②针对慢病危险因素培养健康行为，纠正不良行为；③精神与心理卫生辅导；④适度体育锻炼活动，控制体重；⑤普及科学合理的膳食营养；⑥保护环境，改善居住条件；⑦开展妇幼保健和中老年保健。

2. 全人群策略和高危策略　全人群策略（population strategy）以整个人群为干预对象，采取有效干预措施以降低整个人群暴露于危险因素的平均水平，预防和减少慢病的发生和流行。高危策略（high risk strategy）以筛选出的某种慢病的高风险个体为干预对象，采取有效干预措施以消除高危个体的危险因素暴露，避免疾病的发生发展。一级预防通常采取全人群策略与高危策略相结合的方式开展实施，实现更优的慢病预防效率。

3. 主要手段　慢病一级预防以健康促进和健康保护为主要手段，解决和预防不良健康的根源。健康促进包括良好治理、健康素养、健康城市三个关键要素，涵盖一系列范围广泛的社会和环境干预方法，通过健康教育、自我保健、环境保护、优生优育、卫生监督等促使人们加强对自身健康的掌控，使每个人的健康和生活质量获益。在健康保护中，针对暴露于慢病危险因素的高危易感人群实施劳动保护、戒烟限酒、合理膳食等保护措施，以防止疾病的发生。

（二）二级预防

二级预防（secondary prevention），又称临床前期预防。在慢病自然史中，这一阶段处于临床前期（亚临床期），通常无临床症状，但通过体检和实验室检查可发现异常。在此阶段采取措施，可以阻止或延缓疾病向临床阶段的进一步发展。

1. "三早"措施　慢病的二级预防主要围绕早期发现、早期诊断、早期治疗，即"三早"措施。根据慢病发生发展的时间较长这一客观特点，通过早期发现、早期诊断、早期治疗可以明显改善患者的预后。对于某些可能逆转、停止或延缓发展的慢病，积极开展二级预防具有重要意义。二级预防的核心是早期诊断，以早期发现作为基础，其措施包括疾病筛查（如高血压筛查、乳腺癌筛查、子宫颈刮片脱落细胞涂片检查）、定期健康体检等，也包括社区居民在家中或工作场所的自我检查等。

2. 实现途径　慢病的二级预防措施的实施途径，包括普及居民的慢病防治知识，提高及早诊治意识；提高基层医疗卫生机构及社区医务人员对慢病"三早"的初级卫生保健技术水平；开发推广社区慢病筛查的适宜检测技术。

（三）三级预防

三级预防（tertiary prevention），又称临床期预防。在慢病自然史中，这一阶段处于临床期（发病期）。

1. 意义　三级预防是为了防止慢病恶化、降低慢病危害而采取的措施，旨在防止伤残和促进慢病患者机体功能恢复，提高生命质量，降低病残率和病死率，延长寿命。

2. 实施措施　慢病三级预防通常包括临床治疗和康复治疗两个阶段。在临床治疗阶段，通过积极治疗慢病，阻止病情恶化，防止并发症的发展和伤残发生，力争患者病而不残。在康复治疗阶段，即患者病情得到有效控制回到社区后，通过家庭病床或家庭保健的方式，在躯体、心理、社会等多个层面尽可能恢复其生活和劳动能力，争取患者残而不废。

表3-7 慢病的三级预防策略[127]

策略	要点	内容
一级预防	· 个体预防	良好生活方式与卫生习惯养成
（病因预防）		精神与心理卫生
		适度体育锻炼
		合理营养膳食
		改善居住环境
	· 社区预防	危险因素识别
		健康教育
		健康促进与健康保护
		保护环境
二级预防	· 早发现和早诊断	普查与健康评定
（临床前期、发病前期预防）		多项筛检
		选择筛检
		机会筛检
		自我筛检
	· 社区预防	及时就诊
		控制病情
	· 早隔离和早报告	防止结核病、病毒性肝炎、艾滋病等蔓延
		建立慢病报告制度
三级预防	· 防止病残	积极治疗，挽救生命
（临床期、发病期预防）		恢复机体功能，提高生活质量
		力争病而不残，残而不废
		防治恶化，避免再次残疾
	· 康复	专业康复训练
		心理康复
		家庭康复
		社区康复

二、疾病监测

（一）概念

疾病监测（surveillance of diseases）是指通过系统持续地对疾病和死亡报告等有关信息进行收集、整理、分析和评价，实现对疾病分布和趋势的连续监测，从而指导疾病防治的策略和措施。在全球层面由世界卫生组织开展和指导各国的疾病监测，在我国主要由各级疾病预防控制中心负责。疾病监测依托多种监测系统，如基于人群监测点现场工作形成的以社区人群为基础的监测系统、以医院为基础的监测系统、以实验室为基础的监测系统、国家法定报告监测系统等。慢病监测还包括行为学监测，如不良生活习惯、吸烟、过量饮酒、营养缺乏或过剩、体力活动缺乏等。在慢病监测过程中，长期系统地收集和动态掌握发病、患病、死亡及危险因素的流行状况和变化趋势数据，是评价人群健康水平、确定慢病防控优先领域、制定政策计划和评价慢病干预措施效果的重要基础。

（二）实施内容

1. 资料收集与分析　采用统一标准和规范方法，对社会人口学、健康状况、发病或死亡、实验室检测报告、危险因素调查、干预措施、专题调查报告等相关资料，进行系统、持续地长期收集并及时核对，完善资料的真实性与准确性。

2. 资料分析与交流　在对信息进行整理汇总的基础上，将各类数据资料转变为可供统计分析的指标，并利用流行病学与卫生统计学的理论与技术方法对资料进行分析、解释与评价，形成科学报告并及时交流传播，例如世界卫生组织的《疫情周报》（*The Weekly Epidemiological Record*，https://www.who.int/wer/en/）、美国疾病控制与预防中心的《发病率和死亡率周报》（*Morbidity and Mortality Weekly Report*，https://www.cdc.gov/mmwr/index.html）、中国疾病预防控制中心的《疾病监测》（http://www.jbjc.org/index.htm）和《中国疾病预防控制中心周报》（*China CDC Weekly*）等，产生及扩大慢病防治的社会效应。

3. 信息利用与评价　充分利用信息是疾病监测的目的之一。根据疾病监测的结果可了解疾病的分布特征，预测其流行趋势特点，进而确定主要的卫生问题，并作为慢病预防策略和措施制定的客观依据。疾病监测的结果也同时反映了在当前或前一阶段策略的干预实施效果，从而促进慢病防控策略与干预措施的不断完善。

第五节　社区慢病管理

慢病是一类可以有效预防和控制的疾病，其干预与管理需要多部门的密切协作以及全社会的积极参与。三级预防策略是慢病管理的基础，实践证据表明，以社区为基础，通过加强慢病的筛查、监测、干预、管理等工作，可以显著提高防控效果[128-138]。我国当前的社区慢病管理坚持面向三个人群思路，即一般人群、高风险人群、患病人群；注重运用三个干预手段，即健康促进、健康管理、疾病管理；重点关注三个环节，即危险因素控制、早诊早治、规范化管理。

一、慢病筛查与监测

疾病筛查手段已广泛应用于慢病的早期发现、早期诊断等阶段，旨在通过快速的检验、检查等措施，将表面上健康但可能患有慢病者，与那些可能无病者进行区分，并给予相应的干预措施。慢病的发生、发展和致残是危险因素长期作用于机体的结果，因此开展慢病筛查是一项积极有效的措施。根据筛查对象的范围，可分为整群筛查和选择性筛查；根据筛查目的，可分为治疗性筛查和预防性筛查。慢病监测是公共卫生的一项重要内容，也是慢病规范化管理的重要前提。

（一）慢病筛查的原则

对于本地区危害较大的慢病，如高血压、糖尿病等，应在社区层面优先开展筛查，并重点关注高危人群。在纳入筛查的疾病类别时，应考虑目标筛查的疾病在无症状期时进行诊治是否可有效降低发病率和死亡率（如通过子宫颈刮片检查出早期宫颈癌可显著降低宫颈癌的发病率和死亡率），以及目标筛查的疾病在无症状期进行治疗是否可带来更好的效果（如早期确诊乳腺癌有助于提高治疗效果）。同时，应尽可能采用安全价廉的无创伤检查技术方法，如在结直肠癌的筛查中采用大便潜血试验技术。此外，需确保筛查试验安全、快速、简便、准确、可靠、可行、经济、社区居民有较好的接受度。

（二）慢病筛查异常结果的处理

通过社区慢病筛检可发现一定数量的异常结果，如疾病家族史、体征或实验室检查结果的异常，可表现为不良行为和生活方式、心理和社会适应、生物医学方面等问题。针对筛查发现的异常结果，通过社区健康教育、健康咨询和进一步诊断、治疗等手段，可以实现有效的疾病预防。对于这类人群，应确保为其提供包括生物、心理和社会适应能力等方面的全面咨询与支持服务，同时纳入社区随访管理，给予相关的慢病健康教育资料，使服务对象充分认识到疾病筛查的意义及早期处理的重要性与必要性，并根据随访过程中的健康状况变化考虑下一步治疗方案。

（三）慢病监测的类型

慢病监测包括死因监测、慢病危险因素监测、发病和患病登记等。居民营养监测、国民体质监测、特定人群（孕产妇、儿童、青少年）营养或行为监测及人口和出生信息等资料也是慢病监测的重要信息来源。

1. 慢病危险因素监测　建立和完善慢病危险因素监测系统，动态掌握居民慢病相关危险因素的流行状况和变化趋势，预测慢病流行趋势。监测的核心内容包括：①人口统计学信息、社会、经济、文化等社会决定因素；②慢病主要行为危险因素状况（吸烟、不合理膳食习惯、活动不足和有害饮酒等）；③主要慢病如高血压、糖尿病、心脑血管事件、慢性阻塞性肺病等的自报患病状况、知晓、治疗和控制状况等；④身体测量指标（身高、体重、腰围、血压、血糖、血脂等）。

2. 慢病发病和患病登记　主要内容包括：①发病登记报告，如肿瘤登记报告、脑卒中和心肌梗死病例报告等；②患病监测，如高血压、糖尿病等。

3. 死因监测　建立和完善死因监测系统，掌握居民死亡情况，确定主要死因分布及其变化趋势。各级各类医院和基层医疗卫生机构均为死因监测工作的责任报告单位。对于院内死亡，由临床医生填写死亡医学证明书，并由专人通过网络直报系统填报死亡个案信息。对于院外死亡，应当建立村（居）委会、乡镇（街道）、县（区）逐级死因数据报告网络，由村医或社区卫生服务站医生向乡镇卫生院或社区卫生服务中心防保人员报告死亡数，防保人员和临床医生负责开展死因流行病学调查，填写死亡医学证明书，并通过网络直报系统填报死亡个案信息。

二、慢病危险因素干预与高风险人群管理

围绕心脑血管疾病、恶性肿瘤、慢性呼吸系统疾病和糖尿病等重点慢病，积极开展社区防治和健康教育，重视高风险人群管理，控制社会和个人危险因素，推广有效防治模式，努力减少疾病负担。

（一）慢病危险因素干预

引起慢病的主要共同行为危险因素包括烟草使用、不合理膳食、身体活动不足、有害饮酒等。通过政策倡导、环境建设、技术支持、健康教育和健康促进活动等各种干预措施的开展，营造健康生活方式支持环境，促进全民健康生活方式培养，降低人群慢病危险因素水平，有效预防慢病的发生和发展。

1. 培养健康生活方式　充分发挥领导示范和政府相关部门的作用，积极推进各类活动开展，促进有利于全民健康生活方式行动的政策、策略和措施的出台。营造有利于健康的生活环境和工作环境，鼓励相关企业和团体参与健康生活方式行动，形成全社会支持、参与健康生活方式行动的环境和氛围。根据不同人群特点，充分利用电视、广播、报纸、期刊及网络等普及健康生活方式的有关知识。积极动员社区、工作单位和学校等开展健康教育行动。开发和推广简便易行且适用于个人、家庭和集体单位的支持工具，支持社区、学校、单位和公共场所开展控烟、合理膳食和适当运动等健康生活方式活动；相关部门积极为个人、家庭和集体人群提供咨询和有关技术服务。

2. 烟草控制　加强政策倡导，促进出台室内公共场所和工作场所禁止吸烟法律、法规和制度，禁止烟草广告、促销和赞助制度等。采取多种手段，开展系统的烟草危害宣传与健康教育，改变社会敬烟、送烟的陋习，提高人群烟草危害知识水平。开展吸烟人群戒烟指导和干预，重点加强医生培训，促进医生对患者的戒烟教育。指导医疗卫生机构、学校、政府机关、公共场所、社区、家庭创建无烟环境。加强对青少年、妇女、公务员、医务人员等重点人群的健康教育和管理，重点预防青少年吸第一支烟、医务人员和妇女吸烟。

3. 合理膳食　制定和落实合理膳食的支持性政策。促进学生营养午餐、餐饮业健康膳食宣传等相关制度的制定和实施。建设有利于合理膳食的支持环境。引导食品生产企业开发和生产低盐、低脂食品；引导餐饮行业研制健康食谱；引导专业技术部门开发合理膳食的支持工具和技术，并进行推广。开展合理膳食有关的健康教育和健康促进活动。推广和普及中国居民膳食指南，多途径宣传合理膳食的知识和技能，推广合理膳食支持工具。针对不同人群，如慢病高风险人群和患者开展合理膳食指导。

4. 身体活动　建设居民方便、可及和安全的健身设施环境；出台鼓励步行或骑车出行的交通政策、单位职工参加身体活动和锻炼的政策；培养健身指导员以指导公众健身。开展身体活动的健康教育和促进，编制并多途径宣传和普及身体活动关键信息，并在单位、学校、社区等不同场所，开展形式多样、参与性强的大众健身活动。

5. 控制有害饮酒　倡导和出台限酒或禁酒的支持性政策。加强市场的监管，开展饮酒危害的宣传，从而提高人们对酒的危害认识，改变喝酒的不良习俗。开展减少有害饮酒的社区行动，为因饮酒而患病的人群提供方便的、负担得起的治疗服务，缓解和减轻酒精的有关损害。

（二）慢病高风险人群管理

积极发现慢病高风险人群，通过健康管理和强化生活方式干预，降低个体慢病危险水平，防止和延缓慢病的发生。

1. 高风险个体发现　创造方便发现慢病高风险人群的条件和政策环境，宣传高风险人群早期发现的重要性和方法，鼓励在家庭、社区、单位、公共场所提供便利条件，发现高风险人群。可通过日常诊疗、健康档案建立、单位职工和社区居民的定期体检、从业人员体检、大型人群研究项目等途径发现慢病高风险人群。这类人群通常具有以下特征之一：①血压水平为130～139 mmHg／85～89 mmHg；②现在吸烟者；③空腹血糖水平为6.1 mmol/L≤FPG<7.0 mmol/L；④血清总胆固醇水平为5.2 mmol/L≤TC<6.2mmol/L；⑤腰围≥90cm（男性）或≥85cm（女性）。

2. 高风险人群的健康管理　为防止或延缓高风险人群发展为慢病患者，高风险人群需要加强健康管理，定期监测危险因素水平，不断调整生活方式干预强度，必要时进行药物预防。针对具有任何1项高风险人群特征者，可以通过开展健康教育等方式，促进其对自身进行动态监测和生活方式的自我调整；针对具有3项及以上高风险人群特征者，应当纳入个体健康管理范围，定期随访其指标变化情况。在生活方式自我调整和强化干预方面，主要内容包括合理膳食、减少钠盐摄入、适当活动、缓解心理压力、避免过量饮酒等。对伴有多种危险因素和同时伴有其他慢病的患者，在监测危险因素、生活方式自我调整和强化干预（包括控烟）的同时，应注重控制其他并存的疾病或危险，并加强对体重、血糖和血脂等指标的控制，必要时加强监测频率。例如，常见的共同风险因素与癌症发病危险的关系包括吸烟（与肺癌、肝癌、胃癌、食管癌关系密切，还与口腔癌、咽癌、鼻咽癌、喉癌、胰腺癌、膀胱癌和宫颈癌有关）、血糖水平（高血糖增加肝癌、胆囊癌、胃癌、呼吸道肿瘤的风险）、腰围（与结直肠癌、胰腺癌、绝经期的乳腺癌、子宫内膜癌、肾癌有关联）。

三、疾病管理与健康管理

我国传统医学"上医治未病，中医治欲病，下医治已病"的思想、新中国成立后的爱国卫生运动、慢病综合防治工作机制和防治服务网络、基本医疗保障制度建设、促进基本公共卫生服务均等化、"健康中国2030"战略等，均不同程度体现了疾病管理与健康管理的理念[139]。疾病管理以患有特定疾病（如慢病）的个体为目标对象，重点在于对诊疗等疾病相关服务提出针对性的建议、策略来改善病情或预防病情加重。健康管理则强调对个人或人群的健康危险因素进行监测、分析、评估和干预的全面管理。对慢病患者实施有效的干预措施，有助于降低慢病的致残率和死亡率，并减少并发症的发生，从而延长健康寿命和提高慢病患者的健康生活质量。《国务院关于建立全科医生制度的指导意见》（国发〔2011〕23号）中明确提出，预防保健、常见病多发病诊疗和转诊、病人康复和慢病管理、健康管理等一体化服务是全科医生的服务内容之一。

（一）早期发现

通过充分利用大众媒体、网络平台、社区宣传栏、健康教育课堂等多种形式，宣传慢病及其相关危险因素的相关知识，提高居民慢病的早发现意识，是疾病健康管理的重要前提。通过各种筛查和早期诊断途径发现的高血压、糖尿病、冠心病、脑卒中、慢性阻塞性肺病等患者，应及时纳入疾病的规范化管理，以预防和减少并发症的发生。

（二）定期随访

随访是对慢病患者进行动态健康管理的重要方式，其形式可分为门诊随访、家庭随访和集体随访等。门诊随访指门诊医务人员在患者就诊时开展的随访；家庭随访指在有条件的社区，对确有上门服务需求且符合条件的患者，由医务人员通过上门服务开展随访；集体随访指借助在社区设点定期开展的讲座等慢病健康教育活动开展随访。随访管理的主要内容包括：①了解患者病情及疾病危险因素信息、健康指标及治疗随访情况；②评价治疗情况；③开展和强化饮食、运动和心理等非药物干预；④指导合理用药与定期复查；⑤健康教育和患者自我管理。

（三）自我管理支持

在慢病患者的长期预防性干预和社区各类卫生保健活动中，患者及其家庭是自我管理的主要承担者。患者通常缺乏进行自我管理的专业技能，需要系统地获得健康教育和支持性干预，以增强处理自身健康问题的技能和自信，发挥自己的能力克服和解决慢病带来的各种躯体与情绪方面的困难和挑战。慢病自我管理这一理念强调在卫生保健专业人员的协助下，患者及其家庭主动承担和参与相关的预防性或治疗性卫生保健活动，基于自我管理的技术手段控制慢病的发生与发展。自我管理支持通常包括为患者提供信息、鼓励患者选择健康的生活方式和积极参与疾病控制、指导和训练患者保健康复和解决问题的技能、帮助因慢病而受情感影响的患者、提供规律而持续的跟踪随访等。

（四）双向转诊

根据慢病患者的病情与治疗需要，由基层医疗卫生机构与综合医院或专科医院之间进行的相互转诊。由"社区全科"上转的慢病患者主要为无法确诊及危重的患者、疑难重症患者或因基层医疗卫生机构受设备和技术条件方面等条件限制无法进行有效诊治的患者等。由"医院专科"下转的慢病患者主要为经专科医疗卫生服务已诊断明确、经过治疗病情稳定转入恢复期的患者，重新返回社区在全科医疗卫生服务下继续治疗和康复。双向转诊对于优化卫生资源利用、降低医疗卫生费用支出，以及实现社区（全科医疗卫生服务）与医院（专科医疗卫生服务）"错位发展，优势互补"的理念具有重要意义。

第四章
以需求及问题为导向的卫生健康服务计划

通过社区卫生诊断的开展，可找出社区存在的卫生健康问题及其影响因素。以此为导向，进而可为制订实施有针对性的服务计划和开展健康管理提供科学依据。社区卫生健康服务计划涵盖医疗、预防、保健、康复、健康教育、计划生育等多方面内容，体现了初级卫生保健服务向社区人群延伸的过程。科学合理及有较好前瞻性的服务计划，有助于明确基层卫生的发展目标、发展模式、发展速度，改善和提高卫生健康服务的能力与质量，并通过合理配置卫生健康资源，实现社区管理、科研、教学、培训、工作实践等的协同发展，构建公平可及的初级卫生保健体系。在充分利用社区内外各种资源的基础上，健康管理通过采取健康教育、膳食指导、运动锻炼等各种干预措施，有助于解决居民日益增长的身体健康、心理健康及社会适应能力的服务需求带来的问题与挑战。结合我国初级卫生保健发展现状，以基层医疗卫生机构为平台，将具有慢病相关危险因素的居民群体作为管理对象是很好的切入点。

第一节　社区卫生诊断及相关科学研究

与以治疗患者为目标、个人症状为核心的临床诊断相比，社区卫生诊断以促进社区人群健康为目的，面向群体和环境，通过综合运用文献研究法、定性研究调查法及定量研究调查法、卫生统计学方法与技术等，针对居民健康、疾病、行为生活方式、家庭与环境卫生、卫生健康服务的提供与利用等方面，找出社区存在的卫生健康问题及其影响因素，研究了解社区环境支持、卫生健康资源的提供与利用情况等，为卫生健康策略、区域卫生规划、各类卫生健康专项行动等提供科学研究依据。以发现的卫生健康需求及问题为导向，制订实施有针对性的服务计划和开展健康管理。

一、社区卫生诊断概述

（一）基本原则

社区卫生诊断应遵循五个基本原则。一是政府主导原则，社区卫生诊断作为公共卫生项目，应纳入政府的公共卫生计划；二是科学性原则，以街道社区为范围，提供全面、客观、准确的诊断结果；三是可行性原则，社区卫生诊断的资料应易于获得，分析方法简易可行；四是客观实用原则，充分体现不同社区各自的卫生健康需求与实际问题；五是周期性原则，通常以五年为一个周期开展社区卫生诊断。

（二）目的

社区卫生诊断的目的包括确定社区的主要公共卫生问题和居民健康问题；了解社区居民对卫生健康需求的总量、分布、类型与利用；寻找产生这些卫生健康需求及问题的可能原因与影响因素；了解社区卫生健康服务的供给能力；围绕社区常见病、多发病、慢病，确定本社区综合防治的卫生健康优先问题；评价卫生健康服务计划的执行情况，并为社区综合防治的效果评价提供基线数据。

（三）主要分类

1. 社会与人口学基础诊断　主要包括对社区特征（如社区类型、地理位置、自然资源、风俗习惯）、人口学特征（如人口数量与密度、人口构成、人口增长率）、社会经济状况等的评估。

2. 流行病学诊断　主要包括对死亡率、死因构成、人均期望寿命、居民疾病现患情况、疾病负担状况、社区特殊健康问题、卫生服务需求与群众满意度等的流行病学评估。

3．行为与环境诊断　主要包括对慢病的"知信行"（知识、态度、行为）、危险因素分布、工作与生活环境等的评估。

4．组织与机构诊断　主要包括对参与慢病防治工作的各类组织、机构，在开展慢病防治工作过程中的部门内部或部门间的组织与人际协调能力、资源配置与提供中遇到的问题等的评估。

5．管理与政策诊断　主要包括对社会经济发展政策、基层卫生政策等的受益面及覆盖面的评估，以及对慢病防治和慢病健康管理的实施过程相关的各种阻碍或促进因素的分析。

二、实施与应用

（一）调查目标与流程

1．调查目标

（1）卫生健康服务供给总体水平：了解城乡居民的卫生健康服务需要、需求、利用水平与特点，分析其变化趋势及影响因素，为评价初级卫生保健效果，合理配置卫生健康资源提供依据。

（2）医疗保障：了解城乡不同医疗保障制度的覆盖水平，分析不同医疗保障制度对居民医疗卫生服务产生的影响及对减轻居民医疗经济负担的作用，为进一步完善医疗保障制度提供依据。

（3）重点人群：了解重点人群的卫生健康服务利用情况，分析重点人群对卫生健康服务的特殊需求及在卫生健康服务的利用过程中存在的障碍，为进一步健全卫生健康服务体系提供依据。

（4）居民满意度：了解居民对医疗卫生服务利用的满意度，分析居民满意度的变化及影响因素，为评价医改实施效果，包括开展的各类服务计划和健康管理，及进一步改善服务提供依据。

（5）医务人员：了解社区医务人员的工作状况与感受，分析医务人员的工作投入、工作压力、工作满意度水平等，评价各类服务计划和健康管理的开展对医务人员产生的影响等。

2．调查内容

（1）人口学特征：人口数量与密度、人口构成、人口增长率、构成变化率等。

（2）社会经济学特征：人均收入和消费支出构成、医疗费用支付方式和比例等。

（3）卫生健康服务需要：健康状况评价、两周病伤情况、慢病患病情况等。

（4）卫生健康服务需求与利用：疾病治疗情况、需求未满足程度及原因、利用公共卫生服务情况、门诊及住院服务利用类型、费用支出等。

（5）医疗保障：医疗保险制度的覆盖程度、补偿水平、医疗保险利用率等。

（6）重点人群：妇女、儿童、老年人、慢病患者及高风险人群的卫生健康服务需要。

（7）状况与感受：社区居民对初级卫生保健服务的过程和结果的满意，以及社区医务人员工作特征、工作感受、执业环境等。

（二）国家卫生服务调查实例

我国开展的国家卫生服务调查是在社区诊断技术的运用基础上，为政府掌握城乡居民健康状况、卫生服务利用、医疗保健费用及负担等信息的重要途径，已成为我国卫生健康资源规划和卫生服务管理的一项基本内容。国家卫生服务调查的结果对制定卫生政策、卫生事业发展规划、调控卫生健康服务供求关系、提高健康管理水平等均可产生重要影响。国家卫生服务调查开始于1993年，每5年开展一次。以第五次国家卫生服务调查（2013年）为例，调查主要内容包括城乡居民人口与社会经济学特征、卫生服务需要、卫生服务需求与利用、医疗保障、居民对医疗卫生服务提供过程和结果的满意度、重点人群在卫生服务方面的特殊需要及满足情况，以及医务人员工作特征、工作感受、执业环境等[140]。

1. 调查对象与范围 家庭健康询问调查的对象为所抽中样本住户的实际人口（凡居住并生活在一起的家庭成员和其他人，或单身居住、生活的，均作为一个住户）。医务人员问卷调查的对象为被抽样选中的临床医生、护理及预防保健人员。医疗卫生机构调查的对象为样本县（市、区）中所有县（市、区）级医疗卫生机构、样本乡或街道中所有的乡镇（街道）卫生院、社区卫生服务中心（站）和村卫生室。第五次国家卫生服务调查遵循经济有效的抽样原则，采用多阶段分层整群随机抽样的方法进行抽取。样本覆盖全国31个省（自治区、直辖市），共有156个县（市、区）、780个乡镇（街道）、1 560个村（居委会）。家庭健康询问调查最终的抽样单位是户，在每个样本村（居委会）中随机抽取60户，全国共抽取93 600户（近30万人口）。调查样本可以对全国、城乡、不同地区具有代表性。

2. 样本抽取方法 同样以第五次国家卫生服务调查为例：

（1）确定抽样标识：经过专家咨询以及参考前四次调查经验，确定以住院率为抽样标识。2008年第四次国家卫生服务调查住院率为6.8%，其95%可信区间为6.5%~6.9%。

（2）分层：以县（市、区）为抽样单位。按照城乡和地区分层，共分为6层，分别为东部城市地区、东部农村地区、中部城市地区、中部农村地区、西部城市地区、西部农村地区。

（3）计算每层所需的样本人口数：以 $n_i^2 = u_a p(1-p)/\delta_2$ 为公式1计算单纯随机抽样的样本量，其中 n_i 表示第i层所需要的样本量数；u_a 为检验水准所对应的 u 值；p 为住院率；δ 为允许误差。以 $N_i = n_i \times$ 抽样效能为公式2计算多阶段分层整群随机抽样的样本量，其中 N_i 为多阶段分层整群随机抽样样本量数；抽样效能表示在多阶段分层整群抽样中多少样本能够提供单纯随机抽样中1个样本所提供的信息。在本实例中，$u_a = 1.96$，$p = 0.068$，$\delta = 0.002$，抽样效能=0.8。计算可得每层样本量约为4.6万人。

（4）确定每层所需要的样本县（市、区）数：以每个县（市、区）的样本户数保持600户，根据前四次国家卫生服务调查家庭规模的变化趋势推算，2013年每个县（市、区）的样本人口为1 800人左右。根据46 000÷1 800≈26，计算可得每层需要26个样本县（市、区）。

（5）计算总样本量和总样本县（市、区）数：根据每层所需要的样本县（市、区）数、样本人口数以及分层情况，根据每层样本量4.6万人×6层，计算可得共约抽取27.6万人；根据26个样本县（市、区）/层×6层，计算可得共抽取156个样本县（市、区）。

3. 调查方法与数据录入 国家卫生服务调查以家庭健康询问调查为主，机构调查为辅。家庭健康询问调查采用入户询问的方法收集数据，由经过培训合格的调查员按调查表中的项目对调查户所有成员逐一进行询问。家庭调查设调查员和调查指导员，调查员负责入户调查，调查指导员负责调查的组织、指导、检查及验收工作。调查员和调查指导员应为乡镇卫生院或社区卫生服务中心及以上卫生机构的卫生人员。样本地区（省或县）负责本地区调查数据的录入。为保证数据录入质量，家庭健康询问调查数据采取两遍录入的方式。

4. 调查组织与时间 样本县（市、区）卫生局负责组织调查指导员和调查员的培训、组织实施本地区现场调查和调查数据的质量控制工作。以2013年第五次国家卫生服务调查任务时间安排为例，1—6月进行调查准备，包括印制培训材料、调查指导手册和调查问卷等；7—8月完成国家级师资培训、样本地区调查员及调查指导员培训；9月开展现场调查、调查督导及质量控制；10月进行数据录入、数据审核和报送；11—12月进行数据清理与分析。

5. 管理与质量控制 为了保证调查质量，必须在调查的每一环节都实行严格的质量控制，包括调查方案与调查表等设计阶段的质量控制、调查员质量控制、现场调查质量控制和资料整理分析阶段的质量控制。

（1）调查方案：应围绕调查目的，从实际出发，考虑具备的条件、现场配合度、经费情况、开始及持续时间等。

（2）调查对象：应以居住场所相对稳定的人员作为被调查对象，例如户籍人口、常住居民、实际居住人员等，并注意抽取代表性强的人群样本，如采用随机抽样方法。

（3）调查工具：应根据调查目的设计调查表（问卷），认真筛选调查指标，遵循科学设计原则，确保调查表（问卷）的质量。

（4）预调查：应开展预调查以检验调查设计工作的合理性和可行性，在这一过程中发现及解决设计存在的缺陷、易产生歧义的问题、需要补充完善的条目等，从而减少调查结果与真实情况之间存在的偏差。

（5）调查表填写与回收：应尽可能要求被调查对象本人填写调查表，儿童可由父母代为填写。调查表应经调查员、质控员、调查现场负责人三级质控。完成的调查表应由调查员当场审核，如发现缺漏项时应立即询问被调查对象。调查表回收时由质控员进行检查，发现在内容及逻辑上存在错误时应退回调查员予以重新更正。复审可在完成的调查中随机抽取一定比例。

（6）现场督导：应组织专人进行现场督导，确保应答率达90%以上。

三、常用技术

（一）现场调查技术

1. 调查员选择　调查队伍组成应包括调查团队的课题组成员、调查现场的管理人员和调查员，各成员应明确对应的任务和职责。调查员通常由专业调查人员、研究人员、基层医疗卫生机构人员、具有医学背景的学生、熟悉调查现场的志愿者等组成；并可包括县（市、区）卫生机构及乡镇卫生院或社区卫生服务中心的医务人员。调查员应具有相应的专业知识、诚实、认真、勤奋、负责、谦虚、耐心、能吃苦，并具有一定的社会交往能力。

2. 调查人员培训　应经过严格培训，明确调查目的与意义，了解调查设计的原则和方法，并掌握各项指标含义及填写要求。应制定和采用统一的培训计划和培训材料，包括调查负责人、师资、调查指导员、调查员等人员均应参加培训。培训结束后需对培训效果进行考核，调查员通过考核后才能开展正式调查。

3. 培训内容

（1）调查概况：包括调查背景、调查目的、被调查社区及机构、参与调查的单位、抽样方法、样本量、调查对象、各小组工作量、调查步骤、调查时间安排等。

（2）调查要求：包括每天工作进度、如何保证收集资料的完整性、调查纪律等内容。

（3）调查表：包括对调查表全部内容的逐题讲解与示范，询问方式标准化，避免歧义的产生。

（4）调查技巧：包括如何取得被调查对象的信任与配合、如何保证收集资料的完整性等。

4. 工作职责及质量核查　应明确调查人员的职责与任务，提高调查人员的责任心和积极性，防止出现任务遗漏和信息误差等。调查指导员和调查员必须按照职责及现场工作准则开展工作。以国家卫生服务调查为例，调查质量核查制度包括：①现场调查过程中，每户询问记录完毕后，调查员应立即对填写内容进行全面检查，如有疑问应重新询问核实，如有错误应及时改正，如有遗漏项目应及时补填；②每个乡镇（街道）的调查指导员需对每户调查表进行逐项审核，从正式调查开始后的当晚就应逐日检查每份调查表的准确性和完整性，发现错漏项时应在第二天重新询问并予以补充更正，认真核实无误后，方可签字验收；③每个县（市、区）设立质量考核小组，全程监控调查质量，调查完成后进行复查考核；家庭健康询问调查的复查考核应在已完成的居民户中随机抽取5%，通过电话或再入户的方式对调查表内容进行询问，复核调查结果与原调查结果进行比较，计算符合率。

5．调查中的特殊情况处理

（1）住户迁移：在抽中的住户中，如果原住户已搬迁，则应对新迁入的住户进行调查。

（2）出租房屋：如果被抽中住户的房屋已经出租，实际房主未居住，应以实际居住在该房屋的居民作为调查对象；如果该房屋为多个家庭同住，应按与入户门距离先近后远、先左后右的原则确定一个家庭进行调查。

（3）置换样本户：调查时如遇到可以回答本次调查问题的人不在家，不能完成调查时，调查员应进行重访，直到三次非同日访问（至少有一次为周末）都找不到被调查人，才可放弃该户并予以置换。置换方法为按原调查对象居住位置，根据先左后右、先上后下、先里后外的顺序选择合适的居民住户进行更换。

（4）代答问题：调查过程中如遇到被调查人不能回答，如语言障碍（年老反应迟钝、智力或听力障碍等）或整个调查期间均外出，可由知情者代答。代答者对被调查人的民族、出生年月等基本情况都不清楚时，不可代答。代答者对自我保健情况、基本健康知识以及社区卫生服务中心（站）知晓与利用三部分问题不能代答，属于合理空项。

（5）调查中断：如果因意外情况中断调查，或因调查员漏填、错填一些问题而造成第一次调查未能完成，应尽快安排重访补漏，并在不重复整个调查的情况下完成。

6．质量要求

（1）调查技术标准化：经过培训后，调查人员的询问方式应予以统一和标准化。

（2）调查完成率：在三次上门未调查成功而放弃该户时，应从候选户中按顺序递补；且调查完成率不应低于85%。

（3）本人回答率：原则上调查内容应全部由被调查者本人回答，如调查对象因外出或无应答能力，方可由熟悉其情况的人代替回答；且成年被访者的本人回答率不应低于70%。

（4）复查符合率：复查考核中，同户复查项目与原调查结果的符合率不应低于95%；未达标地区的调查表应退回，并对全部调查户进行重新调查回访。

（二）数据处理与分析技术

1．资料的收集与清理　在社区资料收集过程中，可充分利用现有资料，如统计报表、季度工作记录、机构及团队的既往调查等，并将相关资料录入形成电子化数据存储。以常用软件Epidata（http://epidata.dk/）为例，常见步骤为：①建立调查表文件；②定义数据的字段名及变量类型；③建立核查文件及数据输入（数据录入过程中，程序可根据核查文件的设置，对录入数据的合理性与正确性进行实时检查）；④双录入核查及数据导出。调查表及问卷资料收集时，应检查调查问卷的编码以确保编码的唯一性，以及检查数据的完整性与问卷内容的缺失情况。在对数据进行分析之前，应先对数据资料进行常规检查，如疾病诊断或分类是否正确；对于部分极端数值，应对照数据来源检查此类"可疑值"的真实性。在常规检查基础上，再进行数据的完整性分析、逻辑性分析以及极端性分析，剔除无效的数据及资料。完整性分析是对调查获取的全部指标的缺失情况进行的检查；逻辑性分析是对数据的前后合理性进行的检查；极端性分析是对是否存在围绕某一内容的数据全部为极端值的情况，如同一份调查问卷是否出现某一部分的所有条目均勾选同一个选项（满意度调查的所有条目均勾选"满意"）。资料的清理过程包括剔除无效的调查表及数据、变量的重新定义与转换、确认问卷条目中有无反向计分项等。

2．描述统计　包括数据的频数分析（可检验异常值）、集中趋势分析（包括平均值、中位数和众数等）以及离散程度分析（反映数据之间的差异程度，通常根据方差和标准差进行判断）等。根据数据的正态或偏态分布检验结果，选用合适的卫生统计学方法。

3．数值变量分析　社区慢病人群的生理生化指标通常为正态分布。对于数值型变量，单样本t

检验用于样本均数与总体均数的比较，即检验样本均数来自的总体均数与已知总体均数有无差别；独立样本t检验用于两独立样本均数的比较，即检验两个样本均数来自的两总体均数有无差别；配对样本t检验用于配对（两）样本均数的比较，即检验对子差值的总体均数与0有无差别；方差分析（analysis of variance，ANOVA）用于两组或两组以上样本均数的比较。

4. 分类变量分析　用于推断不同组别分类变量资料之间是否有统计学意义，通常采用卡方检验（chi-square test）。常见的分析包括两个（或多个）率的比较，例如慢病发病率、患病率、死亡率、病死率、治愈率等；或两组（或多组）的构成比的比较，例如慢病患者的性别构成比；以及两个分类变量的关联性分析。

5. 相关性分析　包括相关分析与回归分析。相关分析常用于探讨变量之间的定量相关关系，或某变量影响因素的方向与强度。回归分析可控制多个混杂变量，是基于相关分析形成的预测性建模技术。根据因变量的不同类型，回归分析可分为逻辑回归（logistic regression）与线性回归（linear regression）。逻辑回归的因变量类型为二元变量，如0/1、真/假、是/否；而线性回归分析的因变量是连续的，自变量既可以是连续的也可以是离散的。

（三）报告撰写技术

1. 基本内容

（1）社区情况：社区基本情况通常包括社区总面积、居民人口总数、家庭数、男女性别比、年龄分层、民族分布、环境状况等。社区经济文化情况通常包括社区人均月收入，低收入群体的总人数，医疗保险覆盖率，学历分布等。

（2）调查方法：报告中应明确记录社区调查的目的、主要内容、采用的调查方法、实际调查人群等方法学信息。

（3）调查结果与分析：包括社区居民的健康情况、疾病的死亡率与死因顺位、患病率与疾病顺位、孕产妇/新生儿死亡率、疫苗接种率、不良生活方式与行为比例、健康知识知晓率等。

（4）主要卫生健康问题：明确记录社区诊断发现的主要卫生健康问题及其可能的原因。

（5）可利用的资源与解决策略：围绕社区可利用的资源，如医院与基层医疗卫生机构数目、医护人员数目、基层医疗卫生机构床位数、居委会或社会志愿者人数、学校或大型企事业单位支持情况等，分析如何利用社区已有资源解决居民的主要卫生健康需求与问题。在此基础上，对资源利用存在的问题提出可行的解决策略或建议，如对卫生健康政策的改进建议、在社区主要慢病预防中各相关部门的协作建议、对慢病高风险人群的健康干预计划和措施等。

2. 撰写要求　在撰写社区诊断报告时，应注意遵循四点要求。一是实事求是，即应能够如实反映社区卫生健康的实际状况。二是共性与个性相结合，即应能够包含社区诊断报告的共性问题，还需结合社区及居民人群的实际特点，体现个性问题。三是突出重点，即应突出关键内容，特别是对主要卫生健康问题应详细叙述。四是兼顾可行性与可操作性，即在提出相应的干预计划或干预措施的同时，应注意可行性与可操作性，确保初级卫生保健干预切实可行。

四、卫生健康与初级卫生保健科学研究

（一）研究设计

从研究设计角度，通常采用观察性研究或实验性研究两大类方法，围绕卫生健康需求及问题开展初级卫生保健科学研究。在观察性研究中，对研究对象不施加任何的条件限制与干预措施，客观地收集特定时间与范围内社区人群的某种疾病或健康状况以及对相关因素信息进行分析，包括横断

面研究、前瞻性队列研究、回顾性病例对照研究等。在实验性研究中，通过控制一定的试验条件或对研究对象施加某种干预（处理因素）并开展后续随访，例如以社区慢病人群作为研究对象，对某项卫生服务或某项保护措施的效果，包括短期及远期疗效、不良反应等进行分析。初级卫生保健科学研究常需融合流行病学、卫生统计学、社会医学等多个学科的研究方法与技术，在学科交叉、综合的基础上，了解社区医疗卫生保健需求情况，分析社区存在的主要慢病与健康问题、可供使用的社区卫生健康资源，为促进社区健康、制定医疗卫生政策及更新医学指南，提供科学证据。

（二）数据收集

可通过现有资料调查、询问调查、座谈调查、信件调查、体检等多种途径进行数据收集。

1. 现有资料调查　根据国家规定的登记报告制度，从基层医疗卫生机构定期报告的工作报表、日常工作记录、健康档案，以及已发表的论文等现有资料获取数据。通过对社区居民健康档案的查阅，可便捷获取社区居民慢病及其危险因素的特征、流行及分布状况信息。常规的卫生统计与直报系统也可提供大量社区卫生健康的信息资料。

2. 专题询问调查　根据研究目的拟定结构化或半结构化调查表，由经过训练的调查员面对面直接向被调查的居民或其家庭成员询问，进行资料收集。询问调查一般采用抽样的方法，选取有代表性的样本。询问调查既可以收集常规登记报告未记录的资料，又能核对资料的正确性和完整性，是最常用的调查方法。社区居民的卫生健康服务需求、基于服务过程的疾病负担等数据，通常需通过专题询问调查的方式获取。

3. 座谈调查　对于某些定性资料的收集，例如居民的服务认知与期望等，可通过座谈会的形式进行。通常可采用小组形式，在一个主持人的引导下，小组参与成员围绕某一主题进行讨论，可深入了解目标群体的态度、行为以及产生这种行为或态度的原因。此类调查有助于拉近医患距离，同时提高居民参与初级卫生保健科学研究的积极性。

4. 信件调查　调查表可采用邮寄通信的方式发给被调查者，根据调查表的填写说明进行填写。这种方法的应答率通常较低，如能取得70%的应答率已是非常理想的结果。如具备条件也可采取网上填写及提交调查表的方式。

5. 健康检查法　采用健康检查或实验室辅助检查，获取生物医学指标信息。

（三）常见研究

1. 全科医疗临床问题研究　例如关于社区人群常见或多发慢病的诊断、治疗、预防及康复效果的评价；围绕社区慢病诊疗适宜技术的规范与应用开展的研究；围绕社区慢病患者常见的并发症类型研究等。

2. 社区常见健康问题研究　例如关于社区常见慢病及相关影响因素的流行病学现况调查研究；对社区老年慢病人群的医养结合的研究；对基层医疗卫生机构围绕社区慢病危险因素开展的干预及效果评估研究；社区居民电子健康档案的大数据分析研究等。

3. 教育研究　面向患者方面，例如对社区慢病患者健康促进行为的调查研究；社区慢病健康教育的途径及效果评估研究。面向医务人员方面，例如基层医疗卫生机构医务人员慢病规范化诊疗培训的实施评估研究等。

4. 卫生服务研究　例如对基层医疗卫生机构人、财、物、信息等要素的研究；对于慢病初级卫生保健服务的需求、需要、供给的评估研究；社区慢病患者对服务过程和效果的满意度研究；基层卫生政策及其实施效果研究；家庭医生团队的服务提供与初级卫生保健特征研究等。

第二节　卫生健康服务计划的特点与类型

基于社区开展的卫生健康服务是实现人人享有初级卫生保健目标的基础环节，对于构建以基层首诊为核心的分级诊疗制度体系具有重要意义。我国医疗卫生体系改革的重点方向之一，是通过大力发展以社区为基础的卫生健康服务，逐步建立和完善初级卫生保健体系。社区卫生健康服务计划建立在科学预测的基础上，对未来一段时期内的卫生健康服务发展工作进行统筹安排以实现预定的发展目标，对初级卫生保健的开展实施具有重要的指引作用[141-143]。

一、卫生健康服务计划的特点

（一）政策性与主导性

社区卫生健康服务计划是落实基层医疗卫生决策与目标的具体方案，影响和贯穿于组织、领导、协调、控制等各项职能之中。《健康中国行动（2019—2030年）》强调围绕疾病预防和健康促进两大核心，强化基本医疗与基本公共卫生服务体系建设。社区卫生健康服务应紧密契合国家政策导向，通过健康知识普及、控烟、心理健康促进、心脑血管疾病防治、癌症防治等专项行动计划的制订与开展，促进以治病为中心向以人民健康为中心转变。在开展基层卫生健康工作时，预先制订服务计划以有效把握初级卫生保健的工作方向，提高服务效率。基层医疗卫生机构需在既往工作经验与调研基础上，制订合理、可行的社区卫生健康服务计划，为实际工作提供目标指引和方向。

（二）普遍性与公平性

社区卫生健康服务以人的健康为中心，涵盖预防、保健、健康教育、计划生育等基本公共卫生服务，常见病、多发病、慢病的诊疗服务，以及部分疾病的康复、护理服务等，需在多方面、多层次进行规划设计，体现了服务计划的普遍性特点。社区卫生健康服务同时也是基本医疗与基本公共卫生服务在社区层面的实践。在满足社区居民的卫生健康需求方面，公平性是初级卫生保健的核心特征之一。服务计划的制订，应力求所有居民不受年龄、性别、文化程度、经济水平等因素的限制而获得基本卫生健康服务，这同时包括水平层面的公平（即人人获得服务的机会均等）和垂直层面的公平（即服务需要程度高的居民得到更多的服务）。

（三）效率性与效益性

以有限的社区资源为前提，为确保初级卫生保健目标的实现，需制订社区卫生健康服务计划以合理利用资源和提高效率，避免付出较高或不必要的代价。服务计划的制订需考虑其经济方面及非经济方面的利益和损耗，体现了对效率的衡量。另外，卫生事业具有公益性，其发展应首要考虑社会效益，而基本医疗和基本公共卫生是社会效益较高的领域，其优势在于对人人享有基本医疗卫生服务的保障。因此服务计划的制订应以预期实现的效益为最高准则，用有限的资源实现对全体居民健康的维护。

（四）前瞻性与可行性

社区卫生健康服务计划是权衡客观需要和主观可能，并在科学预测基础上制订的未来一段时期内，社区目标达到的卫生健康水平及相应的实施方式。这要求服务计划的制订者以发展的眼光看待卫生健康需求与问题，能够前瞻性预见社区卫生健康服务实际开展过程中存在的挑战，制定科学合理的初级卫生保健目标与对应的评估指标等。计划的实施过程同样关键。脱离实际的服务计划缺乏可行性，无法落地实施。卫生健康服务计划的制订，体现了遵循基层实际需求与可用资源的原则，内容具体明确、切实可行，确保服务提供者对计划的执行，从而完成既定的初级卫生保健目标。

（五）科学性与质量性

卫生健康服务计划的制订需建立在准确可靠的信息、完整的数据资料等客观依据基础上，运用科学的方法，进行合理预测、系统分析、综合平衡、方案优化等，并需立足社区实际与可行性，遵循事物的客观发展规律。社区卫生健康服务计划的制订质量可通过服务质量得到体现，人、财、物、信息等管理学各要素的科学规划，有助于实现基层医疗卫生机构作为社区居民健康的"第一道防线"和卫生健康的"守门人"，体现服务的可及性和具有的技术性。

二、卫生健康服务计划的类型

（一）按项目内容分类

1. 疾病防治计划　针对社区常见病、多发病、慢病等制订有针对性的疾病预防与诊疗计划，如包括对高血压、糖尿病、血脂异常等常见慢病的社区干预计划。

2. 健康教育计划　社区健康教育的内容涉及医疗、预防、保健、康复、健康教育和计划生育指导等多个方面，是健康教育的重要领域。应在科学设计与合理安排的前提下，通过多元化、多层次的教育方式实现健康知识的普及，达到健康教育的目的。具体实施方式可包括课堂健康教育、开设健康讲座、派发宣传资料、开展卫生宣传日活动、针对特定人群进行定向宣教等。

3. 预防接种计划　指针对辖区内人群制定的免疫规划政策，具体可包括儿童及老年人的疫苗接种、辖区内预防接种门诊的规范化建设、预防接种异常反应的监测等一系列工作内容。

4. 计划生育计划　包括计划生育政策的宣传咨询、育龄妇女的妇检活动与优生检测工作、避孕药具服务和管理等一系列工作内容。

5. 特定人群系统保健计划　指针对儿童、妇女、老年人、疾病康复期人群、残疾人等有特殊保健需要的人群，制订的系统保健与健康管理工作计划。

（二）按时间长短分类

1. 长期计划　通常指10年或以上的计划。此类计划从顶层设计角度，对社区卫生健康服务工作开展长期规划与设想，主要内容包括卫生健康服务的发展目标、发展战略、发展速度、工作重点等。长期计划为社区层面的卫生健康服务开展提供了总体指导，是中短期计划制订的基础。长期计划的特点在于时间跨度较长，不确定性较高，具体执行过程存在一定的弹性，因此多为政策、纲领性文件，围绕社区重点卫生健康需求，涵盖初级卫生保健的多个方面。

2. 中期计划　通常指5年期的计划，是服务计划的最常见形式。此类计划的主要作用是衔接长期计划和短期计划，即将远期的服务发展战略具体化以指导近期发展。此类型计划通常参照长期计划要求，科学合理地制订近五年的具体实施计划，不仅包括对计划期内的总目标及指标的计划，还需对年度指标和进度进行规定。

3. 短期计划　通常指年度、季度、月度工作计划，以及周、日计划等期限较短的计划。此类计划通常以中期计划为依据，对计划实施的时间、步骤、人力、财力、物力、信息等要素均有详尽的规划与安排，行动指南更为具体详细，且更具可操作性。

（三）按计划性质分类

1．全局计划　通常指在外部环境与内部资源情况基础上，与社区卫生健康服务发展方向密切相关的计划。此类计划体现了卫生健康工作的全局性，计划时间的跨度长、涉及范围广、目标弹性大，在初级卫生保健工作中主要起宏观指导的战略性作用。

2．局部计划　通常指按照战略发展目标制定的实施计划。此类计划旨在实现某些具体的阶段性目标，具有时间跨度短、内容具体明确、可操作性强的特点，一般为阶段性的计划。

3．专项计划　通常指为社区卫生健康服务的各项具体工作开展，专门制定的详细步骤和规定，是初级卫生保健实际工作实施和现场管理的依据。

第三节　卫生健康服务计划的制订

社区卫生健康服务计划的制订涵盖医疗、预防、保健、康复、健康教育、计划生育等多方面，体现了初级卫生保健服务向社区人群延伸的过程。根据社区自然环境、经济发展状况、人群疾病负担、卫生健康需求等因素，采用成本效益原则，从顶层设计角度科学制订的服务计划，有助于明确基层卫生的发展目标、发展模式、发展速度，改善和提高卫生健康服务的能力与质量，并通过合理配置卫生健康资源，实现社区管理、科研、教学、培训、工作实践等的协同发展，构建公平可及的初级卫生保健体系。

一、制订依据与初级卫生保健意义

（一）制订依据

1．政策依据　国家及各级政府为促进卫生健康事业发展，颁布了许多政策方针、规划、指导意见、管理办法等。应遵循相关文件要求，并依据已有的中期及长期卫生规划，制订社区卫生健康服务计划。

2．理论依据　社区卫生健康服务计划是基于科学预测的合理规划，应体现出科学性、规范性以及依据充分性。服务计划以科学理论为基础，须体现出一定的理论水平。

3．实践依据　社区卫生健康服务计划应以社区既往的工作经验、社区卫生诊断结果等为实践依据，并可参考不同国家和不同地区的相关计划经验与发展指标进行制订。

（二）初级卫生保健意义

服务计划是初级卫生保健组织协调的前提，也是策略与干预实施的准则。制订科学合理的社区卫生健康服务计划，有助于促进服务提供的各环节顺利进行，且与各部门的工作协调衔接，社区卫生健康服务计划可为具体工作的协作开展提供明确的导向指引，充分利用社区卫生人力、物力、财力、信息等资源，提高服务效率，减少浪费性的资源消耗，并在科学预测的基础上，尽可能降低初级卫生保健实施过程存在的风险，最大化卫生健康服务的社会和经济整体效益，促进初级卫生保健的良性健康发展。

二、制订步骤

社区卫生健康服务计划的制订需参照科学的程序和方法，基本步骤包括计划准备与背景分析、卫生健康需求与问题确定、策略与干预措施制订、资源分析与方案选择、保障措施制定等。

（一）收集信息与分析背景

1. 收集信息　社区卫生健康服务计划应在充分的准备工作基础上进行制订。通常由卫生健康行政部门负责人牵头成立制订小组，并由对基层卫生工作熟悉的人员参与深入社区收集相关信息。在服务计划制订完成后还需成立计划执行小组，负责具体实施与指导工作。

2. 背景分析　服务计划的背景包括社区卫生健康工作的内部和外部环境情况，以及过去、现在及未来的情况。通过对社区经济、人口、卫生健康资源、卫生健康工作形势的分析，探讨社区居民的卫生健康需求、影响因素及变化趋势，总结前一阶段社区卫生健康工作的经验与不足，从而确定社区卫生健康的重点问题，为制订计划提供依据。背景分析的具体内容通常包括社会经济环境状况（如社区的经济发展状况、人口统计数据、文化与教育、生活与工作条件等）、社区卫生健康服务状况（如卫生资源、服务提供、卫生管理、服务产出与效果等）、社区居民健康状况（如心理健康、社会健康、疾病与伤残等）、社区居民行为状况（如卫生习惯、就医行为、吸烟、饮酒、膳食、运动以及其他不良健康行为等）。

3. 城市社区卫生服务的政策背景分析实例　以发表于*British Medical Bulletin* 2015年第116卷的一项对我国城市社区卫生服务的发展分析为例[27]，通过开展系统文献回顾（systematic literature review），归纳总结了我国城市社区卫生服务的政策演变过程，并在新医改背景下对初级卫生保健体系的发展进行了展望。这一实例首先查阅国务院、卫生计生委等相关政府部门网站，对我国在2002—2013年期间颁布的与社区卫生服务发展相关的政策法规和文件进行汇总，回顾我国社区卫生服务体系与政策框架的发展过程，并结合社会医疗保险体系的改革，对社区卫生服务政策支持的背景环境进行客观描述。文献信息的收集通过查阅中国学术文献网络出版总库、万方数据知识服务平台以及国外NCBI PubMed平台，以"初级卫生保健""社区卫生服务"等词作为关键词，进行国内外研究文献的系统检索，获取相应年度范围内发表的全部相关研究文献，并按照发表年份与文献类别进行描述。研究者总结了这十年期间我国城市社区卫生服务发展的体系构建、发展模式、遇到的挑战、存在的问题及其影响因素等，并提炼了近五年我国初级卫生保健研究的前沿成果。基层卫生人力资源信息的收集通过查阅我国历年卫生统计年鉴，对2002—2013年期间我国各类医疗卫生机构的数量，以及在基层医疗卫生机构工作的卫生人员、执业（助理）医师、注册护士、药师（士）、检验技师（士）人数及其教育水平进行统计及对比分析。在研究中，重点对比了这段时期基层医疗卫生机构与医院的数量的增长趋势，以及基层医疗卫生机构与其他医疗卫生机构的诊疗人次差异趋势，并基于统计数据展现的基层医疗卫生机构服务利用效率不高的现状，对我国初级卫生保健体系的未来发展提出了具有针对性的政策建议。

（二）确定卫生健康需求及问题

1. 问题提出　在完成计划准备与背景分析的基础上，围绕拟实现的目标和存在的阻碍因素，提出拟解决的卫生健康需求与问题。以社区慢病的卫生健康需求为例，拟实现的目标之一是在某一期限内，降低慢病危险因素水平，在实施干预过程中可能存在的阻碍因素包括政策、人力、财力、物力、信息等。卫生健康需求与问题的确定应遵循三个原则。一是应与大多数居民的健康息息相关，或与居民健康存在利益冲突且影响较大；二是该问题有必要解决且存在解决的技术可能性。逻辑推理法、系统分析法、统计分析法等技术可用于对社区卫生健康需求与问题进行界定，明确其性质、范围、发展趋势以及产生的原因等。

2. 目标确定　应围绕重点问题确定卫生健康服务计划的目标。目标应遵循SMART原则，即目标应具有明确性（specific）、可衡量性（measurable）、可达到性（attainable）、相关性（relevance）、期限性（time-bound）五个特点。服务计划目标制定的具体要求包括四个方面。一是方向明确，即以卫生健康事业使命和居民健康需求为导向，明确初级卫生保健的工作方向。二是整分结合，即制定整体目标和分项目标，促进整体与部分的相互协调。三是具体定量，即目标完成的程度与水平可通过科学、合适的指标进行量化。四是分段实施，即正确界定时间跨度，加强短期目标与长期目标的延续性关系。

（三）制定策略与干预方法

1. 卫生健康策略　社区卫生健康策略是在背景分析与问题确定后，为实现拟达到的目标而制定的行动方针和解决问题的方式。卫生健康策略为目标的实现提供思想和行动框架，其中包括一系列相互关联的政策、策略与行动方案等。

（1）一级预防策略：采取经济有效的初级卫生保健干预措施，如健康教育、合理营养、科学运动、健康生活习惯、高风险人群的健康防护、保护环境等，防止疾病发生及促进健康。

（2）二级预防策略：通过早发现、早诊断、早治疗的技术手段，如慢病筛查、社区疾病与危险因素监测等，防止或减缓疾病进展。

（3）三级预防策略：通过对症治疗、防止伤残、加强康复照护等措施，如疾病管理、康复期护理与指导、临终关怀等，提高生活质量。

2. 干预措施　干预措施是在初级卫生保健策略指导下制定的具体手段和方法，以实现既定目标。制定干预措施应从六个方面予以考虑。一是能否有效对目标人群产生影响，并实现预期目标；二是能否降低社区当前的疾病负担；三是该措施是否更具成本效益；四是该干预措施所需的技术、资源等方面是否具有较高的可行性；五是能否覆盖惠及社区的大多数人口（特别是贫困人口）；六是注重综合干预措施的应用与初级卫生保健适宜技术的推广。

（四）资源分析与方案选择

服务计划的制订需针对社区客观存在的主要卫生健康资源问题，从政策、体制等方面出发，设计相应的资源布局与分配措施。卫生健康资源合理配置的基本原则包括公平与效率平衡原则、卫生健康服务产品的总供求基本均衡原则，以及卫生健康服务产品的结构性均衡原则等。

1. 资源分析　社区卫生健康资源分析是根据服务目标，确定社区卫生健康资源的需求量与投入量。资源分析的内容通常包括基层医疗卫生机构的人员培训、设备购置、日常工作维持费用、业务用房新建及改造维修费用、慢病的各项防治工作等。在资源的需求分析时，应考虑紧密结合卫生健康目标，根据产出决定投入的原则，集中有限的资源优先保证重点目标的实现。在立足于社区本身可获得的资源基础上，需求水平应与区域经济发展水平相适应且保持一定程度的弹性，不宜超过政府财政及个人的承受能力。成本效益与成本效果分析也是资源分析常用的方法。

2. 方案选择　通过前期一系列的调研分析，形成若干备选方案，并对各方案进行分析，结合社区实际，选择最合适的方案。较为常用的方法包括定性分析法和定量分析法。定性分析法可用于分析慢病防治措施的可行性，如从技术可行性、经济可行性和群众接受程度三方面，对某慢病拟开展的防治措施的可行性进行评价，以确定防治工作的重点。定量分析法可用于分析疾病的严重程度，如从死亡率、发病率、伤残率，以及对生长发育、生育、智力的影响程度等方面，对某慢病的严重程度进行评价。投入-产出分析、费用-效果分析、费用-效益分析、功能分析、真实系统的虚拟模型构建等方法也可用于对不同方案的分析与选择。

（五）制定保障措施

在服务计划的内容制订完成后，为保证其顺利实施，还要完善相应的保障措施。第一，要规范项目组织管理。卫生部门负责全面组织与管理，并对具体实施单位进行培训、督导与考核；社区卫生中心各部门则各司其职，负责各自服务项目的落实与管理。同时还需要社会各部门的联合行动。初级卫生保健策略的实施需要在各级政府部门的领导下，会同卫生、文化、商业、农业、教育等部门共同参与完成。第二，要严格绩效考核。结合社区实际制定考核办法，定期组织开展项目绩效考核，以保障计划的顺利执行。

三、制订方法

社区卫生健康服务计划的制订通常可采用基本优先评估值法、优势-劣势-机遇-威胁分析法、甘特图法、德尔菲法、需要量法与需求量法等技术方法。

（一）基本优先评估值法

基本优先评估值法指在确定需要优先解决的重点卫生健康问题时，根据卫生健康问题的规模大小、严重程度、有无解决问题的措施及其有效性这三个方面予以评估，从而得到基本优先评估值，以此确定应优先解决的卫生健康需求问题。

1. 规模大小 可通过五个方面对卫生健康问题的规模大小进行评价。一是适宜性，即该问题是否属于本社区的范畴。二是可接受性，即社区居民是否关心该问题，并愿意为此采取相应的行动。三是经济可行性，即该问题是否具有经济意义，若不予以解决，是否会产生严重的经济后果。四是资源可及性，即是否能够获取足够的资源解决这一卫生健康问题。五是合法性，即对此类卫生健康问题的解决应在法律允许的范围内。

2. 严重程度 可通过四个方面对卫生健康问题的严重程度进行评价。一是对健康的损害程度，如因疾病导致的早死造成的潜在生命损失，或因致残导致的健康寿命损失；通常可用平均死亡年龄评价健康损害程度。二是问题的紧迫性，即关注这一问题对社区居民健康的影响是否迫切且意义重大。三是疾病造成的经济损失程度，即包括对社会、家庭及个人造成的直接疾病负担与间接经济负担。四是对他人的影响，即对个人、家庭及社会可能造成的潜在影响等。可依据卫生健康问题的严重程度赋予0~10的相应分值。

3. 干预措施的有效性 即对根据卫生健康需求实施的干预措施的效果进行评价。可依据卫生健康问题的严重程度赋予0~10的相应分值。

（二）优势-劣势-机遇-威胁分析法

优势（strengths）-劣势（weaknesses）-机遇（opportunities）-威胁（threats）分析法，简称SWOT分析法，是一种基于内外部竞争环境和竞争条件下的态势分析，可用于对社区内外各方面因素的综合分析法。这一分析方法采取四列多行矩阵形式排列，运用系统分析的理念，将社区卫生健康服务发展面临的内部和外部条件、可控和不可控因素加以合并分析，并从中得出相应结论，为制订社区卫生健康服务计划和行动方案提供分析依据。

1. SWOT分析法的步骤 在社区卫生健康服务计划制订中，SWOT分析法可分为四步。首先是确定拟分析问题的范畴，例如分析社区康体设施、社区健康教育资源利用、全科医学人力资源发展状况等。其次是绘制包含优势、劣势、机会和威胁的四列矩阵表。然后是向参与讨论的人员介绍此次分析的背景、目的、方法和步骤，解释矩阵表的四列内容的含义。最后是进行矩阵分析，通过集思广益获取参与讨论者对该主题的看法，分析相关的优势条件，并采用对比分析寻找与优势条件相对应的劣势，确定卫生健康发展的潜力与可能性。针对面临的机遇，探索如何克服威胁挑战，促进发展的潜力与可能性转变为现实。

2. SWOT分析法的应用　SWOT分析法可广泛应用于基层卫生领域的多个方面。一是对社区发展进行讨论。如在小组主持人的协调下，与会的讨论者对社区发展的优势、阻碍因素、发展机遇、外部条件及可能出现的风险和制约因素等，进行系统讨论，为形成社区发展的计划方案奠定基础。二是对机构的发展规划进行讨论。如在基层医疗卫生机构支持和能力建设项目中，对机构的人力、设施、管理等方面的优势、劣势、潜力、挑战因素等进行讨论，进而形成机构发展的建议。三是对实施和评价过程进行分析，为服务计划的完善和调整提供信息。SWOT分析法既可用于小组讨论，也可用于个体访谈。四是对初级卫生保健专题项目的实施方案进行讨论，如全科医生团队签约服务（家庭医生签约服务）的具体开展，这也是社区卫生健康服务计划中常见的应用场景。

（三）甘特图法

甘特图法（Gantt chart）常用于制订服务计划的进度，以横条表示每项具体工作的起止时间。甘特图的优点是简单易制、直观明了（图4-1）。制作甘特图的专业软件工具可包括Microsoft Office Project、GanttProject、VARCHART XGantt、jQuery Gantt等。

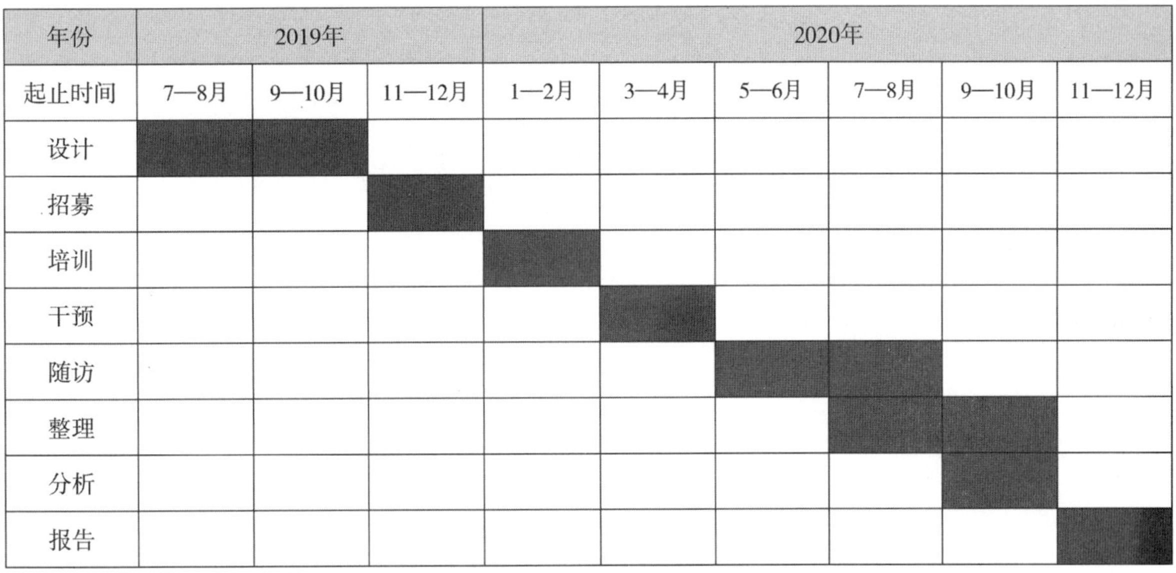

年份	2019年			2020年					
起止时间	7—8月	9—10月	11—12月	1—2月	3—4月	5—6月	7—8月	9—10月	11—12月
设计	■	■							
招募			■						
培训				■					
干预					■				
随访						■	■		
整理							■	■	
分析								■	
报告									■

图4-1　甘特图

（四）德尔菲法

德尔菲法（Delphi method），又称专家意见征询法，是指以信函或类似方式征求专家意见的一种调查方法。德尔菲法的原理是借助众多专家的知识和经验，通过多次、可控的调查征询过程实现与专家的充分交流，最后通过专家集体意见形成判断或预测。在实施德尔菲法时，首先按照分析目的和要求，编制第一轮调查表，并根据调查主题的复杂程度及涉及的专业领域和知识范围，确定合适的专家，人数通常为10～50人。之后，将调查表发放至各位专家，附上与该问题相关的所有背景材料，专家需在限定的期限内反馈。在第一轮调查结果的基础上，制定第二轮调查表及开展第二轮调查。参照上述步骤开展2～4轮，逐轮次收集意见。最终通过产生集中的专家意见形成预测结果。德尔菲法的优势在于通过集思广益可充分发挥专家的作用，但通常耗时较长且调查表的回收难以保证。

（五）需要量法与需求量法

1. 需要量法　指在不考虑社会经济水平、医疗保险和卫生费用、文化教育水平、习惯风俗、行为方式等影响因素的前提下，分析居民对卫生健康服务的客观需要。需要量法的运用要求能获取全面完整的社区居民发病和患病资料，并在采用德尔菲法等确定系数时需兼顾科学性和可行性。这一方法以最大限度地满足社区居民卫生健康需要为基本出发点，是一种理想的卫生健康资源需要的分析模式。需要量法的计算步骤包括：①掌握社区的人口学资料和居民的发病率、患病率资料；②由专家根据社区人群的患病和发病情况，预测目标年度患病和发病情况；并利用人口预测模型，得出目标年度的人口构成；③根据人口学和疾病资料，计算目标年度疾病别发病人数和患病人数；④制定每次患病需要就诊或住院的次数标准；⑤制定卫生健康资源能提供的卫生健康服务数量；⑥预测卫生健康资源的需要量。这一方法的难度在于需确保社区人群的发病和患病资料的准确性，且卫生服务的实际需要量和提供量水平之间往往相差甚远；其局限性还体现在社区居民是否能够有效地利用卫生健康资源尚存在较大的不确定性。

2. 需求量法　指从社会经济和价值观念出发，预测满足社区居民的卫生健康要求需耗费的资源水平，包括卫生健康服务的提供与费用支出等。需求量法的运用关键是确定目标年度的卫生健康服务利用率，将其乘以目标年度性别、年龄别人口数，即可得出卫生健康需求的总次数。这一方法的优点是可提供卫生健康服务利用情况的信息，并避免过度浪费。这一方法的局限性在于卫生健康服务利用率的估算存在较大的不确定性。

第四节　卫生健康服务计划的评价

社区卫生健康服务计划的评价是初级卫生保健的重要组成部分，也是一种重要手段。评价工作渗透于各个环节，并贯穿于整个服务管理过程。根据评价的结果，不断修正和完善社区卫生健康服务计划，可促进服务计划的实施达到较好的效果，以解决社区居民的卫生健康需求及问题。

一、目的与意义

（一）评价的概念与目的

1. 评价的概念　社区卫生健康服务计划的评价，是对计划实施后取得的成效和工作经验的总结；通过发现其中仍存在的问题，为改进服务计划提供科学依据。服务计划的评价是初级卫生保健的重要组成部分，贯穿于服务计划的制订和实施过程。

2. 评价的目的　评价结果反映了社区卫生健康服务计划的实施进度、实施效果和取得的效益，以及该服务计划对控制社区疾病、促进社区健康的影响，体现了社区卫生健康服务计划的技术水平和应用价值。在评价中，应重点关注在服务计划实施过程中，因外部环境变化或计划自身内容不合理等因素造成的问题，以便对服务计划进行调整完善。评价也可用于比较同一服务计划在不同社区或不同人群中的实施效果。通过对服务计划实施过程的评价管理，逐步健全组织系统与信息管理系统，合理筹集、分配和利用社区资源，提高初级卫生保健的服务质量及科学管理水平。

（二）评价的意义

评价工作是服务计划的延续和发展，其本质是在比较的基础上找出计划与现实完成水平之间的差异，分析原因并总结规律。评价既有助于确保服务计划的实施得以顺利延续，也有助于对发现的问题、存在的失误和不足以及不具有可行性的内容进行调整完善。社区卫生健康服务计划的不断修正和完善，有助于对即将开展或正在进行的工作做出积极改进，明确相关各方的责任，为服务计划各阶段的实施执行情况提供确凿的证据，加强初级卫生保健工作的延续性，实现服务计划预期的理想效果。

二、评价内容与步骤

（一）评价内容

1. 服务计划实施前期

（1）服务计划的恰当性：评价确定的社区居民卫生健康需求及问题是否恰当。评价内容主要包括该问题的发生频率、分布状况、危害性、可能造成的负面影响等。

（2）服务计划的适宜性：评价服务计划的目标、策略、干预措施与内外部环境的适宜性与相关性。评价内容主要包括：①目标是否符合国家与地区的实际经济状况，以及社区发展需要；②目标是否符合国家与地区的宏观卫生健康政策、方针、相关法律法规；③目标是否适应社区的卫生健康发展；④目标是否针对社区存在的主要卫生健康问题；⑤目标、策略及措施是否协调一致；⑥措施的技术、经济、环境支持的可行性；⑦各类资源能否保障预期效果的实现。

（3）服务计划的确切性：评价服务计划的目标、策略、干预措施、资源投入等是否与社区实际需求相适应。评价内容主要包括：①对主要需求与问题严重程度的评估是否恰当；②对主要健康问题及其危险因素的变化趋势预测是否准确；③服务计划目标是否明确、具体；④对资源的需求量与投入量分析是否确切；⑤对干预措施是否进行了成本效益等卫生经济学分析。

（4）服务计划的一致性：评价服务计划的总体目标与各阶段目标是否一致。评价内容主要包括：①总体计划与派生计划目标是否一致；②各部门内部的服务计划彼此之间是否协调呼应；③服务计划在各项目标、指标、标准、时间段安排、拟产生的效果等方面，是否明确与一致。

（5）服务计划的公平性：评价服务计划在资源分配、基本医疗与基本公共卫生服务提供、社区居民健康权利、健康状况的改善程度等方面，是否可体现均衡平等性。公平性也是资源合理配置与有效利用的一个重要体现。

2. 服务计划实施中期　主要为对计划的实施进度与过程控制的评价，其核心内容是将计划的实施状况与原计划相比较，检查干预措施的实施与落实情况，对覆盖率与质量进行测量。进度评价主要关注的三个问题包括时间、活动、资源消耗，如工作是否按服务计划进行、资源的消耗水平是否合理等。同时，对影响计划实施的因素进行分析，及时发现问题并反馈给决策者，进而对服务计划进行相应调整或纠偏，确保服务计划的顺利实施。

3. 服务计划实施后期

（1）服务计划的效率：效率是指产出与投入的比值，即服务计划投入的人力、财力、物力、信息等卫生资源要素、卫生技术、时间、资源消耗等，与服务计划实施效果之间的比较，评价能否以更经济（或更有限）的资源投入获得同等（或更大的）产出。效率评价的主要目的是力争以更节省的卫生健康资源消耗，实现初级卫生保健的服务开展。资源消耗评价又可分为资源的分配效率评价和技术效率评价。前者反映了服务计划的结果与资源分配的关系，即等量的资源是否分配至具有最大边际效益的项目；后者指是否达到了最优的生产要素组合，即在等量资源条件下是否产出了更多符合社区居民卫生健康需要的服务。

（2）服务计划的效果：效果即服务计划实施后，达到预定目标和指标的实现程度。在社区卫生状况与居民健康水平方面，可通过发病率、患病率、病死率的下降，危险因素水平的控制，疾病治疗负担的减轻，居民生活质量的改善等进行评价。在卫生资源配置方面，可通过资源配置的流向、资源的供需状况等进行评价。居民对社区开展的卫生健康服务及机构的满意程度也可体现服务计划的效果。开展效果评价的同时，应同时关注该效果是否为服务计划实施带来的结果、是否存在（及存在哪些）外部因素影响了服务计划的实施结果等问题。

（3）服务计划的影响：评价服务计划实施后，在改善社区居民卫生健康状况、提升居民生活质量与健康水平、改善不合理资源配置、促进社区发展等方面，产生的总体、长期、可持续的影响与贡献。良好的社区卫生健康服务计划应具备良好的持续能力，即不仅在服务计划实施过程中取得良好效果，在服务计划完成后也能保持良好的日常发展态势。服务计划的可持续性反映了服务计划机制的完善程度、与社区政策环境的一致性、社区居民的认同度与参与度等。

（二）评价步骤

1. 评价小组的建立与信息资料的收集　建立评价小组，小组成员应首先熟悉待评价的社区卫生健康服务计划的目标、策略、措施、资源、进度等全部内容。通过信息资料的收集，建立逻辑模型展示结构脉络与各部分之间的框架联系，并尽可能收集同类服务计划在不同地区的实施情况资料。

2. 评价问题的确定　评价问题应具体、清晰、重点突出、与服务计划关联紧密；同时该问题应具有可测量性，且问题数量不宜过多。在设计评价问题时，也应考虑是否满足服务对象的需求。例如在评价某社区为慢病患者提供的健康体检服务计划时，需获取基层医疗卫生机构建立的电子健康档案或社区卫生健康统计等数据，以了解慢病患者的健康改善状况。在服务计划周期的不同阶段，评价问题的关注点也各异。例如服务计划实施前期常关注计划的科学性，而在实施后期常关注计划的有效性。评价问题具体可分为描述型问题、比较型问题、影响型问题三类。

（1）描述型问题：描述服务计划的现状。例如社区15岁及以上人群中，有吸烟习惯及经常饮酒行为的居民比例？或在某社区卫生服务计划实施下，该年度有多少慢病患者因此获益？

（2）比较型问题：根据预先设定的相关标准，将事物的现状与其理想状态（某些情况下可能具有一定的主观性）进行比较。例如干预实施后是否可实现社区居民吸烟率降低2%的目标？

（3）影响型问题：衡量服务计划实施的结果，并探索发生的改变是否与服务计划的实施密切相关。例如通过社区开展健康教育是否可减少15岁及以上男性居民的吸烟率？

3. 评价方案的设计

评价方案设计的基本思路主要遵循比较、对照、随机分组。比较指服务计划实施前后的自身结果的比较，常用于关注服务计划产生的预期影响。对照指纳入未实施某服务计划的地区，将其与已实施该服务计划的地区进行两组变化差异的比较。随机分组的核心在于参与比较的两组应具有均衡性，如果干预组的变化大于对照组，则可表明服务计划的实施产生了效果。随机分组应符合伦理学要求，例如在评价社区戒烟咨询服务计划的实施时，切不可人为将吸烟者划分至对照组（即要求其吸烟而不为其提供戒烟咨询服务）。评价方案的设计主要包括试验（干预）设计、准试验（准干预）设计、非试验（非干预）设计。在选择这三类评价设计方案时，应综合考虑时间、成本、可行性等因素，选取适宜的评价方案设计。

（1）试验（干预）设计：是回答影响型问题的最佳设计方法，也是评价的金标准。典型的实验设计包括随机分组、前后比较、两组对照三个成分。由于社区实际工作中较难进行完全的随机分组，且多数情况下干预的规模较小，因此其代表性往往存在一定的局限。

（2）准试验（准干预）设计：不考虑实验设计中的随机分组成分，但包含两组对照或前后比较的成分。对照组根据干预组的主要特征进行匹配，以尽可能提高对照组与干预组的相似程度。例如评价社区开展的健康教育项目是否对吸烟者产生了影响时，可以在同一城市分别选取实施和未实施该项目的社区，对两组社区的吸烟者进行比较或对照。

（3）非试验（非干预）设计：无上述两类设计的干预成分，主要用于回答描述型和比较型问题。例如缺少对照而仅有前后比较，或缺少基线测量而仅有服务计划实施后的测量，或既没有对照也没有基线测量。

4．测量与评价指标的确定　测量与评价指标是对计划的执行实施进行质量控制的重要工具，可涵盖社区基本状况、社区自然环境、社区居民经济状况、社区人口状况、社区居民慢病患病状况、社区医疗卫生服务指标等，通常因服务计划目标的不同而各异。

（1）指标的选择和确定：可采用专家评议法或现场调查法。前者由专家对指标选择进行评议后予以确定，通常采用事先设计的调查表，向目标专家征求关于备选指标的意见，并收集2~4轮反馈意见，最后将绝大多数专家认可的指标作为入选指标。后者通过现场调查，对备选的指标进行实际测定，再根据实地调研测定结果进行筛选。常用的分析方法包括变异系数法、相关系数法、聚类分析法、主成分分析法、迭代替除分析法等。

（2）指标体系的建立：系统化的指标集合即为指标体系，可用于评价某一特定问题的系列状况。以社区卫生健康服务综合评价的指标体系为例，可由社区经济状况指标体系、社区人口状况指标体系、社区慢病患病状况指标体系、社区居民膳食营养状况指标体系、社区健康促进指标体系等综合构成。指标体系的建立应遵循五个原则。一是客观性原则，即指标体系应能客观评价总体目标，并能反映目标的本质与整体情况。二是独立性原则，即指标体系中同一层次的各项指标应相互独立、互不包含、不互为因果，且指标间无相互矛盾。指标的独立性原则有助于避免指标的重复。三是可测性原则，即可以量化的指标应尽量直接测量获取，难以量化的指标应尽量取得明确的观察结论。四是可比性原则，即指标设计应具有在其他地区的适用性，以提高指标在不同地区之间的可比性。五是可行性原则，即指标评价应便于实施和易于测量。在尽量保证信息准确可靠的基础上，应同时尽可能简化指标体系。

5．资料数据的收集　紧密围绕确定的评价问题，参照评价指标体系，制定适宜的数据收集方法和采集数据。根据数据类型，可分为定量数据和定性数据。前者是采用定量方法测得的数据，可反映不同的强度、水平或大小，且有度量单位；后者是采用定性方法测得的数据，即以事物的特征或性质进行分组，以各组出现的频数作为数据资料。数据采集可采取多种方式；准确、全面、及时的数据是评价结果可信度的基础和保证。

（1）查阅现有数据：如文档资料、文件记录，报告及资料数据库等。

（2）填写调查问卷：如通过结构化或半结构化的问卷形式，由评价人员询问填写，或由被调查对象自行填写等，可收集意见、观点或看法。

（3）面对面访谈：通常适用于获取较为深入的信息，或用于开放式的问题回答。

（4）电话调查：可节约数据收集成本。

（5）小型座谈会：通过小组形式和主持人的引导，收集对某个问题的讨论意见。

（6）观察法：采用预先设计的观察表，对服务计划的实施现场进行观察并记录。

（7）个案研究：针对某典型或具代表性的个案，进行深层次的详细分析，研究其背景、发展进程，以及主要影响因素等。

6．资料与数据分析

（1）定量分析：适用于对定量数据的分析处理，可反映差异程度、服务计划与效果的关系及有无统计学显著意义等。

（2）定性分析：适用于通过半结构化或无结构化方式收集得到的数据的分析处理，如通过无结构化的观察、面谈、书面材料的分析、小型座谈会的资料分析等取得的数据。常用的定性分析技术包括归纳分析、演绎分析、内容分析。归纳分析是对获取的某个主题或重要观点的看法（意见）等定性数据的归纳分析。演绎分析是将定性数据分解为多个部分，分别分析其特征，再进行综合，形成由局部到整体的逻辑认识。内容分析是基于定性研究的量化分析方法，通过概念分析发现定性数据中常出现的关键词或概念，并对出现频率进行统计，进而做出推断；通过关系分析可更进一步分析概念之间的关系、不同概念的组合及其含义等。

7. 评价结果的报告　根据分析结果，撰写评价报告是服务计划评价的最后一个阶段。报告中应紧扣评价问题，使用简洁明了的词句，并在有充分研究依据的基础上提出建议。在报告中应提及采用的评价方法的局限性，以及需慎重解释的数据结果。评价结果报告的基本框架通常包括引言、方法、主要发现、主要结论、建议、附录等部分。报告可通过专题发布会、公开发表等方式进行应用推广。

（1）引言：简要介绍服务计划评价的目的和背景等。

（2）方法：介绍采用的评价方法、主要的评价问题、评价方案、测量指标和分析方法等。

（3）主要发现：介绍数据分析的主要结果。

（4）主要结论：围绕主要评价问题，总结评价得出的关键点。

（5）建议：在相关证据支持的基础上，提出科学合理的建议。

第五节　健 康 管 理

随着我国医药卫生体制改革的深入，基层医疗卫生机构在满足社区居民就医需求的同时，也面临着居民日益增长的身体健康、心理健康及社会适应能力的服务需求带来的迫切挑战。健康管理建立在充分利用社区内外各种资源的基础上，采取健康教育、膳食指导、运动锻炼等各种干预措施，让健康的居民更好地保持健康和预防疾病，让患病的居民尽快恢复健康，节约开支和有效合理利用医疗资源。结合我国国情，以基层医疗卫生机构为平台，将具有慢病相关危险因素的居民群体作为管理对象是很好的切入点。

一、技术理念与特点

（一）理念背景

发达国家历史经验表明，随着人们对健康的需求日益增加，个人医疗开支也在不断增长；缺乏协作统一的医疗卫生与健康服务，无法应对人口老龄化、慢病与残疾带来的治疗负担。这一问题在保险行业的表现尤为明显。行业调查发现，大部分健康人仅用很少的医疗费用，而一小部分人却不合比例地用掉了大部分医疗费用。因此找到那些可能导致高费用的群体，并采取干预措施来减少其医疗费用消耗尤为重要，即通过对保险客户（包括患者以及高危人群）开展系统的健康管理来控制疾病的发生或发展，达到降低实际医疗支出，减少医疗保险赔付损失的目的。在我国，医疗卫生资源长期以来主要集中在医院及专科医疗层面，而占人口绝大多数的非患病群体拥有的卫生健康资源十分有限。在我国大力发展以社区为基础的卫生健康体系背景下，通过全科医生、公共卫生医生、社区护士、心理咨询师、营养师等组成服务团队，以社区居民为管理对象，为居民提供建立个人健康档案和家庭健康档案等服务，跟踪居民健康状况，将疾病扼杀在萌芽之中。目前，我国的健康管理工作较多集中在慢病定向人群（如高血压、糖尿病、脑卒中等）的认知、态度和行为调查，以及初级卫生保健干预的社区效果评价等方面。

（二）健康管理的概念

社区是初级卫生保健的开展基础，也是全科医学理念下的卫生健康服务向社区与人群延伸的天然平台。从社区居民预防和控制疾病的发生与发展、降低医疗卫生费用支出，提高生活质量的卫生健康需求及问题出发，健康管理是以全科医学理念为基础，以健康为中心，将居民视作人这一整体，综合运用预防医学、临床医学、社会医学等各种技术和知识，通过健康信息采集、健康检测、健康评估、个性化监护管理方案、健康干预等手段提供长期连续的服务，持续改善健康的过程和方法。健康管理基于生活方式相关的健康危险因素，以预防为主，摒弃传统的"生病就医"模式，注重对社区居民进行健康教育、纠正不良生活方式、改善营养失衡，提高自我管理意识和水平，促进生活质量和生命质量的提高和改善，最终达到防患于未然的目的。

（三）技术特点

1. 群体化　与传统的疾病管理不同，健康管理体现预防为主的思想，着眼于健康而不仅仅是疾病。通过在社区人群中开展一级预防，有效降低健康和高风险人群的发病率，减轻患病群体的疾病负担和健康损害，缓解有限的医疗卫生资源与居民日益增长的健康需求之间的矛盾。

2. 全程化　健康向疾病的演变是一种长期、连续的过程，因此健康管理包括对社区人群健康进行监测、分析、评估、咨询指导，以及对健康危险因素进行干预等一系列活动，在连续的全过程中做到预防为主，防治结合。

3. 标准化　在健康管理过程中，需要收集标准化的健康信息，建立标准化的健康档案，通过标准化的方法进行分析和健康风险评估，并借助循证医学证据、科学方法等标准规范进行健康指导和干预。

4. 个性化　针对社区居民不同个体，根据其疾病和健康状态、暴露的健康危险因素、遗传背景等情况，提供有针对性的健康指导方案和干预措施。

（四）健康管理的组成部分

健康管理针对个体或群体的卫生健康需求及问题，实施全程化的综合管理，包括监测个体及群体的健康状况、识别和控制健康危险因素、开展个性化的健康教育、健康指导和干预等，有效衔接社区卫生健康服务的各个环节。健康管理框架主要由健康监测、健康风险评估、健康干预三个部分构成。

1. 健康监测　为社区居民建立标准化的健康档案。通过定期健康体检、健康咨询、健康调查、跟踪随访等方式，对社区居民群体及个体的健康状态进行动态监测，收集与健康和疾病相关的信息。

2. 健康风险评估　是健康管理的核心，对健康监测收集到的健康和疾病相关信息进行整理，综合分析健康危险因素，利用风险评价模型等数理统计学方法，分析和判断社区居民的健康状态、患病危险程度及其危险因素，为健康干预提供科学依据。

3. 健康干预　在健康监测和健康风险评估的基础上，针对社区居民的卫生健康需求与疾病风险状态，从危险因素角度出发，制定个性化的健康指导方案。采取预防干预和临床干预等技术手段，防止或延缓疾病的发生与发展，达到疾病控制和健康促进的目的。

二、策略与实施

（一）健康管理的策略

在社区健康管理中，针对社区居民的卫生健康需求及问题，通过协调运用下述多种健康管理策略，为社区居民提供更为全面的初级卫生保健。

1. 生活方式管理　又称为非药物健康管理，主要关注社区居民的生活方式、行为带来的健康风险，以及这些风险如何影响居民对社区卫生健康的需求。生活方式管理主要针对社区居民的不良生活方式（如吸烟、酗酒、不合理膳食等健康危险因素），或针对可能影响社区居民个体或群体健康状况并引发身心疾病的健康危险因素，借助行为及心理技术手段进行初级卫生保健干预。对我国居民来说，膳食、体力活动、吸烟、饮酒、心理与精神压力是社区生活方式管理的重点。

2. 服务需求管理　针对社区居民的自我保健服务和基层首诊服务需求等，帮助社区居民更好地利用初级卫生保健开展健康管理。如借助自助决策支持系统和行为支持，社区居民可以更合理地利用基层卫生服务，并控制医疗卫生成本和健康消费的支出。

3. 疾患管理　着眼于社区常见的疾病，为居民患者提供相关的医疗保健服务。疾患管理并不以单个病例或单次就诊事件为中心，而是关注个体或群体连续性的健康状况与生活质量，其目标是建立一个协调医疗保健干预和与患者沟通的系统，强调患者自我保健的重要性，如高血压、2型糖尿病、血脂异常等慢病管理。

4. 药物管理　借助药物手段开展健康管理，达到防止病情进一步发展、降低不良事件发生风险的目的。药物干预下的健康管理既可以是针对患者群体的治疗管理，也可以是针对特殊群体的预防管理，例如采用小剂量他汀类药物对社区心脑血管高风险人群进行健康管理，以降低不良心血管事件的发生风险。

5. 灾难性病伤管理　针对癌症等灾难性病伤，或相对少见但造成的医疗卫生花费巨大的健康问题，为社区患者及家庭提供各种高度专业化的医疗卫生服务，并最大程度帮助患者进行自我健康管理。

6. 康复管理　综合运用医学、社会、教育、职业等方面的措施，对残疾者进行训练和再训练，尽量减少因残疾造成的劳动力和生活能力下降，消除或减轻身心和社会功能障碍，促进患者的整体恢复，从而重返社会。

（二）健康管理的基本流程

健康管理的实施通常包括三个步骤，首先是收集社区居民的个人健康信息（发现健康问题），其次是进行健康风险评估（分析和认识健康问题），最后是健康风险干预（解决健康问题）。

1. 健康体检　是健康管理的常见形式，体检项目内容通常根据年龄、性别、职业、健康需求等进行调整设计，体现"早发现、早诊断、早干预、早治疗"的原则。

2. 健康评估　通过分析社区居民个人健康史、家族史、生活方式、精神心理压力等资料，采用风险评估手段，对健康状态和健康风险进行综合分析。

3. 健康咨询　为社区居民解释健康信息、健康评估结果及危险因素对健康的影响。

4. 健康干预　根据社区居民的卫生健康需求，提供个性化的健康改善、健康提示等服务，制定健康管理计划和跟踪随访计划等。

5. 专项管理　根据社区居民的健康状态实施有针对性的管理项目。对已患病的人群，提供针对特定疾病的服务，如糖尿病管理、心脑血管疾病及其危险因素管理等防止病情进展。对尚未患病或尚未出现病症的健康人群，提供个人健康教育、生活方式改善、疾病高风险人群教育等服务，达到控制疾病危险因素、促进健康的目的。

（三）健康管理的意义

健康管理提供的完善、周密、人性化的服务，不仅体现了初级卫生保健的概念，也体现了与社区层面日常工作相结合的科学方法。社区健康管理针对不同人群和不同危险因素，有助于降低疾病风险、控制疾病进展以及减少医疗费用。对于慢病而言，一级预防能带来更为显著的效果。以心脑血管疾病这一社区常见健康问题为例，国内外研究证实其发生和发展与遗传背景、个体敏感性、性别、年龄、高血压、脂代谢异常、糖尿病、生活方式、神经行为等诸多因素有关。除年龄、性别、家族史之外，绝大多数危险因素均可通过健康管理进行干预。例如，对心脑血管疾病开展健康管理，有助于推迟心脑血管疾病的发病时间和降低发病率。在社区层面，可遵循健康管理的组成部分与基本流程，根据社区居民群体的不同健康状况及特点，如健康危险因素的个数、慢病风险的高低、医疗卫生服务利用水平等标准，进行分层和分类，以不同慢病群体为研究对象，开展有针对性的健康管理研究。

第五章
社区常见慢病及防治要点

高血压、糖尿病、血脂异常等是社区人群的常见慢病，患病率呈逐年上升趋势，现已成为我国居民疾病谱中的主要病种[144-148]。这类慢病也是心血管病的重要危险因素，其脑卒中、心肌梗死、心力衰竭及慢性肾脏病等主要合并症致残率、致死率高，已成为我国最重要的公共卫生与健康问题之一[149-158]。吸烟、过量饮酒、过多油脂及精盐摄入、缺乏规律锻炼与体力活动、久坐或以车代步、生活节奏加快等均可导致慢病及其风险增加。我国慢病防治中长期规划将高血压管理、糖尿病管理、35岁以上居民年度血脂检测等纳入规划目标；在社区层面，对超重肥胖、血压升高、血糖升高、血脂异常等慢病高风险人群的患病风险评估和干预指导，是实施早诊早治、降低高危人群发病风险的重要举措。国家基本公共卫生服务项目和家庭医生签约制度等，推动了社区常见慢病患者的基层首诊与防治管理[159]。近年来，多重慢病（multimorbidity）的概念逐渐兴起，并迅速成为国内外的研究热点。建立健全完善的以全科医学理念为基石的初级卫生保健体系，基于多学科团队开展社区健康管理的立体干预、科技转化、社区实践，有助于预防和控制慢病，降低医疗费用及提高生活质量。

第一节　高　血　压

高血压（hypertension）是一类以体循环动脉压升高为特征的临床综合征（收缩压≥140 mmHg和/或舒张压≥90 mmHg）。高血压是最常见的慢病之一，也是心脑血管病最主要的危险因素；其脑卒中、心肌梗死、心力衰竭及慢性肾脏病等主要合并症致残率、致死率高。高血压可分为原发性高血压和继发性高血压。前者是一种以不明原因血压升高为特征的独立疾病，占全部高血压的95%以上；后者的血压升高是某些疾病的部分临床表现，其中肾脏疾病约占70%以上。

一、流行病学

（一）总体情况

《中国高血压防治指南（2018年修订版）》数据显示，2012—2015年我国18岁及以上居民高血压患病粗率为27.9%，与前五次全国范围的高血压抽样调查相比，患病率总体呈增高趋势。根据国内不同队列研究的数据推算，我国40岁以上人群高血压的年发病率约为3%，每年新发患者至少1 800万。从总体看，我国高血压患者的知晓率、治疗率、控制率较低，分别为51.6%、45.8%、16.8%。

（二）分组别情况

在不同年龄段上，我国人群高血压的患病率随年龄增加而显著增高。在不同地理位置上，我国从南方到北方，高血压患病率呈现递增的特点。在不同地区上，农村地区居民的高血压患病率增长速度较城市地区快；2012—2015年全国数据显示农村地区的患病率（粗率28.8%、标化率23.4%）超过了城市地区（粗率26.9%、标化率23.1%）。在不同民族上，藏族、满族和蒙古族高血压的患病率较汉族人群高，而回族、苗族、壮族、布依族高血压的患病率均低于汉族人群。在高血压的知晓率、治疗率、控制率方面，女性患者高于男性患者，南方地区高于北方地区；城市地区高血压治疗率显著高于农村地区。在不同民族上，少数民族居民的高血压治疗率和控制率低于汉族。

二、诊断与临床表现

（一）血压测量

血压测量是评估血压水平、进行高血压诊断、观察降压疗效等的根本手段和技术方法。在社区高血压防治工作中，主要采用诊室血压测量和诊室外血压测量；后者包括动态血压监测和家庭自测血压。

1. 测量方式　诊室血压测量是目前基层医疗卫生机构为患者诊断高血压、进行血压水平分级、观察降压疗效的常用方法。诊室外血压测量，可用于诊断白大衣高血压及隐蔽性高血压，辅助难治性高血压的诊治。动态血压监测可用于评估24 h血压昼夜节律，作为辅助诊断及调整药物治疗的依据。家庭自测血压作为患者自我管理的主要手段，可用于辅助诊断和辅助调整治疗方案。

2. 测量仪器　应选择经过认证的上臂式医用电子血压计，或符合标准的台式水银柱血压计进行测量，并应定期校准。袖带的大小应适合患者上臂臂围，袖带气囊至少覆盖80%上臂周径，常规袖带长22～26 cm，宽12 cm，上臂臂围大者应换用大规格气囊袖带。

3. 测量方法　规范测量的三个主要原则包括安静放松、位置规范、读数精准。在首诊时应测量两上臂血压，以血压读数较高的一侧作为测量的上臂。测量血压时，应相隔1～2 min重复测量，取2次读数的平均值记录。如果收缩压或舒张压的2次读数相差超过5 mmHg，应再次测量，并取3次读数的平均值记录。

（1）安静放松：去除可能造成影响的因素，如在测量前30 min内禁止吸烟、饮用咖啡或茶等，排空膀胱，且安静休息至少5 min。在测量时取坐立位，双脚平放于地面，放松身体且保持不动姿势，不说话。

（2）位置规范：上臂袖带中心与心脏应处于同一水平线上；袖带下缘应在肘窝上2.5 cm（约两横指），松紧合适，以可插入1～2指为宜。在使用台式水银柱血压计进行测量时，听诊器胸件置于肱动脉搏动最明显处，勿绑缚于袖带内。

（3）读数精准：使用电子血压计时可直接读取记录所显示的收缩压和舒张压数值。使用水银柱血压计时，放气过程中听到的第1音和消失音（或明显减弱的变调音）分别为收缩压和舒张压；眼睛应平视水银柱液面，读取水银柱凸面顶端对应的偶数刻度值，即以0、2、4、6、8结尾。

（二）诊断

在未使用降压药物的情况下，非同日3次测量诊室血压，收缩压≥140 mmHg和/或舒张压≥90 mmHg，定义为高血压。收缩压≥140 mmHg且舒张压＜90 mmHg为单纯收缩期高血压。患者既往有高血压史，目前正在使用降压药物，亦诊断为高血压。根据血压升高水平，可进一步将高血压分为1级高血压，即收缩压140～159 mmHg和/或舒张压90～99 mmHg；2级高血压，即收缩压160～179 mmHg和/或舒张压100～109 mmHg；3级高血压，即收缩压≥180 mmHg和/或舒张压≥110 mmHg。

（三）临床表现

高血压的起病隐匿，且病情发展缓慢，通常在体检中可被发现。在发病早期，血压常发生波动，受精神情绪和生活变化的影响较为明显。持续的血压升高可导致头痛、头晕和颈痛等，并导致精神情绪的改变、睡眠障碍、耳鸣、日常生活能力下降，例如生活懒散、容易疲劳、厌倦外出、体育活动减少等。临床上也有部分高血压患者起病急、进展快，表现为高血压脑病、高血压危象等。

（四）慢性并发症

通常情况下，高血压在最初几年或更长时间内，较少出现明显的临床症状；但血压的持续升高可使全身动脉长期处于紧张和高负荷的状态，导致小动脉硬化和脑、心、肾等器官损害。

1. 脑损害　高血压病变的主要并发症之一是脑血管病变。血压长期处于升高状态可形成小动脉的微动脉瘤，当血压突然升高时可引起破裂甚至脑出血。高血压还可促进脑动脉粥样硬化的发生，可引起脑血栓形成和短暂性脑缺血发作。血压极度升高时还可能发生高血压脑病，表现为严重的头痛、恶心、呕吐和不同程度的意识障碍，血压下降后可恢复。

2. 心脏损害　血压长期处于升高状态可增加左心室的负担。由于代偿性因素，左心室逐渐肥厚和扩张，从而形成高血压性心脏病。高血压性心脏病的临床症状多出现于高血压发病后的数年甚至更长时间之后。由于高血压可促进动脉粥样硬化，部分患者可因合并冠状动脉粥样硬化性心脏病，出现心绞痛和心肌梗死的表现。

3. 肾脏损害　血压长期处于升高状态可导致进行性肾硬化，并加速肾动脉硬化的发生，可出现蛋白尿及肾功能损害。

4. 眼底损害　血压长期处于升高状态可致眼底动脉硬化，严重时可发生眼底出血和视盘水肿等并发症。

5. 周围血管损害　严重的高血压会导致主动脉夹层甚至破裂，通常可致命。

三、危险因素

高血压的危险因素包括遗传因素、年龄、不良生活方式等多方面。人群中普遍存在危险因素的聚集，随着高血压危险因素聚集的数目和严重程度的增加，血压水平呈现升高的趋势，进而导致高血压患病风险的增大。

（一）高钠、低钾膳食

中国人群普遍对钠敏感，高钠、低钾膳食是我国人群重要的高血压危险因素。2012年我国18岁及以上居民的平均膳食盐摄入量，与推荐的盐摄入量水平相比高出75%，而尿钠排泄量水平与血压水平具有显著关联。

（二）超重和肥胖

超重和肥胖是高血压的重要危险因素。近年来我国人群的超重和肥胖比例明显增加，随着体重指数（BMI）的增加，高血压发病风险随之显著增加。内脏脂肪指数的增加与高血压患病风险的增加呈显著的正相关，且内脏型肥胖可导致糖、脂代谢异常。

（三）过量饮酒

过量饮酒包括危险饮酒（酒精摄入量，男性41～60 g，女性21～40 g）和有害饮酒（酒精摄入量，男性60 g以上，女性40 g以上）。酒精摄入量的限制与血压下降显著相关。目前认为，即使对少量饮酒的人而言，减少酒精摄入量也能够改善心血管健康，减少心血管疾病的发病风险。

（四）长期精神紧张

精神压力增加的主要原因包括过度工作和生活压力，以及病态心理，包括抑郁症、焦虑症、A型性格、社会孤立和缺乏社会支持等。长期精神紧张，如焦虑、担忧、心理压力紧张、愤怒、恐慌或恐惧等，可激活交感神经从而使血压水平升高。

（五）其他危险因素

年龄、高血压家族史、缺乏体力活动，以及患有其他慢病，如糖尿病、血脂异常等，也是高血压的危险因素。在环境因素方面，暴露于PM2.5、PM10、SO_2和O_3等污染物均伴随高血压的发生风险和心血管疾病的死亡率显著增加。

四、预防与治疗

（一）综合控制目标

高血压治疗的三大原则分别为达标、平稳、综合管理。高血压治疗的根本目标是降低发生心脑肾及血管并发症和死亡的总危险，降压治疗的获益主要来自血压降低本身。

1. 达标　高血压患者的降压目标为收缩压<140 mmHg且舒张压<90 mmHg。对年龄在80岁及以上者且未合并糖尿病或慢性肾脏疾病的患者，降压目标为收缩压<150 mmHg且舒张压<90 mmHg。

2. 平稳　应告知高血压患者长期坚持生活方式干预，以保持血压长期平稳。对服用药物进行治疗的高血压患者，长效制剂有利于每日血压的平稳控制，对减少心血管并发症有益。

3. 综合管理　对高血压患者应进行综合干预管理，如在选择降压药物时应综合考虑其伴随的合并症情况。对于心血管疾病患者及具有某些危险因素的高血压患者，应考虑给予抗血小板及调脂治疗，以降低心血管疾病再发及死亡风险。

（二）生活方式干预

生活方式干预可以降低血压、预防或延迟高血压的发生、降低心血管病风险。干预包括提倡健康生活方式，消除不利于身体和心理健康的行为和习惯，如"限盐减重多运动，戒烟限酒心态平"（表5-1）。应立即开始并长期坚持生活方式干预，连续贯穿高血压治疗全过程。应根据患者具体情况，与患者共同讨论需要改善的生活方式并制定最终目标，且在每次随访时应根据改善情况调整近期的具体目标，并持续跟踪与督促。

表5-1　高血压的生活方式干预内容与目标[155]

干预内容	干预目标
减轻体重	• BMI<24 kg/m^2
	• 腰围，男性<90 cm，女性<85 cm
规律运动	• 每周5~7次中等强度运动，且每次持续30 min
减少摄入钠盐	• 每日食盐摄入量≤6 g
戒烟	• 科学戒烟，避免被动吸烟
限制饮酒	• 白酒，男性<50 mL，女性<25 mL
	• 葡萄酒，男性<100 mL，女性<50 mL
	• 啤酒，男性<250 mL，女性<125 mL
心理平衡	• 减轻精神压力
	• 保持愉悦心情

（三）药物治疗

降压药物的使用需考虑剂量、药物使用方式、成本及效益等。在起始剂量方面，一般高血压患者通常应采用常规剂量；老年人初始治疗时通常应采用较小的有效治疗剂量，根据需要可考虑逐渐增加至足剂量。优先使用长效降压药物，有效控制24 h血压可更有效预防心脑血管并发症的发生。血压≥160/100 mmHg，或高于目标血压20/10 mmHg，或单药治疗未达标的高血压患者，应进行联合降压治疗。在降压药物的选择时，应根据患者合并症的不同、药物疗效、耐受性和不良反应、患者个人意愿或长期承受能力等；同时应从药物经济学角度考虑成本与效益。

1. 血管紧张素转化酶抑制剂（angiotensin-converting-enzyme inhibitors，ACEI）和血管紧张素受体拮抗剂（angiotensin receptor blockers，ARB）ACEI作用机制是抑制血管紧张素转换酶，阻断肾素血管紧张素Ⅱ的生成，抑制激肽酶的降解而发挥降压作用。限盐或加用利尿剂可增加ACEI的降压效应。尤其适用于伴慢性心力衰竭、心肌梗死后心功能不全、心房颤动预防、糖尿病肾病、非糖尿病肾病、代谢综合征、蛋白尿或微量白蛋白尿患者。ACEI降压作用明确，对糖脂代谢无不良影响，但易引起干咳。ARB作用机制是阻断血管紧张素Ⅱ 1型受体而发挥降压作用。ARB尤其适用于伴左心室肥厚、心力衰竭、糖尿病肾病、冠心病、代谢综合征、微量白蛋白尿或蛋白尿患者以及不能耐受ACEI的患者，并可预防心房颤动。ACEI和ARB类药物长期应用可能导致血钾升高，应定期监测血钾和血肌酐水平的变化。禁忌证为双侧肾动脉狭窄、高钾血症、妊娠或计划妊娠患者。

2. β受体阻滞剂（β-blockers） β受体阻滞剂主要通过抑制过度激活的交感神经活性、抑制心肌收缩力、减慢心率发挥降压作用。β受体阻滞剂尤其适用于伴快速性心律失常、冠心病、慢性心力衰竭、交感神经活性增高以及高动力状态的高血压患者。常见不良反应包括疲乏、肢体冷感、激动不安、胃肠不适等；大剂量β受体阻滞剂可能影响糖、脂代谢。二度至三度房室传导阻滞、哮喘患者禁用；慢性阻塞型肺病、运动员、周围血管病或糖耐量异常者慎用。

3. 钙通道阻滞剂（calcium channel blockers，CCB） CCB主要通过阻断血管平滑肌细胞上的钙离子通道发挥扩张血管、降低血压的作用。以二氢吡啶类CCB为基础的降压治疗方案可显著降低我国高血压患者的脑卒中风险。二氢吡啶类CCB可与其他药物联合应用，适用于老年高血压、单纯收缩期高血压伴稳定型心绞痛、冠状动脉或颈动脉粥样硬化及周围血管病患者。常见不良反应包括反射性交感神经激活导致心跳加快、面部潮红、脚踝部水肿、牙龈增生等。心动过速与心力衰竭患者慎用。非二氢吡啶类CCB也可用于降压治疗，常见不良反应包括抑制心脏收缩功能和传导功能，二度至三度房室阻滞，心力衰竭患者禁忌使用。使用非二氢吡啶类CCB前应详细询问病史，进行心电图检查，用药2～6周内复查。

4. 利尿剂（diuretics） 利尿剂主要通过利钠排尿、降低容量负荷而发挥降压作用。用于控制血压的利尿剂主要是噻嗪类利尿剂。利尿剂尤其适用于老年人、单纯收缩期高血压及合并心力衰竭的患者，也是难治性高血压的基础药物之一。利尿剂不良反应与剂量密切相关，故通常应采用小剂量。噻嗪类利尿剂可引起低血钾，长期使用者应定期监测血钾，并适量补钾，痛风者禁用。高尿酸血症以及明显肾功能不全者慎用。

五、教育与随访管理

（一）健康教育

1. 正常人群 健康教育内容可包括高血压的定义、高血压的危害、健康生活方式、血压的定期监测、高血压的预防等。

2. 高风险人群　健康教育内容可包括高血压的定义、高血压的危害、健康生活方式、血压的定期监测、高血压的危险因素、有针对性的行为纠正和生活方式指导等。

3. 已确诊的高血压患者　除了上述健康教育内容外，还包括高血压危险因素的综合管理、非药物治疗与长期随访的重要性、坚持终身治疗的必要性、高血压药物的疗效和不良反应、高血压自我管理的技能等。

（二）自我管理

1. 改善依从性　社区医务人员应利用自身的知识、技能、资源，结合患者的偏好，帮助患者增强防治高血压的主动性，提高降压药物治疗的依从性。

2. 患者自我管理小组　与居委会或村委会合作，开展高血压患者的教育。

3. 家庭血压测量　指导患者开展家庭自我测量血压，有条件者可使用经国际标准认证合格的上臂式自动血压计自测血压。指导患者掌握血压测量技术和规范操作，如实记录的血压测量结果可为健康管理随访提供参考依据。

（三）随访管理

随访的主要内容包括血压水平、治疗处理措施、靶器官损害、临床疾患、用药情况及不良反应等，同时应关注心率、血糖、血脂、肾功能等危险因素。根据基层医疗卫生机构的条件和资源情况，在高血压患者的社区长期随访中，可根据患者存在的危险因素、靶器官损害及伴随的临床疾病，分为一级管理和二级管理，开展不同随访频率的健康管理（表5-2）。每年应进行血压与危险因素的年度评估，并测量体重、腰围，以及进行必要的辅助检查，如血常规、尿常规、生化（肌酐、尿酸、谷丙转氨酶、血钾、血糖、血脂）、心电图。有条件的情况下可开展动态血压监测、超声心动图、颈动脉超声、尿白蛋白/肌酐、X线胸片、眼底检查等。

表5-2　社区高血压随访管理[154]

管理分类	随访管理
一级管理	・　管理对象：血压已达标患者
	・　非药物治疗：长期坚持
	・　随访频率：通常每3个月开展1次
	・　药物治疗：维持药物治疗，保持血压达标
二级管理	・　管理对象：血压未达标患者
	・　非药物治疗：强化生活方式干预并长期坚持
	・　随访频率：通常每2～4周开展1次
	・　药物治疗：根据指南推荐，调整治疗方案

（四）转诊

需转诊的高血压患者主要包括起病急、症状重、怀疑继发性高血压，以及多种药物无法控制的难治性高血压患者。社区医务人员在患者转诊后的2周内应主动随访，了解患者的诊断或治疗效果。血压达标的患者可恢复常规随访，并预约下次随访时间；如未能达标，建议仍接受专科治疗。

1. 初诊转诊　多次测量血压水平达三级（收缩压/舒张压≥180/110 mmHg）需进一步评估治疗者；合并靶器官损害需要进一步评估治疗者；高血压急症者；怀疑继发性高血压者；妊娠和哺乳期妇女；发病年龄<30岁；双上肢收缩压差异>20 mmHg；因诊断需要到医院（专科）进一步检查者。

2. 随访转诊　至少三种降压药物足量使用但血压仍未达标者；血压明显波动且难以控制者；怀疑与降压药物相关且难以处理的不良反应；随访过程中发现严重临床疾病或心、脑、肾损害而难以处理。

第二节　糖　尿　病

糖尿病（diabetes mellitus）是以血糖升高为特征的一组代谢性疾病。由于各种原因引起的胰岛素分泌绝对和/或相对不足，以及不同程度的胰岛素抵抗（靶组织细胞对胰岛素敏感性降低），均可导致糖尿病的发生。糖尿病在临床上可分为1型糖尿病、2型糖尿病、妊娠期糖尿病、特殊类型糖尿病。1型糖尿病的病因和发病机制尚不清楚，其显著的病理生理学特征是胰岛β细胞数量显著减少和消失，导致胰岛素分泌的显著下降或缺失。2型糖尿病的病因和发病机制目前亦不明确，主要的病理生理学特征为胰岛素调控葡萄糖代谢能力的下降（胰岛素抵抗）伴随胰岛β细胞功能缺陷所导致的胰岛素分泌减少（或相对减少），导致胰岛素在机体内调控葡萄糖代谢的能力下降。妊娠糖尿病是指在妊娠期间被诊断的糖尿病，不包括妊娠前已经被诊断的糖尿病。特殊类型糖尿病是在环境因素、遗传因素或两者间的相互作用等方面，病因学相对明确的高血糖状态。我国糖尿病患者以2型糖尿病为主，其与环境、生活方式的关系非常密切[156-158]。严格控制血糖、血脂、血压和抗凝等多种危险因素，可显著降低糖尿病患者发生并发症的危险性；对早期糖尿病肾病、视网膜病变和糖尿病足的患者采取干预措施，可以显著降低其致残率和病死率，有效降低疾病负担。

一、流行病学

（一）患病率

1. 总体患病率　自1980年开展全国14省市糖尿病流行病学调查以来，我国糖尿病患病率呈上升趋势。2013年我国慢病及其危险因素监测显示，以口服葡萄糖耐量试验（oral glucose tolerance test，OGTT）作为筛选方法，我国18岁及以上人群的糖尿病患病率为10.4%。

2. 分组别患病率　男性患病率（11.1%）略高于女性（9.6%）；不同民族间的糖尿病患病率存在较大差异，满族（15.0%）、汉族（14.7%）较高，藏族（4.3%）较低；在不同经济水平层面，经济发达地区的糖尿病患病率明显高于不发达地区，城市高于农村。

（二）检出率、知晓率和控制率

2013年我国慢病及其危险因素监测报告指出，全国糖尿病知晓率、治疗率和控制率分别为38.6%、35.6%和33.0%，整体水平均较低。

二、诊断与临床表现

（一）诊断

糖尿病的临床诊断以静脉血浆血糖为依据，毛细血管血糖值仅作为参考。我国糖尿病的诊断标准为：①具有典型糖尿病症状（烦渴多饮、多尿、多食、不明原因的体重下降）且随机静脉血浆葡萄糖≥11.1 mmol/L；②空腹静脉血浆葡萄糖≥7.0 mmol/L；③口服葡萄糖耐量试验（OGTT）2 h血浆葡萄糖≥11.1 mmol/L。

（二）临床表现

糖尿病的典型临床表现为"三多一少"，即多尿、多饮、多食及体重下降。血糖升高后引起渗透性利尿而出现多尿，导致口渴；患者体内的葡萄糖未被充分利用，脂肪分解多，蛋白质代谢出现负平衡，患者逐渐消瘦且体重下降，且往往容易饥饿、进食增多。1型糖尿病发病快、病情重、临床症状较为明显。大多数2型糖尿病起病缓慢，病情较轻，临床表现不明显；多数时候因并发症或伴随症状才进行就诊，甚至健康体检时才发现血糖异常。

（三）慢性并发症

1. 大血管并发症　通常包括冠心病、脑血管疾病、下肢动脉病变、糖尿病足等。糖尿病足是糖尿病患者因下肢远端神经异常和不同程度的血管病变导致的足部感染、溃疡和/或深层组织破坏，是糖尿病最严重和治疗费用最高的慢性并发症之一，重者可以导致截肢和死亡。应对所有的糖尿病患者的足部进行定期检查，包括足有否畸形、胼胝、溃疡、皮肤颜色变化；足背动脉和胫后动脉搏动、皮肤温度以及有无感觉异常等。通常采用Wagner分级和Texas分级对糖尿病足进行临床上的分级评估。

2. 微血管并发症　微血管病变主要包括糖尿病肾病和糖尿病视网膜病变。糖尿病肾脏病变是由于肾小球系和基底增厚，早期肾小球滤过率和血流量增加，以后即逐渐下降并出现间断性蛋白尿，发展为持续性蛋白尿、低蛋白血症、浮肿、氮质血症和肾功能衰竭。糖尿病肾病的危险因素包括年龄、病程、血压、肥胖（尤其是腹型肥胖）、血脂、尿酸、环境污染物等。糖尿病性视网膜病变表现为微血管瘤、出血、渗出、视网膜剥脱和玻璃体积血等，是处于工作年龄人群第一位的不可逆性致盲性疾病。除了糖尿病病程、高血糖、高血压、血脂紊乱等糖尿病视网膜病变的常见危险因素以外，缺乏及时的眼底筛查、吸烟、青春期发育和亚临床甲状腺功能减退也是糖尿病视网膜病变的重要危险因素。

3. 神经病变　糖尿病神经病变可累及中枢神经及周围神经，且以后者多见；病程达10年以上的患者，易出现明显的神经病变临床表现。糖尿病中枢神经病变是指大脑、小脑、脑干、脊髓1级运动神经元及其神经纤维的损伤，另外还包括在脊髓内上行的感觉神经纤维的损伤。糖尿病周围神经病变是指周围神经功能障碍，包含脊神经、颅神经及自主神经病变，其中以远端对称性多发性神经病变最具代表性。

4. 其他并发症　通常可包括骨质疏松、白内障、胃轻瘫、膀胱病变等。

三、危险因素

2型糖尿病的致病因素可分为遗传因素、环境因素及行为因素，常见的主要危险因素包括糖尿病家族史、肥胖、缺乏身体活动、不合理膳食等。遗传因素决定了个体对糖尿病的易感性，环境和行为因素则是诱发糖尿病发生的外部原因。

（一）遗传因素

目前认为1型糖尿病的病因是在遗传易感性的基础上，外界环境因素引发机体自身免疫功能紊乱，导致胰岛 β 细胞的损伤和破坏，引起胰岛素分泌绝对不足。2型糖尿病也有明显的家族和种族聚集现象，一级亲属糖尿病的患病率比非家族性糖尿病高3~10倍。

（二）老龄化

我国60岁以上老年人的比例逐年增加，从10%（2000年）已上升至13%（2006年）；在2008年、2013年的调查中，60岁以上的老年人糖尿病患病率均在20%以上，远高于20~30岁人群的糖尿病患病率。

（三）种族易感性

2型糖尿病的遗传易感性存在着种族差异。与高加索人比较，在调整性别、年龄和BMI后，亚裔人群患糖尿病的风险可增加60%。在发达国家及地区居住的华人，其糖尿病患病率显著高于高加索人。

（四）环境和行为因素

1. 肥胖　肥胖与2型糖尿病的发病以及心血管病变发生的风险增加显著相关。脂肪细胞能通过释放游离脂肪酸降低周围组织对葡萄糖的摄取，肥胖相关细胞凋亡可能是胰岛素不敏感的最初表现。

2. 不合理膳食　随着经济的发展，饮食结构从传统的以植物性食物为主向动物性食物为主转变的过程，以及对高脂肪、高热量食物的偏好，导致体重增加、超重、肥胖的发生率增加。作为我国饮食基础的精制大米和改良水稻也有较高的血糖生成指数。

3. 血脂异常及高血压　2型糖尿病患者常合并代谢综合征的一个或者多个组分的临床表现，如高血压、血脂异常、肥胖症等，这些危险因素在代谢上存在相互关联，增加了发生2型糖尿病的风险。

4. 缺乏身体活动　缺乏身体活动可增加肥胖、血脂异常、高血压等的发生风险，与糖尿病的发生也有密切关系。

5. 精神压力　生活节奏的加快、社会心理压力增大、抑郁、睡眠时间不足等，也与糖尿病的发生有关。

四、2型糖尿病的高风险人群

（一）高风险人群定义

具有一个及以上的糖尿病危险因素者，即视为2型糖尿病的高风险人群。常见的危险因素包括：①年龄在40岁或以上；②有糖尿病前期史，如空腹血糖受损（IGT）或糖耐量异常（IFG）；③超重（BMI≥24 kg/m²）或肥胖（BMI≥28 kg/m²），和/或向心性肥胖（男性腰围≥90 cm，女性腰围≥85 cm）；④静坐生活方式；⑤一级亲属中有2型糖尿病家族史；⑥有妊娠期糖尿病史；⑦高血压（收缩压≥140 mmHg和/或舒张压≥90 mmHg），或正在接受降压治疗；⑧血脂异常，即高密度脂蛋白胆固醇（HDL-C）≤0.91 mmol/L和/或甘油三酯（TG）≥2.22 mmol/L，或正在接受调脂治疗；⑨动脉粥样硬化性心血管疾病（atherosclerotic cardiovascular disease，ASCVD）；⑩有一过性类固醇糖尿病病史者，或多囊卵巢综合征（polycystic ovary syndrome，PCOS）患者，或伴有与胰岛素抵抗相关的临床状态，或长期接受抗精神病药物和/或抗抑郁药物治疗和他汀类药物治疗者。

（二）高风险人群筛查

糖尿病高风险人群可通过居民健康档案、基本公共卫生服务、社区体检或疾病诊疗时的机会性筛查等渠道予以筛查发现。针对高风险人群进行糖尿病筛查，有助于早期发现糖尿病。对于具有至少一项危险因素的高风险人群，应进一步进行空腹血糖或任意点血糖筛查。空腹血糖筛查是简单易行的方法，宜作为常规的筛查方法。如果空腹血糖≥6.1 mmol/L或任意点血糖≥7.8 mmol/L时，建议行口服葡萄糖耐量试验（OGTT）。同时，也可采用中国人群糖尿病风险评分表，对20～74岁普通人群进行糖尿病风险评估，该评分表的总分范围为0～51分，总分≥25分者应进行OGTT。

五、预防与治疗

（一）综合控制目标

1. 综合管理　糖尿病的治疗应遵循综合管理的原则，包括控制高血糖、高血压、血脂异常、超重肥胖、高凝状态等心血管多重危险因素，在生活方式干预的基础上进行必要的药物治疗，提高糖尿病患者的生存质量和延长预期寿命。对社区2型糖尿病患者综合控制目标的制定，应以个体化为首要原则，根据患者的年龄、病程、预期寿命、并发症或合并症病情严重程度等进行综合考虑。任一控制指标的改善均可对患者有益，有助于降低相关危险因素引发并发症的风险（表5-3）。

2. 糖化血红蛋白　糖化血红蛋白（glycated haemoglobin，HbA1c）是反映长期血糖控制水平的主要指标之一。对大多数非妊娠成年2型糖尿病患者而言，合理的HbA1c控制目标为<7%。在无低血糖或其他不良反应的前提下，更严格的HbA1c控制目标适合于病程较短、预期寿命较长、无并发症、未合并心血管疾病的2型糖尿病患者。相对宽松的HbA1c目标可能更适合于有严重低血糖史、预期寿命较短、有显著的微血管或大血管并发症，或有严重合并症、糖尿病病程长，以及尽管进行了糖尿病自我管理教育、适当的血糖监测、接受有效剂量的多种降糖药物包括胰岛素治疗，但仍很难达到常规治疗目标的患者。应避免因过度放宽控制标准而出现急性高血糖症状或与其相关的糖尿病并发症。糖尿病合并高血压的情况在临床上较为常见。较年轻和病程较短的患者，可能不需要过多治疗就可实现将血压降至130/80 mmHg以下。老年患者血压目标值可适当放宽至150/90 mmHg。

表5-3　我国2型糖尿病综合控制目标[156]

指标	目标值
血糖（毛细血管血糖）	· 空腹血糖：4.4～7.0 mmol/L
	· 非空腹血糖：<10.0 mmol/L
糖化血红蛋白	· <7.0 %
血压	· <130/80 mmHg
总胆固醇	· <4.5 mmol/L
高密度脂蛋白胆固醇	· 男性>1.0 mmol/L
	· 女性>1.3 mmol/L
甘油三酯	· <1.7 mmol/L
低密度脂蛋白胆固醇	· 未合并动脉粥样硬化性心血管疾病<2.6 mmol/L
	· 合并动脉粥样硬化性心血管疾病<1.8 mmol/L
体重指数	· <24.0 kg/m²

（二）生活方式干预

生活方式干预是2型糖尿病的基础治疗措施，应贯穿于糖尿病治疗的始终。在对糖尿病高风险人群进行糖尿病预防知识教育的同时，应提倡积极健康的生活方式，包括合理膳食、控制体重、适量运动、限盐、控烟、限酒、心理平衡等。糖尿病前期患者应通过饮食控制和运动以降低糖尿病的发生风险，定期随访和给予社会心理支持，确保患者的生活方式改变能够坚持。

1. 合理膳食与限盐　干预目标为每日饮食总热量至少减少1 680 ~ 2 100 kJ（400 ~ 500 kcal）；饱和脂肪酸摄入占总脂肪酸摄入的30%；食盐摄入量限制在每天6 g以内，每日钠摄入量不超过2 000 mg。

2. 控制体重　干预目标为超重或肥胖者BMI达到或接近24 kg/m^2、体重至少下降7%。

3. 适量运动　应增加日常身体活动，减少坐姿时间。通常建议每周应至少开展150 min的中等强度体力活动（例如快走、打太极拳、骑车、乒乓球、羽毛球等，达到50% ~ 70%最大心率），如每周运动5天、每天至少30 min。如无禁忌证，每周可进行2 ~ 3次抗阻运动，锻炼上肢、下肢、躯干等主要肌肉群的肌肉力量和耐力，训练强度为中等且两次锻炼间隔≥48 h，联合进行抗阻运动和有氧运动可获得更大程度的代谢改善。运动治疗应在医师指导下进行，运动前进行心肺功能、运动功能等必要的医学评估；运动前后加强血糖监测，运动量大或激烈运动时应建议患者临时调整饮食及药物治疗方案，避免发生低血糖。血糖控制极差且伴有急性并发症或严重慢性并发症时，不应采取运动治疗。

4. 戒烟限酒　科学戒烟，避免被动吸烟。2型糖尿病患者戒烟有助于改善代谢指标、降低血压和白蛋白尿。对糖尿病患者的吸烟状况及尼古丁依赖程度进行评估，提供咨询、戒烟热线、必要时加用药物等帮助戒烟。不推荐糖尿病患者饮酒。

5. 心理平衡　减轻精神压力，保持心情愉悦。

（三）药物治疗

对社区初诊血糖控制较好的糖尿病患者，可根据病情及患者意愿采取单纯生活方式干预。单纯生活方式干预不能使血糖控制达标时（HbA1c≥7.0 %），应开始药物治疗。药物治疗前应根据药品说明书进行禁忌证审查。不同类型的药物可2种或3种联用，但同一类药物应避免同时使用。在使用降糖药物时，应开展低血糖警示教育，尤其是对使用胰岛素促泌剂及胰岛素的患者。在使用降糖药物时应进行血糖监测，尤其是接受胰岛素治疗的患者。应根据患者的具体病情，结合患者的经济能力，选择适宜的药物。

1. 二甲双胍　二甲双胍是2型糖尿病患者的一线治疗用药和药物联合中的基本用药，目前临床上使用的双胍类药物主要是盐酸二甲双胍。如无禁忌证且能耐受药物者，二甲双胍应贯穿全程治疗。双胍类药物的主要药理作用是通过抑制肝脏葡萄糖的输出，增加胰岛素的敏感性而降低血糖。双胍类药物禁用于肾功能不全、肝功能不全、严重感染、缺氧、接受大手术、酗酒者等。长期使用二甲双胍者应注意维生素B$_{12}$缺乏的可能性。

2. 磺脲类　磺脲类药物属于胰岛素促泌剂，主要药理作用是通过刺激胰岛 β 细胞分泌胰岛素，增加体内的胰岛素水平而降低血糖。不当使用磺脲类药物可导致低血糖，尤其是老年患者和肝、肾功能不全者；磺脲类药物还可导致体重增加。

3. 噻唑烷二酮类（thiazolidinediones，TZDs）　TZDs主要通过增加靶细胞对胰岛素作用的敏感性而降低血糖。TZDs单独使用时不导致低血糖，但与胰岛素或胰岛素促泌剂联合使用时，可增加低血糖发生的风险。常见不良反应包括体重增加和水肿。TZDs的使用可增加骨折和心力衰竭的发生风险。

4. 格列奈类　格列奈类药物为非磺脲类胰岛素促泌剂，主要通过刺激胰岛素的早时相分泌而降低餐后血糖，并可将HbA1c降低0.5%~1.5%。此类药物需在餐前即刻服用，可单独使用或与其他降糖药联合应用。常见不良反应是低血糖和体重增加，但低血糖的风险和程度较磺脲类药物轻。

5. α-糖苷酶抑制剂　α-糖苷酶抑制剂的主要作用是通过抑制碳水化合物在小肠上部的吸收而降低餐后血糖峰值，适用于以碳水化合物为主要食物成分和餐后血糖升高的患者。常见不良反应为胃肠道反应如腹胀、排气等。

6. 二肽基肽酶-4抑制剂　又称DPP-4抑制剂（dipeptidyl peptidase 4 inhibitors），其主要作用是葡萄糖依赖性地促进胰岛素分泌，抑制胰高糖素的分泌。单独使用DPP-4抑制剂不增加低血糖发生的风险。

7. 胰岛素治疗　胰岛素治疗是控制高血糖的重要手段。1型糖尿病患者需依赖胰岛素维持生命及控制高血糖。2型糖尿病患者在生活方式和口服降糖药联合治疗的基础上，若血糖仍未达到控制目标，应尽早开始胰岛素治疗以控制高血糖，并减少糖尿病并发症的发生危险。根据来源和化学结构的不同，胰岛素可分为动物胰岛素、人胰岛素和胰岛素类似物。胰岛素类似物与人胰岛素相比控制血糖的效能相似，但在减少低血糖发生风险方面胰岛素类似物优于人胰岛素。与口服药治疗相比，胰岛素治疗需要医务人员与患者间更多的合作，并且需要患者掌握更多的自我管理技能。

六、教育与随访管理

（一）健康教育

通过健康教育和传授糖尿病的防治知识、强化糖尿病患者的自我管理意识和技能、提高人群对糖尿病防治的知晓度和参与度，可减少或延缓糖尿病并发症的发生和发展，最大限度地减少糖尿病可能带来的危害。健康教育的主要内容可包括糖尿病的自然进程、常见临床表现、健康危害、急性和慢性并发症的预防及治疗、足部护理、个体化治疗目标与生活方式干预、规律运动、自我血糖监测及结果与对应的干预措施、药物治疗与胰岛素注射、患者的社会心理适应、自我管理等。在健康教育目标制定时应重视糖尿病患者的参与，细化行为改变的目标，重视患者的反馈并对方案做出及时调整。

（二）自我管理

应通过多学科团队，如包括医生、糖尿病教育护士、营养师、运动康复师、患者及其家属等，对糖尿病患者的自我管理提供支持。

1. 改善依从性　社区医务人员应利用自身的知识、技能、资源，结合患者的偏好，帮助患者增强防治糖尿病的主动性，提高降糖药物治疗的依从性。

2. 患者自我管理小组　与居委会或村委会合作，开展糖尿病患者的健康教育。

3. 自我血糖监测　糖尿病高风险人群和患者在家中开展自我血糖检测，可了解血糖的波动情况和控制水平。通常可使用便携式血糖仪进行毛细血管血糖检测。应指导患者掌握测量技术和规范操作，如实记录血糖测量结果，为健康管理随访提供参考依据。

（三）随访管理

对糖尿病患者的病情及糖尿病并发症风险的评估，是确定与优化糖尿病治疗策略的基础。初诊时及以后每年建议评估一次，评估内容包括病史、体格检查及辅助检查等。体格检查包括身高、体重、腰围、血压、足背动脉搏动和视力等，辅助检查包括空腹血糖、餐后2 h血糖、TG、TC、LDL-C、HDL-C、肝肾功能、尿常规、心电图和神经病变相关检查等。有条件者可开展尿白蛋白/

肌酐比值、眼底检查等。通过定期随访检查糖尿病的健康指导与干预完成情况，建立糖尿病患者的电子健康记录数据库，有助于加强糖尿病管理的效果。健康档案应包括健康体检、年度评估与随访服务记录；患者的就诊与转诊记录、住院记录等也应纳入健康档案内容。

1. 随访评估　根据糖尿病患者的血糖记录，分析空腹和餐后血糖、HbA1c等化验结果；根据饮食、运动计划的实施情况，调整生活方式干预方案；根据药物治疗的效果及出现的副作用，调整药物用量及方式等，明确下一步的目标。血糖平稳并控制达标的糖尿病患者，应每半年测量1次HbA1c；治疗方案改变或血糖控制未达标的患者，应每3个月测定1次HbA1c。随访记录应包括随访时间、血糖控制的评价、治疗计划检查与修订、体重、血压、足部检查、治疗依从性评价、其他需解决的问题等。

2. 全面复查　每年进行1次全面复查。综合病史、体格检查、实验室检查指标、血管病变等并发症情况，与患者共同讨论及调整干预方案，必要时应向专科转诊。

（四）转诊

需转诊的糖尿病患者主要包括诊断困难和特殊患者、治疗困难者、严重并发症者等。

1. 诊断困难和特殊患者　通常为初次发现血糖异常，临床分型不明确者；儿童和青少年糖尿病患者；妊娠和哺乳期妇女血糖异常者等。

2. 治疗困难　通常为原因不明或治疗处理后仍反复发生低血糖者；血糖、血压、血脂长期治疗不达标者；血糖波动较大，无法平稳控制者；出现严重降糖药物不良反应难以处理者等。

3. 严重并发症　视网膜病变、肾病、神经病变、糖尿病足、周围血管病变等糖尿病慢性并发症的筛查、治疗方案制定和疗效评估存在困难者，应转诊至医院进行专科治疗。糖尿病足出现皮肤颜色的急剧变化、糖尿病慢性并发症导致严重靶器官损害（急性心脑血管病、糖尿病肾病导致的肾功能不全、糖尿病视网膜病变导致的严重视力下降、糖尿病外周血管病变导致的间歇性跛行和缺血性症状）及发生糖尿病急性并发症者，需紧急转诊。

第三节　血脂异常

血脂异常（dyslipidemia）是血液脂质代谢异常的简称，通常指血清中胆固醇和/或甘油三酯水平升高（高脂血症）。血脂异常也泛指包括低高密度脂蛋白胆固醇血症在内的各种血脂异常。血脂异常是动脉粥样硬化性心血管疾病（ASCVD）的重要危险因素。大量研究表明，有效控制血脂异常，可有效降低患者住院率及病死率，提高生存率。降低低密度脂蛋白胆固醇（low-density lipoprotein cholesterol，LDL-C）水平，可显著减少ASCVD的发病及死亡危险；甘油三酯（triglyceride，TG）增高或高密度脂蛋白胆固醇（high-density lipoprotein cholesterol，HDL-C）降低，与ASCVD发病危险的升高也存在关联。有效控制血脂异常，对我国ASCVD防控具有重要意义。

一、流行病学

随着我国居民生活水平的提高和生活方式的改变，人群血脂水平呈逐步升高趋势，血脂异常患病率明显增加。2012年全国调查数据显示，成人血清总胆固醇（total cholesterol，TC）平均为4.50 mmol/L，高胆固醇血症的患病率4.9%；甘油三酯（TG）平均为1.38 mmol/L，高甘油三酯血症的患病率13.1%；高密度脂蛋白胆固醇（HDL-C）平均为1.19 mmol/L，低高密度脂蛋白胆固醇（低HDL-C）血症的患病率33.9%。中国成人血脂异常总体患病率高达40.4%，与2002年（18.6%）相比，呈大幅度上升趋势。近年来，我国儿童青少年血脂异常率检出率也呈上升趋势。我国成人血脂异常患病及相关疾病的负担，未来将继续加重。

二、诊断与临床表现

（一）血脂检测及血脂水平切点

1. 总胆固醇（TC） 在人体内胆固醇主要以游离胆固醇及胆固醇酯的形式存在。总胆固醇是指血液中各种脂蛋白所含胆固醇之总和，影响TC水平的主要因素包括年龄、性别、饮食习惯（长期高胆固醇、高饱和脂肪酸摄入可使TC升高）、遗传因素等。

2. 甘油三酯（TG） 甘油三酯是甘油分子中的3个羟基被脂肪酸酯化形成。TG水平受遗传和环境因素的双重影响，与种族、年龄、性别以及生活习惯有关。

3. 低密度脂蛋白胆固醇 低密度脂蛋白（LDL）是血液中胆固醇含量最多的脂蛋白。LDL通过血管内皮进入血管壁内，在内皮下层滞留的LDL被修饰成氧化型LDL，被巨噬细胞吞噬后形成泡沫细胞，不断增多和融合，构成动脉粥样硬化斑块的脂质核心。胆固醇约占LDL比重的50%，故LDL-C浓度基本能反映血液LDL总量。低密度脂蛋白胆固醇（LDL-C）水平升高是动脉粥样硬化发生、发展的主要危险因素。

4. 高密度脂蛋白胆固醇 高密度脂蛋白（HDL）将外周组织（如血管壁内胆固醇）转运至肝脏分解代谢（胆固醇逆转运），减少胆固醇在血管壁的沉积，具有抗动脉粥样硬化的作用。HDL中胆固醇含量比较稳定，故通过检测其胆固醇的含量，可间接了解血中HDL水平。大量流行病学研究证实，血清高密度脂蛋白胆固醇（HDL-C）水平与ASCVD的发病风险呈负相关。

5. 非高密度脂蛋白胆固醇 非高密度脂蛋白胆固醇（Non-HDL-C）是指除HDL以外其他脂蛋白中含有的胆固醇总和。部分国际学术组织，如美国国家脂质协会（National Lipid Association），血脂指南建议将Non-HDL-C列入ASCVD一级预防和二级预防的首要目标。

6. 血脂水平切点

（1）理想水平：LDL-C<2.6 mmol/L（100 mg/dL）；Non-HDL-C<3.4 mmol/L（130 mg/dL）。

（2）合适水平：TC<5.2 mmol/L（200 mg/dL）；LDL-C<3.4 mmol/L（130 mg/dL）；Non-HDL-C<4.1 mmol/L（160 mg/dL）；TG<1.7 mmol/L（150 mg/dL）。

（3）边缘升高：TC≥5.2 mmol/L（200 mg/dL）且<6.2 mmol/L（240 mg/dL）；LDL-C≥3.4 mmol/L（130 mg/dL）且<4.1 mmol/L（160 mg/dL）；Non-HDL-C≥4.1 mmol/L（160 mg/dL）且<4.9 mmol/L（190 mg/dL）；TG≥1.7 mmol/L（150 mg/dL）且<2.3 mmol/L（200 mg/dL）。

（4）升高：TC≥6.2 mmol/L（240 mg/dL）；LDL-C≥4.1 mmol/L（160 mg/dL）；Non-HDL-C≥4.9 mmol/L（190 mg/dL）；TG≥2.3 mmol/L（200 mg/dL）。

（5）降低（低HDL-C血症）：HDL-C<1.0 mmol/L（40 mg/dL）。

（二）血脂异常分类

1. 病因分类 按照发病原因，可分为原发性高脂血症和继发性高脂血症。原发性高脂血症大部分是由于单一基因或多个基因突变所致。由基因突变所致的高脂血症多具有家族聚集性，有明显的遗传倾向，临床上通常称为家族性高脂血症。继发性高脂血症是指由其他疾病（如肥胖、糖尿病、肾病综合征、甲状腺功能减退症、糖原贮积病、肝脏疾病、多囊卵巢综合征等）或某些药物（如糖皮质激素、利尿剂、非心脏选择性β受体阻滞剂等）引起的血脂异常。

2. 临床分类 从临床实用角度，可分为高胆固醇血症（TC升高）、高甘油三酯血症（TG升高）、混合型高脂血症（TC升高且TG升高）、低高密度脂蛋白血症（HDL-C降低）。

（三）临床表现

血脂异常可见于不同性别、不同年龄的人群，大多数血脂异常患者无症状和异常体征。血脂异常通常在常规血液生化检查时被发现。严重高甘油三酯血症者，由于富含TG的大颗粒脂蛋白沉积在眼底小动脉上引起光折射，可见脂血症眼底改变。脂质在血管内皮沉积可引起动脉粥样硬化，导致早发性和进展迅速的心脑血管和周围血管病变。肢体的微小血管闭塞可引起手指或足趾出现蓝黑色、锯齿状、指压不褪色的斑点，伴麻木、厥冷、剧痛等症状的综合征（蓝指/趾综合征）。血脂异常可与肥胖、高血压、冠心病、糖耐量异常或糖尿病等同时存在或先后发生。

（四）代谢综合征

代谢综合征是一组以肥胖、高血压、糖尿病或糖调节受损、高甘油三酯血症和/或低HDL-C血症等聚集发病，严重影响机体健康的临床症候群，是一组在代谢上相互关联的危险因素的组合，这些因素可直接促进动脉粥样硬化性心血管疾病（ASCVD）的发生。我国关于代谢综合征的诊断标准包括：①腰围男性≥90 cm或女性≥85 cm；②空腹血糖≥6.1 mmol/L或糖负荷后2 h血糖≥7.8 mmol/L和/或已确诊为糖尿病并进行治疗者；③血压≥130/85 mmHg和/或已确认为高血压并进行治疗者；④空腹TG≥1.70 mmol/L；⑤空腹HDL-C<1.04 mmol/L。具备三项或以上者，即可诊断为代谢综合征。代谢综合征血脂代谢紊乱方面的治疗目标是LDL-C<2.6 mmol/L（100 mg/dL）、TG<1.7 mmol/L（150 mg/dL）、HDL-C≥1.0 mmol/L（40 mg/dL）。

三、危险因素

（一）年龄与性别

TC水平常随年龄而上升，但70岁后不再上升甚至有所下降。男性的血脂异常患病率普遍高于女性，但不同年龄阶段的血脂水平变化具有不同特征；中青年女性低于男性，女性绝经后TC水平较同年龄男性高。

（二）膳食

体内脂质主要来源于膳食中的脂类物质的摄入和体内脂质的合成，高热量、高脂肪膳食与脂质代谢异常的发生密切相关。

（三）肥胖

肥胖是血脂异常的重要危险因素，且向心型肥胖者血脂异常的患病率更高。肥胖患者常伴有胰岛素抵抗，导致脂蛋白脂酶活性降低，甘油三酯和胆固醇酯转移蛋白脂酶活性增强，从而引起高甘油三酯和低高密度脂蛋白胆固醇血症。

（四）缺乏体力活动

静坐行为增高血脂异常风险，体力活动降低血脂异常风险。体力活动能够增强脂蛋白脂酶的活性使HDL增加或TG下降，并促进LDL向HDL转换；并可促进机体脂肪消耗，降低体重，从而改善血脂水平。

（五）吸烟和过量饮酒

烟草中含有的尼古丁和一氧化碳可升高体内TG和TC水平，降低HDL-C含量。过量饮酒可增加体内脂质的合成率，减少氧化脂肪酸的比例，并降低脂蛋白脂酶的活性，使TG分解代谢减慢。

（六）遗传因素

人体使用和处置脂肪的速度受个人基因构成的影响，如与脂蛋白代谢相关酶或受体基因发生突变，是引起TC水平显著升高的主要原因；LDL受体缺陷导致家族性高胆固醇血症；脂蛋白脂酶和载脂蛋白C的基因缺陷导致TG水解障碍，引起严重的高甘油三酯血症。

四、预防与治疗

（一）血脂异常的筛查

定期检查血脂是血脂异常防治和心血管病防治的重要措施。基层医疗卫生机构可通过常规血脂检测及健康体检，在社区早期检出血脂异常个体，并通过随访监测其血脂水平变化。

1. 重点对象　血脂检查的重点对象包括：①有ASCVD病史；②存在多项ASCVD危险因素（如高血压、糖尿病、肥胖、吸烟）；③有早发性心血管病家族史（男性一级直系亲属在55岁前、女性一级直系亲属在65岁前患缺血性心血管病），或有家族性高脂血症；④皮肤或肌腱黄色瘤及跟腱增厚者。

2. 筛查　建议20～40岁成年人至少每5年测量1次血脂，包括TC、LDL-C、HDL-C和TG。建议40岁以上男性和绝经期后女性每年检测血脂。ASCVD患者及其高风险人群应每3个月至半年测定1次血脂。

（二）心血管总体危险评估

根据心血管病多种危险因素的水平高低和组合，对个体或群体在未来（5年、10年或余生）发生心血管病急性事件，包括急性心肌梗死、冠心病猝死和其他冠心病死亡及急性卒中的概率进行预测判断。通常以缺血性心血管病（ischemic cardiovascular disease，ICVD）或ASCVD的10年发病风险，对心血管总体风险进行评估。在血脂异常防治中，总体风险是胆固醇水平与多个风险因素复杂交互作用的共同结果，不仅取决于LDL-C或TC水平，还取决于同时存在的危险因素数目和水平。相同LDL-C水平的个体，其他危险因素数目和水平不同，总体发病危险可存在明显差异。《中国成人血脂异常防治指南（2016年修订版）》指出，全面评价ASCVD总体危险是防治血脂异常的重要前提。LDL-C或TC水平和高血压是危险分层的重要参数。在社区临床实践中，可参考ICVD发病危险评估、ASCVD发病总体危险评估和危险分层的标准，综合评估血脂异常及其他心血管病主要危险因素的综合致病危险。对10年ASCVD发病危险为中危且年龄在55岁以下的人群，应参考指南对ASCVD余生危险进行评估，并进行积极预防及干预。

（三）血脂异常的预防

血脂异常的防治宗旨是防控ASCVD，降低心肌梗死、缺血性卒中或冠心病死亡等心血管病临床事件的发生危险。饮食干预等生活方式改善是血脂异常防治的基础措施。无论是否选择药物调脂治疗，都应坚持治疗性生活方式改变。主要策略包括在满足每日必需营养需要的基础上控制总能量；合理选择各营养要素的构成比例；控制体重，戒烟，限酒；坚持规律的中等强度代谢运动。

1. 平衡膳食　不合理的饮食结构是导致血脂异常发生的最常见因素，需严格控制饮食。在满足每日必需营养和总能量需要的基础上，当摄入饱和脂肪酸和反式脂肪酸的总量超过规定上限时，应该用不饱和脂肪酸来替代。建议成年人采用低热量饮食，包括水果、多样化搭配的蔬菜、含胚芽和麸的谷类、鱼类和瘦肉等。建议每日胆固醇的摄入小于300 mg，尤其是ASCVD等高风险患者，摄入的脂肪不应超过总能量的20%~30%。一般人群的饱和脂肪酸摄入量应小于总能量的10%；高胆固醇血症者的饱和脂肪酸摄入量应小于总能量的7%，反式脂肪酸摄入量应小于总能量的1%。高甘油三酯血症者应减少每日摄入的脂肪总量，每日烹调用油应少于30 g。脂肪摄入应优先选择深海鱼、鱼油、植物油等富含n-3多不饱和脂肪酸的食物。建议每日摄入碳水化合物占总能量的50%~65%，并选用富含膳食纤维和低升糖指数的碳水化合物替代饱和脂肪酸，每日饮食应包含25~40 g膳食纤维。添加糖摄入不应超过总能量的10%，对于肥胖和高甘油三酯血症者要求比例应降低。

2. 控制体重　血脂代谢异常的超重或肥胖患者，其能量摄入应低于身体能量消耗，并争取逐渐降低体重至理想状态。应减少每日食物总能量［1 260~2 100 kJ（300~500 kcal/d）］，改善饮食结构，增加身体活动，可使超重和肥胖者体重减少10%以上。维持健康体重有利于血脂控制。

3. 增加运动　在饮食控制基础上结合运动锻炼，对降低血脂有明显改善。建议每周5~7天，每次30 min的中等强度运动。ASCVD患者运动锻炼前应先进行运动负荷试验。

4. 戒烟、限酒　可通过戒烟门诊、戒烟热线咨询、药物（如尼古丁替代品、安非他酮缓释片、伐尼克兰等）协助戒烟。提倡限制饮酒。

（四）血脂异常的药物治疗

临床上常见的降脂药物可分为两大类，包括主要降低胆固醇的药物和主要降低TG水平的药物；部分药物在降低胆固醇水平的同时也能降低TG水平。降低胆固醇的药物主要作用机制是抑制肝细胞内胆固醇的合成，加速LDL分解代谢或减少肠道内胆固醇的吸收。胆固醇水平不达标者或严重混合型高脂血症者，应根据个体ASCVD危险程度，启动药物调脂治疗及考虑调脂药物的联合应用。

1. 他汀类药物（statins）　他汀类药物是血脂异常药物治疗的基石；适用于高胆固醇血症、混合型高脂血症和ASCVD患者。绝大多数人对他汀的耐受性良好，其不良反应多见于接受大剂量他汀治疗者。长期服用他汀有增加新发糖尿病的危险，但其对心血管疾病的总体益处远大于新增糖尿病危险。失代偿性肝硬化及急性肝功能衰竭是他汀类药物应用禁忌证。他汀类药物相关肌肉不良反应包括肌痛、肌炎和横纹肌溶解。患者有肌肉不适和/或无力，且连续检测肌酸激酶呈进行性升高时，应减少他汀类剂量或停药。

2. 主要降低胆固醇的其他药物　除他汀类药物外，还包括胆固醇吸收抑制剂、普罗布考、胆酸螯合剂等。胆固醇吸收抑制剂能有效抑制肠道内胆固醇的吸收；普罗布考通过掺入LDL颗粒核心，影响脂蛋白代谢，使LDL易通过非受体途径被清除；胆酸螯合剂为碱性阴离子交换树脂，可阻断肠道内胆汁酸中胆固醇的重吸收。

3. 主要降低TG水平的药物　包括贝特类药物、烟酸类药物和高纯度鱼油制剂。贝特类药物通过激活过氧化物酶体增殖物激活受体α和激活脂蛋白脂酶，降低血清TG水平和升高HDL-C水平。烟酸类药物调脂作用与抑制脂肪组织中激素敏感脂酶活性、减少游离脂肪酸进入肝脏、降低极低密度脂蛋白分泌有关。高纯度鱼油制剂以n-3脂肪酸即ω-3脂肪酸为主要成分。

4. 调脂药物的联用　可提高血脂控制达标率，并降低不良反应发生率，正成为血脂异常干预措施的趋势。联合调脂方案多由他汀与另一种作用机制不同的调脂药组成。联合用药时应高度重视药物的安全性。

五、教育与随访管理

（一）健康教育

健康教育的对象包括具有危险因素和已经患病的个体或人群，目标是提高其对血脂异常及其危害的认识，改变不健康生活方式，定期检查血脂水平，正确认识降脂药物的不良反应。血脂异常的高风险人群可针对饮食、运动、体重指数、腰臀比等进行记录，建立健康的生活、饮食方式，改善血脂水平。

（二）随访管理

根据血脂异常评估，将血脂异常患者纳入不同的管理级别实行分级管理。对于开展饮食等治疗性生活方式改变者，3个月至半年内应复查血脂水平；如血脂控制达到建议目标，则继续非药物治疗，但仍需每半年至1年复查，长期达标者可每年复查1次。服用调脂药物者应进行严密的血脂监测。首次服用调脂药物者，应在用药6周内复查血脂及转氨酶和肌酸激酶；如血脂能达到目标值且无药物不良反应，逐步改为每半年至1年复查1次；如血脂未达标且无药物不良反应者，每3个月监测1次。如治疗3个月至半年后，血脂仍未达到目标值，则需调整调脂药物剂量或种类，或联合应用不同作用机制的调脂药进行治疗。每次调整调脂药种类或剂量时，应在治疗6周内复查。治疗性生活方式改变和调脂药物治疗应长期坚持。随访内容可包括血脂水平及其危险分层，心血管疾病相关危险因素及综合评估，生活方式干预的依从性评估，药物的依从性以及降脂药物的疗效和副作用。

第四节　多重慢病

医疗卫生与人民群众的健康水平关系着国家和谐、经济发展与政治稳定。与大多数发达及发展中国家相似，在过去的30年间，我国不仅在人口数量方面持续增长，在人均预期寿命方面也呈现稳步增长态势，在2016年时已达到76.25岁，接近美国（78.69岁）及其他发达国家平均水平。寿命的增长与慢病的发生具有密切关联。老年人口数量的增多，导致的慢病及其高风险人群的数量增加，以及伴随的心身疾病、伤残、多器官功能衰退或老化、长期服用过量药物导致的药物依赖等，均给医疗卫生体系和家庭都带来不可避免的沉重负担。与此同时，经济状况的改善伴随着生活方式与行为的明显变化，如吸烟、过量饮酒、过饱饮食、过多油脂及精盐摄入、缺乏规律锻炼与体力活动、久坐或以车代步、生活节奏加快等均可导致高血压、糖尿病、血脂异常等慢病及其风险增加。心脑血管病、糖尿病及恶性肿瘤取代以往的传染性疾病，成为我国成人居民疾病谱中的主要病种，也为医疗卫生改革和现代医学的重要创新带来新的课题。近年来，多重慢病（multimorbidity）的概念逐渐兴起，并迅速成为国内外的研究热点。

一、国外多重慢病现状

（一）定义及特点

1. 国际共识　多重慢病又称多病共存或共患慢病，在国际上通指同时患有2种或以上慢病。多重慢病既包括常见的躯体性疾病，例如高血压、糖尿病、冠心病等，也包括精神心理问题，例如抑郁、痴呆、精神分裂以及药物成瘾等。多个病种之间既存在密切的相互联系，也可能互相平行。

2. 疾病特征 多重慢病可根据疾病特征分为三类，包括心血管代谢类（如动脉粥样硬化、心律失常、心力衰竭、缺血性心脏病等）、躯体机械类（如焦虑及神经机能性疾病、关节病、颈椎病、皮炎、湿疹、结肠憩室、胃食管反流、腰痛、前列腺肥大、甲状腺疾病、静脉曲张等）、老年精神病类（如阿尔茨海默病、妄想、帕金森病等）。目前国内外对于多重慢病的治疗措施尚缺乏充分有效证据的支持，多种慢病共存与不同治疗效果之间的关联尚未得到深入研究。

（二）流行病学

多重慢病这一流行病学现象给社区人群的卫生健康需求带来了重大影响，且作用方式可受社会经济水平的密切影响。多重慢病可带来更高的保健利用需求与不断上升的政府与个人医疗支出与资源消耗，并显著降低生活质量；且其在社会经济水平较低人群中发病更早并更为常见，是导致健康不平等的重要原因。

1. 美国 美国一项对一千余例老年冠心病患者的调查研究表明，65%的患者同时合并心脏病及其他健康问题，如关节炎（57%）、慢性肺部疾病（25%）、糖尿病（25%）、肾功能不全（24%）以及脑卒中（14%）。其他常见的老年功能异常问题还包括尿失禁（49%）、移动困难（40%）、频繁跌倒或头晕（35%）及认知损害（30%）。

2. 加拿大 加拿大的一项初级卫生保健研究表明，患有两种及以上慢病者在老年人群中的占比高达76.5%，而且年龄每增加19岁，多重慢病的患病风险增加10%。

3. 西班牙 在欧洲国家，多重慢病同样成为医疗卫生系统的主要负担。西班牙一项多中心开展的大数据观察性回顾研究表明，在65岁及以上老年人群中，67.5%为患有两种或以上慢病患者。

4. 英国 近年来全球规模最大的一项全人群多重慢病研究来自英国苏格兰地区，其研究数据取自314家初级保健诊所登记的175万余名居民的电子健康档案。研究发现在全年龄段人群中，42%的居民患有1种或以上慢病，23%的居民患有2种或以上慢病；在多重慢病患者中，半数以上年龄不超过65岁。研究同时发现，多重慢病在社会经济水平较低人群中发病更早，且更为常见。心理疾病也是导致贫穷患者合并多种慢病的主要因素，在最贫穷患者和最富有患者中的患病率分别为11%和5.9%。罹患躯体疾病种数越多并且社会经济地位越低者，其患慢性心理疾病的风险越高。

二、我国多重慢病与卫生健康服务

（一）流行病学

1. 国家卫生服务调查 数据显示，心脑血管疾病、糖尿病、恶性肿瘤以及慢性呼吸系统疾病是威胁我国居民健康的最主要的4种慢病。在参与调查的近9 000万65岁及以上人群中，面临脑血管疾病、恶性肿瘤、心脏病、糖尿病、高血压、慢性呼吸系统疾病6种常见慢病困扰的老年人数超过2 000万，其平均预期寿命因患有多重慢病而减少7.86岁。《2010年中国卫生统计提要》显示，心脑血管疾病、癌症等慢病在死因构成中的比重自1990年起逐年增加，占我国居民主要死因构成的85%。

2. 社区诊断调查 对我国一项社区卫生与健康诊断调查数据进行的大数据流行病学分析（Wang HHX，Wang JJ，Wong SYS，et al. 2014），借鉴英国苏格兰地区的多重慢病初级卫生保健研究思路，制定了适合中国国情的40种慢病列表，并根据2011年全国人口普查的性别、年龄及主要人口学分布特征进行加权。研究发现，全年龄段人群中有23.8%的居民自报患1种或以上慢病；在患慢病的居民中，46.5%患有多重慢病。在全年龄段人群中多重慢病的患病率约为11.1%，即每10个人就有1人患有2种或以上慢病。

（二）卫生服务利用

1. 门诊就诊　我国研究证据表明，多重慢病的患病率随年龄的增长而上升，且高收入群体的自报患病率较高，推测这可能是由于高收入群体具有更高的医疗支付能力，从而能及时就医而被诊断出疾病；这也可能与高收入群体有更多的不良健康生活方式有关。我国目前虽正在进行以加强初级卫生保健为核心的医改，但研究数据显示，一患多病、高家庭人均收入、缺少医疗保障的患者人群仍更多前往医院或专科接受诊疗，而非在基层医疗卫生机构进行社区就诊。建立健全完善的以全科医学理念为基石的初级卫生保健体系，提高医疗卫生服务的公平性及可及性，仍将是我国卫生健康发展的重点。

2. 住院服务　多重慢病与医疗卫生服务的利用关系，还表现在患病与住院服务的关系上。一项中国香港地区与英国苏格兰地区多重慢病患者的初级卫生保健防治模式比较与医疗卫生改革对策研究（Wang HHX, Mercer SW；S-CUHK402/12），以住院医疗服务为切入点，在英国苏格兰地区、中国广东及中国香港地区，对多重慢病患者的卫生服务利用进行了对比分析（Wang HHX, Wang JJ, Lawson KD, et al. 2015）。研究表明，经济水平较低的多重慢病患者有更多的卫生健康需求问题，且其家庭收入水平与住院服务的利用存在显著关联。总体上，患病数量越多则对入院需求越大；但在不同初级卫生保健模式下，这一利用模式受经济水平影响，存在显著差异。在中国香港地区公立医疗体系及英国苏格兰地区面向全民免费提供医疗服务模式下，较低收入者转诊住院的可能性更大；而在我国内地及香港私立医疗体系，由于患者的支付能力显著影响患者的医疗卫生服务利用，人均家庭收入偏低可显著降低多重慢病患者接受住院服务的可能性。

三、多重慢病的社区健康管理

国内外研究证据表明，影响医疗卫生体系及居民健康的因素来自多个方面，如城镇化、老龄化、生活方式变化以及疾病谱的变化等[160-185]。目前大多数临床指南是根据单病种制定的，多用来解决单个临床问题。临床单病种指南的局限性导致了多重慢病防治的困难。社区健康管理的开展有助于预防和控制疾病，特别是慢病的发生与发展，降低医疗费用及提高生活质量。

（一）加强基层医疗卫生服务

1. 机构建设　我国目前的医疗改革将加强基层医疗卫生服务、促进医疗卫生与健康服务资源向社区流动，作为工作的重心之一。我国出台的《中国防治慢病中长期规划（2017—2025年）》（国办发〔2017〕12号）等规划，落实全面覆盖慢病体系建设工作，有望遏制我国慢病快速上升的势头。《全国医疗卫生服务体系规划纲要（2015—2020年）》（国办发〔2015〕14号）将强化功能布局与分工协作作为重点工作内容之一。在我国新医改背景下，基层医疗卫生机构既是应对慢病的重要战场，同时也是分级诊疗的落脚点。

2. 服务建设　在我国推进家庭医生签约服务的背景下，以全科医生为核心的多学科团队，以全科医学理论与技术为基础，面向个人、家庭与社区，通过初级卫生保健下的全程连续健康管理，承担居民"家庭医生"的角色。在日常诊疗中，应重点关注血压升高、血糖升高、血脂异常、肥胖或超重这4种主要的生物指标，以及烟草使用、不合理膳食、缺乏体力活动、过量饮酒这4种主要的生活行为方式危险因素。基于家庭医生签约服务团队开展的慢病管理极具活力和发展潜力，在防控慢病、保障居民健康、推动健康产业发展中，发挥着不可替代的地位与作用。慢病管理模式的探索与革新，将是我国能够落实医药卫生体制改革的关键。

3. 疾病预防及预测　前瞻的疾病预防及对将来罹患某种慢病的可能性进行科学预测的技术是实现健康保障的重要支撑。在临床医学、公共卫生与预防医学、社会医学等多个学科参与及多部门合作下，将大规模人群研究获得的初级卫生保健干预手段有效性的科学证据，应用于不同的患者群体，并制定专门的多重慢病防治指南。

4. 卫生技术评估　在公共卫生与预防医学背景下，卫生技术评估广泛覆盖了药物、设备技术、手术操作、健康促进及干预项目等服务的规范化和标准化，贯穿于医疗卫生服务的研究、开发、引进、应用的各个阶段。随着新药物、新技术、新模式的不断涌现，卫生技术评估正成为基于科学证据进行预防、筛查、诊断、治疗、康复等卫生决策的重要手段，在多重慢病防治领域，卫生技术评估有巨大的应用空间。在建设"健康中国2030"背景下，多重慢病的健康管理需求融合疾病预防、健康促进、合理治疗、社区康复等为一体，借助全科医学理念在卫生技术评估中的应用，将为卫生健康行政部门、基层医疗卫生机构、基层卫生协会等机构组织提供更多循证建议，实现社区多重慢病管理的"精准服务决策"。

（二）基于初级卫生保健特征的实施与评价

在现有慢病管理分专科诊疗模式下，多重慢病患者通常前往多个专科就诊，易造成过度医疗或不连续治疗、用药碎片化或多重用药等普遍问题。为有效解决现阶段临床诊疗、预防保健、康复护理等医务人员的"单兵作战"的服务模式弊端，多重慢病的社区防治应引入全科医学理念，通过构建家庭医生团队，实施多样化、多层次、多学科的初级卫生保健立体干预，改善治疗依从性和合理用药，促进医患沟通以及提高个体化管理效果。

1. 初级卫生保健特征（attributes of primary care）　国际上将初级卫生保健特征，根据英文单词的首字母C，定性量化为社区首诊（服务的利用及可及性）、服务的持续性、服务的协作性、服务的综合性、以家庭为中心及面向社区性，即初级卫生保健5C理念（国家自然科学基金面上项目71673309）。

2. 社区家庭医生模式下的健康管理　通过健康信息采集、健康检测、健康评估、个性化监测技术方案、健康干预及跟踪随访等手段，对生活方式相关的健康危险因素进行持续改善和全面管理。以家庭医生团队服务为主导的社区健康管理强调持续性、综合性、个体化的照顾，强调早期发现并处理疾患，强调预防疾病和维持健康，强调在社区场所对病人进行不间断的管理和服务，强调在社区内外各种可用资源的基础上开展协作。在全科医学理念下发展社区健康管理，可有效调动个人、家庭、社区及全社会的积极性，充分利用有限的资源实现最大的健康效果。

四、社区多重慢病防治展望

（一）科技与互联网

1. 服务拓展　互联网技术的快速发展与在医学领域的运用，从3G到5G的革命，不仅让上网速度变得更快，更为打通医疗卫生与其他行业的壁垒提供了可能的解决方案与机遇。通过以无线的方式拓展卫生健康服务，在社区、家庭、个人之间通过智能终端的应用，实现医疗资源及信息的即时服务共享。互联网技术及产品可极大促进对健康的实时监测，对创新多重慢病的健康管理服务模式、提高健康管理服务水平发挥着重要作用。互联网远程健康管理还可提高医务人员的技能，降低误诊率，通过社区家庭医生团队协作，降低基层卫生的服务工作量，并提高多重慢病的初级卫生保健大数据的真实性和有效性。

2. 健康管理随访　随着科技与互联网技术的支撑进步与技术发展，计算机和无线通信技术被广泛应用到生命健康领域，为社区家庭医生团队的多重慢病健康管理干预开拓了新的思路。远程监控的技术创新，突破了社区多重慢病健康管理的时空界限，为随时随地对健康管理对象实施监测与干预，提供了理论可能与技术保障。社区家庭医生团队可通过智能慢病健康管理随访系统，将门诊预约就诊、电话随访、家庭访视服务、日常监测、远程预警等有机结合，提高初级卫生保健服务质量，从被动的上门服务到主动及时的便捷远程随访，有效提高健康管理的效率和前瞻性。

（二）多学科团队管理

1．立体干预　在初级卫生保健的团队协作服务理念下，实施多样化、多层次、多学科的立体干预。全科医生、中医师、公共卫生医生、康复师、护士、心理咨询师、营养师、药剂师、综合评估师、社会工作者、护工等服务提供者共同组成多学科团队，在多重慢病患者及家属的积极参与下，开展综合性的医疗、康复和护理服务，并改善治疗依从性和合理用药，促进医患沟通以及提高个体化干预效果。在初级卫生保健立体干预中，可考虑结合多重慢病患者的治疗目标，探索具有联合疗效药物的适应性；或由多学科团队开展多层次、多水平的立体干预及连续评估；或由多个基层医疗卫生机构与医院等，围绕门诊、急诊、专科病房等开展联合协作，避免过度检查带来的医疗性伤害等。从适宜技术应用角度出发，借助科技信息软件平台的帮助，实现对社区多重慢病高风险人群的前瞻性干预管理；基于互联网技术及社区大数据平台，充实完善现有多重慢病健康管理技术标准，进而为其在健康管理、智慧社区与信息化医疗建设等方面的立体干预与应用奠定基础。

2．科技转化　社区多重慢病的健康管理作为慢病初级卫生保健的重要内容，未来需对政策、理论、技术等进行更深入更系统的研究。我国在不断完善全科医学教育培训体系的同时，应优化公共卫生与健康管理等相关学科与专业的设置，确立统一的卫生健康信息标准并广泛应用，促进慢病初级卫生保健的循证研究结果得到科技转化与社区实践。借助集筛查、诊断、治疗、随访为一体的初级卫生保健协同化整体干预，开展对适宜卫生服务模式及慢病防治体系的创新与探索，推动"医疗产业"向"大健康产业"战略转变及科教研产的资源共享，加强卫生健康科技成果的转移转化。

3．社区实践　围绕初级卫生保健5C理念在社区多重慢病的防治（国家自然科学基金面上项目71673309），在广东深圳（深科技创新〔2016〕148号；JCYJ20160429184406931）、江门鹤山（江科〔2018〕133号；2018K006）、广州天河（穗天科工信函〔2017〕892号；201704KW019）等地的政府立项资助下，深圳市宝安区中心医院社区健康服务管理中心、鹤山市人民医院社区卫生服务中心、广州市天河区石牌街社区卫生服务中心等共同参与，目前正在开展广东地区的多重慢病社区防治实践探索，以及社区慢病防治实证指导技术成果的试点应用。

（三）基于多重慢病防治进行初级卫生保健人才培养的探索

社区多重慢病防治的学科门类覆盖面广、综合性强。以社区糖尿病患者的健康管理为例，这既涉及对高血糖和代谢紊乱的控制，也需通过健康教育和系统管理，预防眼、肾、心脏、血管、神经的慢性损害与功能障碍等并发症，并通过流行病学研究提供循证依据。借助宽口径、广覆盖的交叉学科特点，开展基于社区多重慢病防治的教学与实践，可作为高等教育教学培养"大卫生，大健康"观念下宽口径初级卫生保健人才的重要渠道。以广东地区的实践为例，借助高校通识教育核心课程这一平台，在教学与实践中构建"理论教学、实地调研、创新实践、科研训练"4位一体的初级卫生保健人才培养模式，奠定宽口径广覆盖的初级卫生保健学科基础[52]。

1．培养目标　在知识领域，通过传授全民健康的意识，促进对初级卫生保健的原理和方法的理解，了解慢病特别是多重慢病带来的挑战，提高对疾病谱以及慢病相关内容的认知。在能力领域，通过慢病的初级卫生保健思维方法和基本技能的传授，培养逻辑思考能力、情景思维能力、想象力、交流表达和团队协作能力。在情感领域，通过了解社区常见慢病的初级卫生保健防治模式，掌握如何开展社区生活方式综合干预及进行评价，培养对慢病初级卫生保健的兴趣与热情，助推"健康中国2030"与"中国梦"通过不同学科在卫生健康领域的实现。

2. 培养意义　慢病防治重在社区，重在预防。我国现阶段医疗卫生体系改革的重点之一，是探索建立家庭医生制度以满足群众对全方位、全周期健康照顾的需求。在以基层医疗卫生机构为平台，由社区全科医生及其服务团队提供防治结合的健康管理服务中，宽口径的复合型初级卫生保健人才必不可少。在多重慢病科研视角下，通过开展多学科参与的教学实践，可改变长期以来的社会误解，即认为慢病防治仅需要掌握临床医科知识，而未深刻意识到慢病对个人及社会造成的累积性负担，以及社区在解决慢病方面的长远重要作用。普及健康知识，开展健康促进，增强个人健康责任意识，需要初级卫生保健多个相关学科的共同努力。

3. 创新特色　构筑"理论教学、实地调研、创新实践、科研训练"四位一体的教学模式，有利于改变目前社区慢病防治的相关学科被划分成为单个相互独立的科目，带来的学科割据、各自为政的弊端，促进不同学科类别之间充分地交叉融合。理论教学通过基于校园的课堂教学环境，结合专题学习网站进行网上课堂以及线上交流，加强对社区多重慢病管理的理论知识的充分掌握。实地调研通过建立实践教学基地，了解多重慢病既患及高风险人群的社区慢病防治现况。创新实践通过设计前瞻性健康管理计划，促进初级卫生保健相关学科壁垒的打通，培养及充分发挥主观能动性与协同创新能力。科研训练通过对实施效果的随访与观察，掌握科研思路及方法，为在全科医学及初级卫生保健相关领域的工作发展奠定良好的实践基础。

4. 推广价值　通过社区多重慢病防治的教学改革，借助多层次、宽口径、广覆盖的交叉学科优势，将基于理论教学环境与基于社区的实践应用相结合，既强调跨学科理论知识的掌握，又突出实践能力与思维创新，在培养科研能力的同时，有利于提高健康管理和疾病防治水平，为培养具有"群体、环境、预防"大卫生观念的高校"复合型创新型人才"进行实践探索。在我国大力发展全科医学背景下，这一教学与实践模式有助于全科（家庭）医学理念的深度延伸与拓展，奠定宽口径广覆盖的初级卫生保健学科基础，可成为具有特色和可推广价值的初级卫生保健人才培养模式。

第六章

初级卫生保健干预策略

世界卫生组织（WHO）提出，初级卫生保健干预应包含四个方面共八项要素。四个方面即健康促进、预防保健、合理治疗、社区康复；八项要素包括对当前主要卫生健康问题及其预防和控制方法的健康教育、改善食品供应和合理营养、供应足够的安全卫生水和基本环境卫生设施、妇幼保健和计划生育、预防接种、预防和控制地方病、常见病和外伤的合理治疗，以及提供基本药物。在WHO提出的全方位多角度要素中，健康教育与健康促进、营养膳食、身体运动、遏制烟草消费、减少有害使用酒精、精神卫生与心理应对、合理用药与药物依从，是慢病的初级卫生保健干预策略的重要组成部分。

第一节　健康教育与健康促进

做自己的健康守门人，是新时期的健康观。习近平总书记在全国卫生与健康大会（2016年）提出："应倡导健康文明的生活方式。"健康既是一种权利，也是一种责任。世界卫生组织（WHO）指出，在影响健康的因素中，行为和生活方式占60%，远高于生物学因素和环境影响。在联合国层面，通过设定世界卫生日（4月7日）、世界水日（3月22日）、世界提高自闭症意识日（4月2日）、世界无烟日（5月31日）、禁止药物滥用和非法贩运国际日（6月26日）、世界精神卫生日（10月10日）、世界糖尿病日（11月14日）等年度国际节日，推动全世界积极参与促进和保护身体健康。

一、健康教育内涵

（一）健康教育的含义

1. 特点与意义　健康教育（health education）是通过信息传播和行为干预，帮助个人和群体掌握卫生保健知识、树立健康概念、自愿采纳有利于健康行为和生活方式的教育活动与过程，具有计划性、组织性、系统性、评价性的特点。作为一种社会和教育活动，健康教育致力于消除或减轻影响健康的危险因素，达到预防疾病、促进健康、提高生活质量的目的。健康教育已被视作改善和管理健康状况的主要手段。

2. 与卫生宣传的区别　传统意义上的卫生宣传通常指卫生知识的单向传播，宣传的目标对象较为泛化且常带有"过分渲染"色彩，不注重信息反馈与行为改变的效果，其实际效果主要侧重于改变人们的知识结构和态度。然而，长期实践研究证据表明，仅通过卫生宣传难以达到理想的行为改变效果。健康教育则以信息的双向传播为主，目标对象明确，在教育过程中注重反馈机制与行为改变效果。健康教育的本质是一种干预（intervention），其核心是通过健康教育使人们树立正确的健康意识、促使人们改变不健康的行为生活方式。因此，卫生宣传是健康教育的一种重要手段，健康教育是卫生宣传在内容上的深化、范围上的扩展与功能上的补充（表6-1）。

表6-1　健康教育与卫生宣传的比较[186]

卫生宣传	· 传播对象泛化
	· 目标定位限于注意与知晓阶段
	· 信息传播以单向为主
	· 对象为跟随行动或被动接受执行

续表

健康教育	• 传播对象针对性强
	• 涵盖注意、知晓、理解、接受的全过程
	• 信息传播以双向为主
	• 对象为自愿改变，主动采纳执行

（二）健康教育的研究领域

健康教育的研究领域十分广泛，可划分为多个不同类型，从不同的角度体现健康教育的内容[187-189]。

1. 目标人群或场所　根据目标人群或场所，健康教育的研究领域可划分为学校健康教育、公共场所健康教育、农村社区健康教育、城市社区健康教育、职业人群健康教育、医院健康教育、消费者健康教育、与人群健康密切相关行业人员的健康教育等。

2. 教育目的或内容　根据教育目的或内容，健康教育的研究领域可划分为人生各阶段健康教育、疾病防治健康教育、营养健康教育、心理健康教育、生殖健康教育、环境保护健康教育、控制吸烟酗酒和滥用药物教育、安全教育、死亡教育等。

3. 业务技术　根据业务技术，健康教育的研究领域可划分为健康教育行政管理、健康教育计划设计、健康教育组织实施、健康教育评价、健康教育人员培训、健康教育传播材料制作与媒介开发、社区健康教育项目的组织与开发等。

二、健康促进内涵

（一）健康促进的含义

健康促进（health promotion）一词自20世纪20年代起，就已出现在公共卫生文献记载中，并受到广泛关注。随着健康促进的迅速发展，其含义也在不断完善。健康促进是一种综合教育，它不仅包括一些直接提高个体和群体知识技能的教育活动，而且包括那些直接改善社会、经济和环境条件的活动，目的在于减少它们对个体和群体健康造成的不利影响，从而实现个体和人群健康水平的促进[190-194]。

1. 《健康促进渥太华宪章》　1986年第一届国际健康促进大会通过的《健康促进渥太华宪章》（*Ottawa Charter for Health Promotion*）提出："健康促进是指促进人们提高、维护和改善他们自身健康的过程，是协调人类与他们的环境之间的战略，规定了个人与社会对健康各自所负的责任"。这一大会宣言明确了健康促进的范围涉及整个人群的健康，而并不仅是局限于造成疾病的某些特定因素。

2. 教育与环境支持综合体　美国健康教育学家劳伦斯·格林（Lawrence W. Green）认为，健康促进是指一切能促使行为和生活条件向有益于健康改变的教育与环境支持的综合体。在这一定义中，"环境"指社会的、政治的、经济的和自然的综合体；"支持"则贯穿于政策、立法、财政、组织、社会开发等各个系统。这一表述使健康促进的定义更有可操作性。

3. 《健康新视野》　1995年WHO西太平洋区域委员会（WHO Regional Committee for the Western Pacific）发表的技术报告——《健康新视野》（*New Horizons in Health*）[192]，对健康促进的定义为："个人与其家庭、社区和国家共同采取措施，鼓励健康的行为，增强人们改进和处理自身健康的能力"。这一定义表明，健康促进的基本内涵包含了个人和群体的行为改变，以及政府行为（社会环境）的改变两个方面，并重视发挥个人、家庭、社会的健康潜能。

4. 《健康促进和健康的生活方式》决议 第五十七届世界卫生大会（2004年）通过的《健康促进和健康的生活方式》决议[194]指出，健康促进的首要任务是通过综合解决包括社会结构、环境因素、生活方式在内的决定因素作用链，以减少卫生不平等现象。健康促进的战略、模式和实施方法并不仅限于某一特定健康问题，而应能够面向多样化的人群、各种危险因素和疾病，以及不同的文化和环境。该决议也重申了初级卫生保健在实现健康促进过程中的重要作用。

（二）健康促进的活动领域

《健康促进渥太华宪章》（第一届国际健康促进大会，1986年）[191]指出，健康促进包括3项基本策略，即为创造保障健康的若干必要条件所进行的倡导；为人们最充分地发挥健康潜能而向他们的授权；为了实现健康目标的共同协作，在社区各利益相关者之间进行的协调。上述策略涉及了5个主要活动领域。

1. 建立促进健康的公共政策 健康促进的含义超出单一的卫生保健范畴，即必须把健康问题提到各部门、各级政府和组织的议事日程上，不同层级的决策者均应及时意识到所做的决策对健康的影响及所承担的责任。健康促进明确要求非卫生部门建立和实行能促进健康的公共政策，从而使人们更容易做出更利于健康的选择。

2. 创造健康支持环境 健康促进必须能够为人们创造安全、满意、愉快的生活环境和工作条件，能够系统地评估环境变化对健康的影响，以保证社会和自然环境有利于健康发展。

3. 加强社区行动 确定健康问题和需求是社区行动的开始，应赋权于社区，充分调动社区力量，挖掘社区资源，使之能够积极有效地参与卫生保健计划的制定与执行，从而帮助社区居民正确认识到自身的健康问题，并提出解决问题的办法。

4. 发展个人技能 健康促进应提供充分的健康信息，通过健康教育来提高人们做出健康选择的技能，帮助人们不断从生活中学习健康知识，从而为人生各个阶段可能出现的健康问题做好应对准备。

5. 调整卫生服务方向 健康促进中的卫生服务责任应由个人、社会团体、卫生服务专业人员、医疗保健部门、工商机构和政府共同承担。这要求多部门必须共同努力，调整卫生服务方向，优化卫生资源配置，建立有助于健康的卫生保健系统。

（三）健康促进的基本特征

1. 约束性与可持续性 健康促进不仅强调通过健康教育来提高个人技能，而且强调需要政府部门在政策、经济和法律等方面给予支持，对人们的行为进行约束。同时，健康促进兼顾内外因素的变化，持续改变人们的行为。

2. 群体性 社区和群众的全面参与是健康发展的基础。健康促进应激发人们的参与意愿，充分发挥每个家庭成员在健康促进与健康保护中的作用，帮助他们提高自我保健能力，改变不良行为生活方式。

3. 以预防为导向性 在疾病的三级预防中，健康促进强调一级预防甚至更早的阶段，减少和避免不利于行为、心理和社会环境暴露的各种危险因素，从起始阶段帮助人们建立有利于健康的行为生活方式，全面促进健康。

4. 广泛性 健康促进涉及整个人群以及生活的各方面，不仅包括健康教育的行为干预，而且强调行为改变所需要的各项策略支持，及强调卫生部门、非卫生部门等多部门协作和全社会参与。

（四）健康促进的基本策略

健康促进策略指的是为达到计划目标所采取的战略措施。《健康促进渥太华宣言》中确定了健康促进的三大基本策略，即倡导（advocate）、赋权（enable）、协调（mediate）。

1. 倡导　一种有组织的个体及社会的联合行动，其目的是创造有利于健康的社会、经济、文化和环境条件。这一策略涵盖倡导政策支持，争取获得政治承诺；倡导社会对各项健康举措的认同，激发全社会对健康的关注以及群众的参与意识；倡导卫生及相关部门提供全方位的支持，最大限度地满足群众对健康的愿望和需求。

2. 赋权　健康是一项基本人权，健康促进重点在于实现健康平等，使人们最充分地发挥各自健康的潜能。赋权包括个人赋权和社区赋权，前者赋予人们正确的观念、科学的知识和可行的技能，获得控制可影响自身健康相关决策和行动的能力；后者使社区人群的集体行动更有效地改变影响社区健康与生活质量的相关因素。赋权可缩小资源分配和健康状况的差异，保障人人享有卫生保健的机会和资源，是实现卫生服务、资源分配平等合理的基础。

3. 协调　健康促进涉及卫生部门、社会其他经济部门、政府、非政府组织（NGO）、社会各界人士、社区、家庭和个人。在改善和保护健康的健康促进活动中，必须使个体、社区及相关部门等各利益相关者之间协调一致，组成强大的联盟和社会支持体系，在共同协作的基础上实现健康目标。

三、健康教育与健康促进的意义

（一）健康教育与健康促进的作用

1. 初级卫生保健的先导　《阿拉木图宣言》[55]（*Declaration of Alma-Ata*）将健康教育列为初级卫生保健的8项内容之首，指出健康教育在所有卫生问题的预防方法及控制措施中最为重要，是实现初级卫生保健任务的关键。实践研究表明，健康教育和健康促进是实施初级卫生保健其他7项主要内容的基础和先导。健康教育作为联系各相关部门的桥梁，充分开发、动员、组织与协调各部门共同参与初级卫生保健的实施。

2. 卫生健康事业发展的战略举措　我国人群疾病谱与死亡谱中，在过去占据重要位置的传染性疾病和营养不良，已逐渐被慢性非传染性疾病取代，其中冠心病、肿瘤、脑血管病等疾患已成为主要死因，这与全球趋势一致。研究证实，不良的生活方式、行为、职业和环境因素是这些慢病的主要危险因素。单纯通过医药手段并不能解决行为生活方式的改变问题；只有通过健康教育，促使人们自愿采纳健康的行为生活方式，才能有效控制致病危险因素，预防疾病，保障健康。健康教育与健康促进在各项措施中处于核心地位，具有社会突破性的战略意义。

3. 低投入、高产出、高效益的保健措施　健康教育与健康促进的核心是改变人们的健康相关行为，引导人们自愿放弃不良的行为生活方式，减少自身制造的危险，追求身心健康的目标。从成本-效益角度，健康促进是一项投入少、产出多、效益高的保健措施。有效的健康教育与健康促进能够预防疾病的发生，其所需的资源投入与高昂的医疗费用形成鲜明对比，从而节省大量的社会财富，创造巨大的社会经济效益。美国疾病预防控制中心研究数据表明，单纯依靠每年投入数以千亿计支出提高临床医疗技术，难以使全美人口的平均期望寿命增加1年；而如果美国男性公民不吸烟、不过量饮酒，且合理饮食和经常规律锻炼，平均寿命可有望延长10年。

（二）健康教育与健康促进的任务

1. **转变决策观念**　从政策上，通过主动争取和有效促进决策层转变"重治轻防"的观念，对有利于健康的活动给予支持，并制定各项促进健康的政策，有效地开展健康促进，基于预防医学理念应对健康需求。

2. **强化责任感**　在社区活动中，健康教育可提高个人、家庭和社区对预防疾病、促进健康、提高生活质量的责任感。《阿拉木图宣言》指出："人们有权利和义务参与个人和集体的卫生保健计划的制订和实施。"健康教育者可为群众提供信息，提高个人自控能力，帮助人们改变不良习惯和生活方式，排除影响自身健康和他人健康的各种慢病危险因素，使人们能够做出有利于健康的正确决策。通过提高社区自助能力，实现社区资源的充分开发和有效利用，提高社区居民的健康素质和慢病应对水平。

3. **创造有益的外部环境**　在广泛的联盟和支持系统基础上，通过健康教育和健康促进，多个相关部门协同逐步创造安全、舒适、愉快、良好的生活和工作环境。同时，应提倡防治并举，在慢病治疗过程中纳入健康教育与健康促进的理念，为群众提供更符合其需求，更以人为本的卫生与健康服务。

4. **"健康中国"建设**　"健康中国"的建设，需要树立大卫生、大健康的观念，借助医疗卫生服务和健康教育促进的"双重处方"，将以疾病治疗为中心转变为以健康促进为中心，从生命全周期出发，关注健康全过程。在关注居民个体身心健康的同时，应大力提倡群体以及全社会积极参与促进健康，树立"人人为健康，健康为人人"的正确观念。

第二节　膳食营养

随着我国经济的快速发展，城乡居民的温饱问题得到基本解决后，食物摄入超出生理需求的问题逐渐显现，进而引发了包括肥胖、高血脂、2型糖尿病等慢病在内的"富贵病"的流行。此外，由于膳食结构欠合理，营养知识匮乏，加之部分地区营养素缺乏问题尚未彻底解决，如何实现平衡膳食、合理营养，成为慢病防治亟须解决的重要问题。国际心脏健康大会（International Heart Health Conference，1992年）发表的《维多利亚宣言》（*Victoria Declaration on Heart Health*），首次提出心脏健康维护的四大基石，即促进健康的饮食习惯、远离烟草的生活方式、有规律的体育运动、支持性的心理–社会环境。我国将其进一步精炼为健康生活的四大基石，即合理膳食、适当运动、戒烟限酒、心理平衡。WHO《关于非传染性疾病的10个事实》档案资料表明，遵循健康四大基石的生活方式，可预防约75%的心脏病、脑卒中、2型糖尿病，及约40%的肿瘤。因此，健康生活的基石被视作居民掌握自身健康、延长期望寿命的重要技术。目前已有充足的研究证据表明，慢病负担与一日三餐的膳食营养密切相关。我国家庭医生签约制度的逐步推行，亟须膳食干预适宜技术在社区的转化应用。营养师在营养筛查、食谱设计与计算、膳食调查、营养宣教等方面，扮演着重要角色。依托社区家庭医生团队，在为居民及患者开展持续、综合、个体化的慢病防治中，膳食干预将能更有效地发挥一线治疗的作用。

一、中国居民营养与健康状况

合理膳食是健康生活的首要基石，膳食营养是促进身体健康和社会发展的重要因素。大量研究表明，生活方式对健康和寿命的作用大于先天遗传因素的作用。饮食是个人生活方式的主要方面之一，通过平衡膳食与合理营养能够减少疾病、促进健康。在我国，随着经济社会发展和卫生服务水平的不断提高，居民人均预期寿命逐年增长，健康状况和营养水平不断改善，疾病控制工作取得了巨大成就。与此同时，人口老龄化、城镇化、工业化的进程加快，以及不健康的生活方式等因素也影响着人们的健康状况。2015年6月30日国务院新闻办公室《中国居民营养与慢病状况报告（2015）》新闻发布会，基于多中心、多来源数据的系统评估、复杂加权和荟萃分析等研究数据，报告了10年间我国居民营养和慢病状况的变化。

（一）居民膳食营养与体格发育状况

1．能量供给　膳食能量供给充足，体格发育与营养状况总体改善。自2002年起的10年间，我国居民膳食营养状况得到总体改善。至2012年，居民每人每天平均能量摄入量为9 122 kJ（2 172 kcal），蛋白质摄入量为65 g，脂肪摄入量为80 g，碳水化合物摄入量为301 g，三大营养素供能充足，能量需要得到满足。全国18岁及以上成年男性和女性的平均身高分别为167.1cm和155.8cm，平均体重分别为66.2kg和57.3kg；与2002年相比，居民身高、体重均有所增长，尤其是6～17岁儿童与青少年的身高、体重增幅更为显著。2012年成人营养不良率为6.0%，比2002年降低2.5个百分点。儿童青少年生长迟缓率和消瘦率分别为3.2%和9.0%，比2002年降低3.1个百分点和4.4个百分点。6岁及以上居民贫血率为9.7%，比2002年下降10.4个百分点。其中6～11岁儿童和孕妇贫血率分别为5.0%和17.2%，比2002年下降了7.1个百分点和11.7个百分点。

2．膳食结构　2002年至2012年，我国城乡居民粮谷类食物摄入量保持稳定。总蛋白质摄入量基本持平，优质蛋白质摄入量增加，豆类和奶类消费量依然偏低。脂肪摄入量过多，平均膳食脂肪供能比超过30%。蔬菜、水果摄入量略有下降，钙、铁、维生素A、维生素D等部分营养素缺乏的问题依然存在。2012年居民平均每日烹调用盐10.5 g，较2002年下降1.5 g。全国18岁及以上成人超重率为30.1%，肥胖率为11.9%，与2002年相比分别上升了7.3%和4.8%。6～17岁年龄段的儿童与青少年超重率为9.6%，肥胖率为6.4%，比2002年分别上升了5.1%和4.3%。

（二）居民慢病与慢病危险因素状况

1．重点慢病患病情况　2012年全国18岁及以上成人高血压患病率为25.2%，糖尿病患病率为9.7%。与2002年相比，高血压及糖尿病的患病率均呈上升趋势。40岁及以上人群慢性阻塞性肺病患病率为9.9%。在过去10年间，我国癌症发病率呈上升趋势。根据2013年全国肿瘤登记结果分析，我国癌症发病率为235/10万，男、女性发病首位的癌症分别为肺癌和乳腺癌。

2．重点慢病死亡情况　2012年全国居民慢病死亡率为533/10万，占总死亡人数的86.6%。心脑血管病、癌症和慢性呼吸系统疾病为主要死因，占总死亡的79.4%。心脑血管病死亡率最高，为271.8/10万；其后为癌症，死亡率为144.3/10万，其中前五位分别是肺癌、肝癌、胃癌、食管癌、结直肠癌。慢性呼吸系统疾病死亡率为68/10万。

3．慢病危险因素情况　我国现有吸烟人数超过3亿，15岁以上人群吸烟率为28.1%，其中男性吸烟率高达52.9%，非吸烟者中暴露于二手烟的比例为72.4%。2012年全国18岁及以上成人的人均年酒精摄入量为3 L，饮酒者中有害饮酒率为9.3%，其中男性为11.1%。成人经常锻炼率为18.7%。吸烟、过量饮酒、身体活动不足和高盐、高脂等不健康饮食是慢病发生、发展的主要行为危险因素。

（三）居民膳食结构存在的问题

根据我国居民营养与慢病状况的调查数据，城市和农村居民膳食中谷类食物的供给比分别为47%、58.8%，均低于推荐量下限标准（60%）。在脂肪摄入方面，来自脂肪的供能比例持续增高，全国平均比例已经超过食物营养指南推荐的标准（25%～30%），其中脂肪含量较高的猪肉摄入量明显增加。此外，居民膳食用盐虽呈现下降趋势但仍处于较高水平。奶类、水果的摄入量与推荐量相比，尚存在较大差距。大豆类食物消费量较低。对于超重、肥胖等营养过剩的人群，以及贫血、消瘦等营养不良的人群等，尚需实施分类指导[195-204]。

二、膳食营养基本原理

营养（nutrition）是人体从外界环境摄取食物，经过消化、吸收和代谢，利用其有益物质，供给能量，构成和更新身体组织，调节生理功能的全过程。食物中含有各种营养素（nutrient），其在机体中具有特定生理作用，是维持机体生长、发育、活动、生殖以及正常代谢所需的物质。这些物质包括蛋白质、脂类、碳水化合物、矿物质及维生素等。营养素又可分为三类：①必需营养素（essential nutrient），即人体必需，但因体内不能合成或合成不足，需从食物中获得的营养素；②宏量营养素（macronutrient），即人体内含量及需要量相对较多的营养素，包括蛋白质、脂类、碳水化合物；③微量营养素（micronutrient），即人体内含量及需要量相对较少的营养素，主要指维生素和矿物质。

（一）基本概念

1. 宏量营养素　包括蛋白质、脂类和碳水化合物。蛋白质（protein）是以氨基酸为基本单位，通过肽键连接起来的一类含氮大分子有机化合物。脂类（lipids）是脂肪和类似脂肪物质的统称。脂肪（fat）是由1分子甘油和1～3分子脂肪酸所形成的酯，包括一酰甘油、二酰甘油、三酰甘油。多不饱和脂肪酸（polyunsaturated fatty acid，PUFA）是指碳链上含有两个或两个以上双键的脂肪酸，如亚油酸、亚麻酸、花生四烯酸。碳水化合物（carbohydrate）又称为糖类，是单糖、寡糖、多糖的总称。

2. 常量元素　包括钙、磷、镁、钾、钠、氯、硫等矿物质，在人体内的含量大于体重的0.01%，是人体必需的微量营养素。钙（calcium）维持神经肌肉的正常兴奋性，参与调节和维持细胞功能、体液酸碱平衡，参与血液凝固、激素分泌，是骨骼和牙齿的主要构成成分。长期缺钙可致儿童佝偻病、中老年人骨质软化症；而长期过量摄入钙则会增加患肾结石的风险。磷（phosphorus）与钙结合构成骨骼和牙齿，参与物质代谢，维持机体的酸碱平衡，正常饮食可获得足够的磷。镁（magnesium）具有调节细胞钾、钠分布、维持骨骼生长和神经肌肉兴奋性等功能，是多种酶的激活剂。钾（potassium）参与糖、蛋白质的代谢，维持正常渗透压、酸碱平衡、神经肌肉的兴奋性等。钾缺乏可引起神经肌肉、心血管、中枢神经发生功能性或病理性改变。钠（sodium）调节细胞外液的容量与渗透压，维持酸碱平衡及维持神经肌肉兴奋性，摄钠过多是高血压的危险因素之一。

3. 微量元素　在人体内的含量小于体重的0.01%的矿物质。微量元素可分为三类：第一类为人体必需的微量元素，包括铁、碘、锌、硒、铜、钼、铬、钴8种；第二类为人体可能必需的微量元素，包括锰、硅、镍、硼、钒5种；第三类为具有潜在毒性，但在低剂量时，对人体可能是有益的微量元素，包括氟、铅、镉、汞、砷、铝、锂、锡8种。铁（iron）参与体内氧的运送和组织呼吸过程，维持正常的造血功能，缺乏时可影响血红蛋白的合成，发生缺铁性贫血。碘（iodine）是合成甲状腺激素的成分，摄入不足时可引起碘缺乏病，长期过量摄入则可导致高碘性甲状腺肿等危害。锌（zinc）是金属酶的组成成分，严重缺乏时可引起皮肤损害和免疫功能损伤，或发生肠病性肢端皮炎。硒（selenium）是谷胱甘肽过氧化物酶等的组成成分，参与机体的抗氧化，硒缺乏是克山病的可能病因。铜（copper）参与铜蛋白和多种酶的构成，缺乏时可发生小细胞低色素性贫血。钼

（molybdenum）是黄嘌呤氧化酶/脱氢酶、醛氧化酶、亚硫酸盐氧化酶的组成成分，在正常膳食条件下人体不易发生钼缺乏。铬（chromium）是葡萄糖耐量因子的组成成分、某些酶的激活剂；铬摄入不足可引起糖、脂代谢紊乱等。

4. 维生素　可分为脂溶性维生素和水溶性维生素。脂溶性维生素包括维生素 A、维生素 D、维生素 E、维生素 K，溶于有机溶剂而不溶于水。维生素A又称视黄醇，是紫萝酮衍生物的总称，包括维生素A$_1$与维生素A$_2$两种，在某些代谢过程特别是视觉的生化过程中所必需。维生素D是具有胆钙化固醇（维生素D$_3$）生物活性的所有类固醇的总称，具有促进钙、磷吸收和利用的作用。维生素E又称为生育酚，包括α-、β-、γ-、δ-生育酚和α-、β-、γ-、δ-三烯生育酚，均具有抗氧化活性，其中α-生育酚活性最强。维生素K又称为叶绿醌，包括维生素K$_1$、维生素K$_2$、维生素K$_3$，为形成活性凝血因子Ⅱ、凝血因子Ⅶ、凝血因子Ⅺ和凝血因子Ⅹ所必需。水溶性维生素包括 B 族维生素和维生素 C，能在水中溶解。维生素B$_1$，又称为硫胺素或抗神经炎素，在人体内构成丙酮酸脱氢酶、丙酮酸脱羧酶、转酮酶、α-酮戊二酸脱氢酶等的辅酶。维生素B$_2$，又称为核黄素，在体内以黄素腺嘌呤二核苷酸、黄素单核苷酸的形式作为辅基与特定蛋白质结合，形成黄素蛋白，参与体内氧化还原反应和能量代谢。维生素B$_6$包括吡哆醛、吡哆胺及吡哆醇，是所有呈现吡哆醛生物活性的3-羟基-2-甲基吡啶衍生物的总称，其磷酸化形式是氨基酸代谢过程的辅酶，如转氨酶的辅酶。维生素B$_{12}$，又称为钴胺素或氰钴胺素，是所有呈现氰钴胺素生物活性的类咕啉的总称，其辅酶形式是钴胺酰胺，参与核酸与红细胞生成。泛酸，是辅酶A和酰基载体蛋白的组成部分；辅酶A参与糖、脂肪和蛋白质的代谢，酰基载体蛋白则参与脂肪酸的合成。叶酸（folic acid）的辅酶形式是四氢叶酸的一些衍生物，参与一碳单位的代谢。烟酸（nicotinic acid）在体内构成烟酰胺腺嘌呤二核苷酸（NAD+）及烟酰胺腺嘌呤二核苷酸磷酸（NADP+）的辅酶，在生物氧化还原反应中起电子载体或递氢体作用；烟酰胺是烟酸的酰胺化合物。生物素（biotin）在羧化、脱羧和转羧化反应中起辅酶作用。维生素C，又称为抗坏血酸，是所有显示抗坏血酸生物活性化合物的通称，参与人体内的氧化还原反应。

（二）平衡膳食的基本理念

平衡膳食理念强调从氨基酸平衡、热量营养素构成平衡、营养素摄入量平衡与食物种类平衡四个方面，建立膳食营养供给与机体生理需要之间的平衡关系。通过平衡膳食，促进营养素的吸收和利用；平衡关系的失调会对人体健康带来不良影响，并导致机体发生慢病或营养性疾病。

1. 氨基酸平衡　食物中含有的8种必需氨基酸的数量及比例，在很大程度上决定了食物蛋白质营养价值的高低。只有在氨基酸的数量及比例与人体的客观需要接近时，才能合成人体的蛋白质。虽然食物中牛奶、鸡蛋的氨基酸比例与人体极为接近，但大多数食物为氨基酸构成不平衡型，因此通过食物的合理搭配来纠正氨基酸构成比例的不平衡尤为重要。在日常生活中，应提倡摄入包括谷类与豆类食物在内的多种类别食物。

2. 热能营养素构成平衡　人体的三大热能营养素包括碳水化合物、脂肪、蛋白质。其中，碳水化合物提供的热量占总热量的50%~65%，蛋白质提供的热量占总热量的10%~15%，脂肪提供的热量不超过总热量的30%。只有当从食物中摄入的这三种营养素比例平衡时，才能发挥其各自和相互间的促进作用。同时，应注意脂肪的摄入量。脂肪热量摄入过多则会破坏三大热能营养素之间的平衡，容易引发肥胖、糖尿病、高血压及心脑血管疾病等。

3. 营养素摄入量平衡　目前已确认的人体必需营养素包括42种，即9种氨基酸、2种多不饱和脂肪酸、1种碳水化合物、14种维生素、7种常量元素、8种微量元素、水。任一种营养素既不能缺乏，也不能过量。营养素严重缺乏可导致相关的营养缺乏病，过量则影响其他营养素的正常吸收，甚至引起中毒。各营养素之间存在着错综复杂的关系，并且各种营养素的需要量会随着人体生理状态和活动的不同而发生变化。

4．食物种类平衡　保持动物性食物（畜、禽肉类、鱼虾类、蛋类、奶类）与植物性食物（谷类、薯类、豆类、坚果类、水果蔬菜）等之间或之内的适宜比例，以满足能量与各营养素之间比例的平衡。

（三）中国居民膳食营养素参考摄入量

为帮助科学合理安排每日膳食，摄取数量与质量适宜的营养素，国家卫生健康委员会自2017年10月起，陆续发布了《中国居民膳食营养素参考摄入量》的推荐性卫生行业标准（国卫通〔2018〕6号），涵盖了宏量营养素（WS/T 578.1—2017）、常量元素（WS/T 578.2—2018）、微量元素（WS/T 578.3—2017）、脂溶性维生素（WS/T 578.4—2018）、水溶性维生素（WS/T 578.5—2018）等多种膳食营养素（表6-2至表6-6）。

表6-2　中国18岁及以上成年居民膳食宏量营养素参考摄入量[196]

宏量营养素	参考值
蛋白质	·　男性：65 g/d（RNI）
	·　女性：55 g/d（RNI）
脂类	
脂肪	·　能量百分比20～30（AMDR）
饱和脂肪酸	·　能量百分比<10（U-AMDR）
n-6多不饱和脂肪酸	·　能量百分比2.5～9.0（AMDR）
n-3多不饱和脂肪酸	·　能量百分比0.5～2.0（AMDR）
碳水化合物	
碳水化合物	·　18～65岁：能量百分比50～65（AMDR）
添加糖	·　18～65岁：能量百分比<10（AMDR）

注：RNI，recommended nutrient intake，推荐摄入量（可以满足某一特定性别、年龄及生理状况群体中绝大多数个体需要的营养素摄入水平）；AMDR，acceptable macronutrient distribution range，宏量营养素可接受范围（为预防产能营养素缺乏，同时又降低慢病风险而提出的每日摄入量的下限和上限）。

表6-3　中国18岁及以上成年居民膳食常量元素参考摄入量[197]

常量元素	参考值
钙	·　18～49岁：800 mg/d（RNI）
	·　50～64岁：1000 mg/d（RNI）
	·　65～79岁：1000 mg/d（RNI）
	·　80岁及以上：1000 mg/d（RNI）
磷	·　18～49岁：720 mg/d（RNI）
	·　50～64岁：720 mg/d（RNI）
	·　65～79岁：700 mg/d（RNI）
	·　80岁及以上：670 mg/d（RNI）

续表

常量元素	参考值
镁	• 18~49岁：330 mg/d（RNI） • 50~64岁：330 mg/d（RNI） • 65~79岁：320 mg/d（RNI） • 80岁及以上：310 mg/d（RNI）
钾	• 18~49岁：2000 mg/d（AI） • 50~64岁：2000 mg/d（AI） • 65~79岁：2000 mg/d（AI） • 80岁及以上：2000 mg/d（AI）
钠	• 18~49岁：1500 mg/d（AI） • 50~64岁：1400 mg/d（AI） • 65~79岁：1400 mg/d（AI） • 80岁及以上：1300 mg/d（AI）
氯	• 18~49岁：2300 mg/d（AI） • 50~64岁：2200 mg/d（AI） • 65~79岁：2200 mg/d（AI） • 80岁及以上：2000 mg/d（AI）

注：RNI，recommended nutrient intake，推荐摄入量（可以满足某一特定性别、年龄及生理状况群体中绝大多数个体需要的营养素摄入水平）。AI，adequate intake，适宜摄入量（营养素的一个安全摄入水平，是通过观察或实验获得的健康人群某种营养素的摄入量）。

表6-4　中国18岁及以上成年居民膳食微量元素参考摄入量[198]

微量元素	参考值
铁	• 男性：12 mg/d（RNI） • 女性：20 mg/d（18~49岁，RNI）；12 mg/d（50岁及以上，RNI）
碘	• 120 μg/d（RNI）
锌	• 男性：12.5 mg/d（RNI） • 女性：7.5 mg/d（RNI）
硒	• 60 μg/d（RNI）
铜	• 0.8 mg/d（RNI）
钼	• 100 μg/d（RNI）
铬	• 30 μg/d（AI）

注：RNI，recommended nutrient intake，推荐摄入量（可以满足某一特定性别、年龄及生理状况群体中绝大多数个体需要的营养素摄入水平）；AI，adequate intake，适宜摄入量（营养素的一个安全摄入水平，是通过观察或实验获得的健康人群某种营养素的摄入量）。

表6-5　中国18岁及以上成年居民膳食脂溶性维生素参考摄入量[199]

脂溶性维生素	参考值
维生素A	• 男性：800 μg（视黄醇活性当量）/d（RNI）
	• 女性：700 μg（视黄醇活性当量）/d（RNI）
维生素D	• 18~64岁：10 μg/d（RNI）
	• 65岁及以上：15 μg/d（RNI）
维生素E	• 14 mg（α-生育酚当量）/d（AI）
维生素K	• 80 μg/d（AI）

注：RNI，recommended nutrient intake，推荐摄入量（可以满足某一特定性别、年龄及生理状况群体中绝大多数个体需要的营养素摄入水平）；AI，adequate intake，适宜摄入量（营养素的一个安全摄入水平，是通过观察或实验获得的健康人群某种营养素的摄入量）。

表6-6　中国18岁及以上成年居民膳食水溶性维生素参考摄入量[200]

水溶性维生素	参考值
维生素B_1	• 男性：1.4 mg/d（RNI）
	• 女性：1.2 mg/d（RNI）
维生素B_2	• 男性：1.4 mg/d（RNI）
	• 女性：1.2 mg/d（RNI）
维生素B_6	• 18~49岁：1.4 mg/d（RNI）
	• 50岁及以上：1.6 mg/d（RNI）
维生素B_{12}	• 2.4 μg/d（RNI）
泛酸	• 5.0 mg/d（AI）
叶酸	• 400 μg（膳食叶酸当量）/d（RNI）
烟酸	• 18~49岁：男15 mg（烟酸当量）/d（RNI）；女12 mg（烟酸当量）/d（RNI）
	• 50~64岁：男14 mg（烟酸当量）/d（RNI）；女12 mg（烟酸当量）/d（RNI）
	• 65~79岁：男14 mg（烟酸当量）/d（RNI）；女11 mg（烟酸当量）/d（RNI）
	• 80岁及以上：男13 mg（烟酸当量）/d（RNI）；女10 mg（烟酸当量）/d（RNI）
烟酰胺	• 18~49岁：310 mg/d（UL）
	• 50~64岁：310 mg/d（UL）
	• 65~79岁：300 mg/d（UL）
	• 80岁及以上：280 mg/d（UL）
胆碱	• 男性：500 mg/d（AI）
	• 女性：400 mg/d（AI）
生物素	• 40 mg/d（AI）
维生素C	• 100 mg/d（RNI）

注：RNI，recommended nutrient intake，推荐摄入量，即可以满足某一特定性别、年龄及生理状况群体中绝大多数个体需要的营养素摄入水平；AI，adequate intake，适宜摄入量，即营养素的安全摄入水平，是通过观察或实验获得的健康人群某种营养素的摄入量；UL，tolerable upper intake level，可耐受最高摄入量，即平均每日可摄入营养素的最高量，对一般人群中的几乎所有个体都不至于造成损害。

（四）中国居民膳食指南

《中国居民膳食指南（2016）》（国家卫生计生委疾病预防控制局，2016年）由一般人群膳食指南、特定人群膳食指南和中国居民平衡膳食实践共3部分组成。针对2岁以上的所有健康人群提出6条核心推荐；并在一般健康人群膳食指南的基础上，针对孕妇、乳母、2岁以下婴幼儿、2～6岁学龄前儿童、7～17岁儿童和青少年、老年和素食人群等特定人群的生理特点及营养需要，提出了有针对性的特殊指导。

1. 食物多样，谷类为主　食物多样，谷类为主是平衡膳食模式的重要特征。人类的食物多种多样，并且每种食物含有的营养成分不尽相同。由于每种食物均可提供至少一种营养物质，建议每天摄入12种以上食物，每周25种以上。为平衡膳食，满足人体各种营养需求，每日膳食应包括谷薯类、蔬菜水果类、畜禽鱼蛋奶类、大豆坚果类等食物，且应粗细搭配，避免稻米、小麦加工过细，导致其中所含的矿物质、维生素和膳食纤维流失。一般成年人每天摄入谷薯类食物250～400 g，其中全谷物和杂豆类50～150 g，薯类50～100 g。

2. 吃动平衡，健康体重　运动量与摄入的总热量是控制体重与保持健康的两大主要因素。针对身体活动的减少与高热量高脂肪食物摄入的增加，首先应做到食不过量，控制总能量摄入；同时应减少久坐时间，每隔1 h应起身活动。坚持日常身体活动，每周至少进行5天中等强度的身体活动，累计时间达150 min以上；且每日主动身体活动达到6 000步。各年龄段人群均应积极运动、保持健康体重。

3. 多吃蔬果、奶类、大豆　蔬菜水果所含热量低，是维生素、膳食纤维、矿物质和植物化学物质的重要来源。奶类营养成分齐全，组成比例适宜，容易被人体消化吸收，是膳食钙质的极好来源；大豆富含优质蛋白、必需脂肪酸、多种维生素和膳食纤维，且含有磷脂、低聚糖、异黄酮、植物固醇等多种植物化学物质，对降低慢病的发病风险有重要作用。居民膳食提倡餐餐有蔬菜，保证每天摄入新鲜蔬菜300～500 g，其中深色蔬菜应占50%。提倡每日摄入新鲜水果200～350 g，但应注意果汁不能代替水果。每日各类奶制品的摄入量应相当于液态奶300 g。经常食用豆制品，每日摄入量应相当于食用大豆25 g以上，并适量进食坚果。

4. 适量吃鱼、禽、蛋、瘦肉　鱼、禽、蛋和瘦肉均属于动物性食物，是摄入优质蛋白、脂类、脂溶性维生素、B族维生素和矿物质的良好来源。鱼和禽类脂肪含量相对较低，鱼类还含有较多的不饱和脂肪酸。蛋类各种营养成分齐全，建议吃鸡蛋不弃蛋黄，同时应少吃肥肉、烟熏和腌制肉制品。动物性食物一般都含有一定量的饱和脂肪酸和胆固醇，摄入过多可增加心脏病的发病风险，因此这类食物的摄入应适量，建议每周吃鱼280～525 g，禽畜肉280～525 g，蛋类280～350 g，平均每日摄入鱼、禽、蛋和瘦肉总量120～200 g。

5. 少盐少油，控糖限酒　世界卫生组织（WHO）建议每人每日食盐用量宜不超过6g。膳食钠的来源除食盐外，还包括酱油、咸菜、味精，以及含钠的加工食品等。食盐和食用油摄入过多是我国城乡居民共同存在的营养问题，应培养清淡饮食的习惯，少吃高盐、油炸、烟熏和腌制食品。建议每日烹调油摄入量为25～30 g；控制糖的摄入量，每日摄入不超过50 g，最好不超过25 g；每日反式脂肪酸摄入量不超过2 g。同时，应保证足量饮水，成年人饮水建议达到每日1 500～1 700 mL（即7～8杯），提倡饮用白开水和茶水，不喝或少喝含糖饮料。饮用酒的酒精摄入量男性应低于25 g/d，女性应低于15 g/d；儿童少年、孕妇、乳母不应饮酒。

6. 杜绝浪费，兴新食尚　应秉持勤俭节约、珍惜食物、杜绝浪费的美德，按需选购食物及备餐，提倡分餐不浪费。应学会阅读食品标签，合理选择新鲜卫生的食物和适宜的烹调方式，食物制备生熟分开，熟食二次加热需热透。提倡在家中进餐，享受食物和亲情，传承优良文化，兴饮食文明新风。

（五）中国居民平衡膳食宝塔

1. 特点　中国居民平衡膳食宝塔将平衡膳食的原则转化成各类食物的用量，体现了《中国居民膳食指南》的核心内容。在结合我国居民膳食的实际情况基础上，膳食宝塔分为5层，每日应摄入的主要食物种类在膳食宝塔中所占的位置和面积不同，反映了各类食物在膳食中的地位及应占的比例，是较为理想的营养学膳食模式（图6-1）。

2. 推广应用　膳食宝塔中各类食物的摄入量一般是指食物可食部分的生重，适用于一般健康成人。平衡膳食宝塔给出的建议是各类食物摄入量的平均值。我国幅员辽阔，地广人多，在平衡膳食宝塔的实际应用中需结合各地区饮食习惯。膳食对居民健康有长远影响，在平衡膳食宝塔技术的推广应用中，可通过手机微信、微博等媒介宣传，以及开展适合多样化人群的社区教育讲座，提高居民执行平衡膳食的实际技能，充分体现平衡膳食宝塔对居民健康的重要促进作用，实现慢病防控的长期目标。

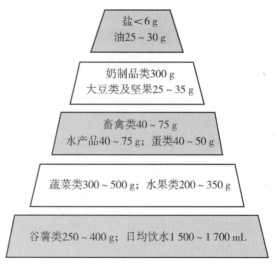

图6-1　中国居民平衡膳食宝塔简明建议

三、膳食营养与高血压

近年来，城乡居民在解决温饱问题、实现小康生活的同时，也伴随着与膳食有关的慢病逐年增加这一严重问题。肥胖、糖尿病、高血压等慢病均与过度营养及膳食失衡有关。近年来的研究成果指出了居民健康与饮食行为的关系，为改变不合理的膳食结构与预防膳食营养相关的慢病提供了科学依据。

（一）概述

高血压是指以体循环动脉血压（收缩压和/或舒张压）增高为主要特征（收缩压≥140 mmHg/舒张压≥90 mmHg），可伴有心、脑、肾等器官的功能或器质性损害的临床综合征。高血压是最常见的慢病，也是心脑血管病的最主要危险因素。在我国乃至全球人群慢病谱中，心血管疾病均为头号死因，其与血压升高有密切关联。预防和控制高血压，是遏制心脑血管疾病流行的核心策略。临床上将高血压分为原发性高血压和继发性高血压两类；前者是一种以血压升高为主要临床表现而病因尚未明确的独立疾病，占全部高血压患者的90%以上；后者又称为症状性高血压，在这类疾病中病因明确，高血压仅是该疾病的临床表现之一，血压可表现为暂时性或持久性升高。

（二）膳食营养的一线防治

目前公认的可引起高血压的膳食因素包括高钠饮食、摄入能量过多引起身体肥胖及过量饮酒。1级高血压（收缩压140~159 mmHg/舒张压90~99 mmHg）是血压升高的早期阶段，患者群体约占高血压患者总数的60%，是社区高血压非药物防治的主要目标群体。《中国心血管病预防指南（2017）》指出，1级高血压患者应首先进行生活方式干预，如戒烟、减少钠盐摄入量、限制有害使用酒精、增加体力活动和控制体重、合理膳食等。对于高血压患者而言，膳食营养干预是独立于药物治疗之外的重要手段；而对于高血压高风险人群而言，膳食营养改变是首选的干预方法。《高血压患者膳食指导WS/T 430—2013》建议，患者每日进食量应适当，以保持适宜体重（BMI=18.5～23.9 kg/m²）。每日食盐摄入量不超过5 g，推荐低盐膳食和高钾膳食，适当增加钙和镁的摄入量，戒酒，每日摄入充足的膳食纤维和维生素。应遵循食物多样化及平衡膳食的原则，尽量减少摄入富含油脂和精制糖的食物，限量食用烹调油。应有规律进食，不宜进食过饱，也不宜漏餐。

1. 能量摄入推荐值　正常体重的高血压患者（BMI=18.5～23.9 kg/m²）每日能量的摄入可按105～126 kJ/kg（即25～30 kcal/kg）计算；超重和肥胖者除适当增加体力活动外，应适当减少每日的能量摄入。推荐做法是每日比原来摄入的能量减少1 260～2 100 kJ（即300～500 kcal）；或男性每日能量摄入5 040～6 720 kJ（即1 200～1 600 kcal），女性每日能量摄入4 200～5 040 kJ（即1 000～1 200 kcal）。

2. 营养素摄入推荐值　每日可参考营养素摄入推荐值，开展高血压患者的膳食指导（表6-7）。

表6-7　营养素摄入量推荐值[203]

营养素名称	每日推荐摄入量
蛋白质	• 正常体重者：占总能量12%～15%
	• 超重或肥胖者：占总能量15%～20%
脂肪	• 不超过总能量的30%
饱和脂肪酸	• 低于总能量的7%
多不饱和脂肪酸	• 低于总能量的10%
单不饱和脂肪酸	• 约占总能量的10%
反式脂肪酸	• 低于总能量的2%
胆固醇	• 无并发合并高胆固醇血症者：不超过300 mg
	• 并发高胆固醇血症者：少于200 mg
碳水化合物	• 占总能量的55%～65%
膳食纤维	• 不少于14 g/4 200 kJ（1000 kcal）
钠	• 低于2 000 mg（相当于食盐5 g）
钾	• 高于2 500 mg（相当于氯化钾4.75 g）
钙	• 800～1 000 mg
镁	• 350～500 mg
维生素C	• 100～150 mg
维生素D	• 5～10 μg（即200～400 IU）
烟酸	• 10～20 mg

引自：《中华人民共和国卫生行业标准WS/T 430—2013》。

3. 谷类和薯类　增加全谷类和薯类食物的摄入，粗细搭配。根据体力活动水平的不同，每日谷类和薯类的摄入量不同。轻度及中度体力活动者，每日推荐摄入谷类150～400 g，其中粗粮和杂粮占1/3～1/2。减少或避免食用含有钠盐的咸面包、方便面、挂面等谷类制品。

4. 动物性食物　选择鱼、虾、禽、蛋和瘦肉类食品，每日摄入鱼虾类25～50 g，禽肉25～50 g，蛋类25～50 g，畜肉类25～50 g。减少或避免食用高钠盐、高脂肪、高胆固醇的动物性食品。优先选择脱脂或低脂牛奶、酸奶，每日推荐摄入奶类200～300 g。

5. 豆制品　包括豆腐、豆浆、豆腐脑、豆腐干、豆腐丝等。每日推荐摄入豆腐干50 g，其他豆制品按水分含量折算。豆豉、豆瓣酱、腐乳、臭豆腐、咸豆汁等不宜食用。

6. 蔬菜和水果　蔬菜的每日推荐摄入量为500 g，至少3个品种，最好5个品种以上，且应包括深色蔬菜、叶类蔬菜等。富钾蔬菜，例如菠菜、芥蓝、莴笋叶、空心菜、苋菜等推荐食用。水果的每日推荐摄入量不低于200 g，每天至少1个品种，最好2个品种以上。

7. 坚果　坚果可适量食用，每周约50 g，食用时应注意控制摄入的总能量，合并肥胖或超重者应注意防止摄入过多的脂肪，以免体重增加或导致减重失败。

8. 油脂　优先选择富含单不饱和脂肪酸的橄榄油、菜籽油、茶籽油，以及含多不饱和脂肪酸的大豆油、玉米油、花生油等。避免食用动物油、椰子油、棕榈油。推荐不同种类植物油交替使用，每日烹调用油控制在20~30 g。减少或避免食用油炸、富含油脂的食品，以及蛋糕、点心、人造黄油等含反式脂肪酸的食品。

9. 酒、水、饮料　不宜饮酒，同时尽量戒酒。不推荐饮用浓咖啡。不宜饮用含糖饮料和碳酸饮料，可适量饮用白开水、茶水（红茶或绿茶）、矿泉水、低糖或无糖的水果汁和蔬菜汁，保证充足的水分摄入。

（三）控制高血压饮食方法（DASH）

1. DASH概述　DASH（dietary approaches to stop hypertension），即控制高血压饮食方法，亦被音译为"得舒饮食"，是美国国家联合委员会第8版（JNC 8）、2017美国心脏病学会/美国心脏协会（ACC/AHA）等西方高血压管理指南推荐的膳食模式之一。DASH起源于20世纪90年代，由美国一项大型高血压防治研究计划发展而来。脂肪尤其是饱和脂肪酸和胆固醇的摄入可增加血中的低密度脂蛋白和胆固醇，造成动脉粥样硬化，诱发心脑血管疾病。针对这一问题，DASH饮食方法强调增加蔬菜、水果、低脂（或脱脂）奶的摄入，选用全谷类的食物，减少摄入红肉、油脂、精制糖及含糖饮料，进食适当的坚果、豆类，并增加不饱和脂肪酸等的摄入（表6-8）。

表6-8　每日约8 400 kJ（2 000 kcal）的食谱举例[205]

食物种类	单份大小	分量	提供营养
五谷类	• 1片全麦面包	每日6~8	食物纤维
	或半碗白饭/面条		
	或半碗熟麦片		
蔬菜	• 1碗未煮熟的新鲜绿叶蔬菜	每日4~5	钾、镁和食物纤维
	或半碗煮熟的绿叶蔬菜/瓜类		
水果	• 1个中等大小的水果	每日4~5	钾、镁和食物纤维等
	或1/2杯果汁		
低脂和脱脂乳制品	• 1杯优酪乳、低脂或脱脂牛奶	每日2~3	钙和蛋白质
家禽、瘦肉、鱼	• 1两纯瘦肉、海鲜或1个蛋	每日不超过6	蛋白质和镁
坚果、种子、豆类	• 1/3杯果仁，2汤匙种子	每周4~5	蛋白质、镁和食物纤维
	或半杯煮熟的豆类		
脂肪和油脂	• 1茶匙软性植物牛油	每日2~3	脂肪
	或1茶匙植物油		
糖类	• 1汤匙糖	每周不超过5	
	或1汤匙果酱		

注：1碗容量的参考标准约为240 mL；1汤匙容量的参考标准约为15 mL；1茶匙容量的参考标准约为5 mL。

2．DASH理念与特点 DASH饮食方法的基本理念是"五多"（高钾、高镁、高钙、高膳食纤维、丰富的不饱和脂肪酸）和"一少"（节制饱和脂肪酸），即提倡多摄入全谷食物和蔬菜，从而为身体提供丰富的钾、镁、钙等矿物质及膳食纤维，少吃富含高脂肪的食物尤其是动物油脂，少吃高热量的甜品和红肉，并同时限制食盐的摄入量。在严格控制钠摄入的前提下，钾的适量增加有助于降低血压；镁能扩张动脉血管，从而降低血压；钙有助于降低高血压；膳食纤维能够促进通便，有助于降低胆固醇、血糖。DASH饮食方法在主食构成方面推荐采用全谷物，尽量增加膳食中的蔬菜和水果量（每日推荐达到1.5 kg）；避免全脂牛奶，采用脱脂或低脂牛奶；应选择鱼肉、鸡肉等白肉（瘦肉）增加优质蛋白质，避免红肉、肥肉及内脏；适量进食干果或豆类；降低油脂类食物和烹调用油的使用量，并用植物油代替动物油；同时严格减少糖和含糖软饮料的摄入。

3．DASH在亚洲 DASH饮食方法在美国等西方人群中的接受程度较高。在"给食式喂养"（feeding trial）的配餐试验环境下，多项随机对照试验的研究证据均表明，DASH饮食方法在受试者中带来了较好的血压控制效果。然而，在亚洲人群中，现有研究证据提示这一饮食方法在实际应用中尚存在不足。2015年10月在《欧洲心脏杂志》（*European Heart Journal*）第36卷第38期发表了一项随机对照试验研究（Wong MCS, Wang HHX, Kwan MWM, et al. 该研究获WONCA世界家庭医生组织第22届世界大会"杰出研究奖"），研究者在初级卫生保健诊疗环境下纳入新诊断的40～70岁年龄段1级高血压患者（收缩压140～159 mmHg／舒张压90～99 mmHg），按照1∶1比例平行随机分为两组，分别接受常规管理、常规管理联合营养师给予基于DASH的饮食咨询指导（dietary counselling），并以心血管危险因素（cardiovascular risk factors）为切入点，对两组试验结果进行了评价研究。结果显示，第6及第12个月随访时，两组患者的血压水平均降低；但与常规管理组相比，DASH饮食指导组患者的收缩压和舒张压的组间改善程度均无统计学显著意义。这一阴性结果提示，对于1级高血压患者实施基于DASH的饮食教育干预，在社区真实环境即患者可自由选择饮食的现实生活中，并未带来控制血压水平、改善生物医学指标、降低心血管疾病事件风险等方面的显著改善。对于DASH饮食方法在初级卫生保健中的应用，建议开展进一步深入探索以获得更多的研究证据指引[205-211]。

四、膳食营养与糖尿病

（一）概述

糖尿病是由遗传因素、内分泌功能紊乱等各种致病因子作用，导致胰岛功能减退、胰岛素抵抗等而引发的糖、蛋白质、脂肪、水和电解质等一系列代谢紊乱综合征，以高血糖为主要特征之一。高血糖可导致各种组织，特别是眼、肾、心脏、血管、神经的慢性损害和功能障碍。糖尿病在临床上可分为1型糖尿病、2型糖尿病、妊娠糖尿病及其他特殊类型糖尿病4种类型。1型糖尿病又称为胰岛素依赖型糖尿病，约占糖尿病患者总数的10%；其病因和发病机制尚不清楚，其显著的特征是胰岛β细胞数量显著减少和消失导致胰岛素分泌显著下降或缺失。2型糖尿病又称为非胰岛素依赖型糖尿病，约占糖尿病患者的90%；其病因和发病机制目前亦未明确，其显著的特征是胰岛素调控葡萄糖代谢能力下降（胰岛素抵抗）伴随胰岛β细胞功能缺陷导致胰岛素分泌（相对）减少。糖尿病的发生虽然与遗传因素有关，但后天的生活和环境因素同样重要。许多研究证据表明，热量过度摄入、缺乏运动、肥胖是糖尿病重要的发病因素。

（二）膳食营养的一线防治

在糖尿病的防治中，血糖生成指数（glycaemic index，GI）与血糖负荷（glycaemic load，GL）

是重点关注的两大因素。进食恒量的食物（含50g碳水化合物）之后，在2～3 h内的血糖曲线下面积相比空腹时的增幅，除以进食50 g葡萄糖后的相应增幅，即为GI。通常以GI<55%为低GI食物，55%～70%为中GI食物，GI>70%为高GI食物。100 g重量的食物中可利用的碳水化合物（g）与GI的乘积，即为GL。通常以GL<10为低GL食物，10～20为中GL食物，GL>20为高GL食物。膳食干预是各类型糖尿病防治的基础，低糖、低脂、低盐、高纤维、高维生素是预防糖尿病的最佳饮食原则。对于某些轻度糖尿病患者，单采用膳食干预即可实现对病情的有效控制。

1. 控制总能量的摄入　体重超重或肥胖者，其靶细胞上胰岛素受体数量减少，致使胰岛素不能发挥正常的生理作用，引起血糖水平升高。肥胖者对胰岛素不敏感，如果单纯依靠药物治疗而不减轻体重，难以达到满意的治疗效果。糖尿病患者的能量摄入量取决于其营养状况、年龄、身高、体重、性别、体力活动情况、应激状况及有无并发症等。糖尿病患者应以维持理想体重或略低于理想体重为宜，其热能的需要量可根据体重与活动情况计算（表6-9）。

表6-9　成人糖尿病患者每日能量推荐供给量[204]

活动强度	热能需要
休息状态（如卧床）	• 体重过低：104～125 kJ/kg（25～30 kcal/kg）
	• 正常体重：84～104 kJ/kg（20～25 kcal/kg）
	• 超重或肥胖：62～84 kJ/kg（15～20 kcal/kg）
轻度体力活动（如坐式工作）	• 体重过低：146 kJ/kg（35 kcal/kg）
	• 正常体重：104～125 kJ/kg（25～30 kcal/kg）
	• 超重或肥胖：84～104 kJ/kg（20～25 kcal/kg）
中等体力活动（如电工安装）	• 体重过低：167 kJ/kg（40 kcal/kg）
	• 正常体重：125～146 kJ/kg（30～35 kcal/kg）
	• 超重或肥胖：125 kJ/kg（30 kcal/kg）
重度体力活动（如搬运工）	• 体重过低：188～209 kJ/kg（45～50 kcal/kg）
	• 正常体重：167 kJ/kg（40 kcal/kg）
	• 超重或肥胖：146 kJ/kg（35 kcal/kg）

注：BMI<18.5为体重过低，18.5≤BMI<24.0为正常体重，24.0≤BMI<28.0为超重，BMI≥28.0为肥胖。

2. 减少脂肪摄入量　每日摄入总脂肪量占总能量比不超过30%；对于超重或肥胖者，这一比例应不超过25%。饱和脂肪酸占每日总能量比不超过7%，反式脂肪酸不超过1%。同时，适当提高多不饱和脂肪酸摄入量，但其占总能量比不宜超过10%。单不饱和脂肪酸每日摄入占总能量比以10%～20%为宜。每日的胆固醇摄入不超过300 mg，血胆固醇高者不超过200 mg。

3. 膳食中应包含适量的碳水化合物　碳水化合物提供的能量占总能量的50%～60%，应多选择低GI/GL食物，限制精制糖摄入。

4. 保证优质蛋白供给与膳食纤维摄入　蛋白质应占总能量的10%～15%，成年患者推荐0.8～1.0 kg/d，其中至少1/3来自动物类食物和/或大豆制品。糖尿病肾病患者应进一步限制总蛋白质的摄入量。根据每日摄入能量，推荐膳食纤维摄入量14 g/4 200 kJ（1 000 kcal）。

5．保证维生素与矿物质的摄入　糖尿病患者易缺乏B族维生素、维生素C、维生素D及铬、锌、硒、镁、铁、锰等多种微量营养素，应根据营养评估结果进行适量补充。长期服用二甲双胍者应防止维生素B_{12}缺乏。不建议常规大量补充抗氧化维生素制剂。

（三）糖尿病患者的膳食原则

1．平衡膳食，合理分配　选择多样化、营养合理的食物。做到主食粗细搭配，全谷类食物占谷类一半，副食荤素搭配。糖尿病患者应定时定量进餐，早、中、晚三餐能量应分别控制在总能量的20%～30%、30%～35%、30%～35%。分餐能量占总能量的10%，以防止低血糖的发生。

2．个体化膳食　根据患者的文化背景、生活方式、血糖控制方法、健康状况、经济条件和文化教育程度，进行个体化膳食安排和对应的营养教育。

3．合理选择食物　结合患者的饮食习惯和食物喜好，以GI值、GL值及营养特点为参考，选择并交换食物。其中优选食物包括低脂肪食物、高膳食纤维食物、低GI食物、低GL食物。需限制性选择的食物包括中等GI食物和较低膳食纤维食物。不宜多选的食物包括高脂肪、高胆固醇、高盐食物、精制糖食物，或者高GI食物及低膳食纤维食物。

4．限酒限糖　不推荐糖尿病患者饮酒。如饮酒，每周不超过2次。推荐一天饮用酒的酒精量男性不超过25 g，女性不超过15 g。15 g酒精相当于450 mL啤酒、150 mL葡萄酒或50 mL低度白酒。糖尿病患者适量摄入糖醇类和非营养性甜味剂是安全的，但应注意由甜味剂制作的高脂肪食品（如冰激凌、点心等）对血糖的影响。

5．选择适宜的食物烹调方法　选择少油烹调方式，不建议选择煎、炒、炸等多油烹调方式。每日烹调用盐不超过5 g，合并高血压或肾脏疾病患者应不超过3 g。

6．膳食摄入与体力活动相配合　保持运动前、中、后适宜的心率，运动中心率应维持在（170减去年龄）水平左右。保持进食能量与消耗量相匹配，减轻胰岛素抵抗，改善代谢状态。

五、膳食营养与肥胖症

（一）概述

肥胖症是一种由多因素引起的常见的慢性代谢性疾病，是2型糖尿病、心血管疾病、高血压、脑卒中和多种癌症的危险因素[212]。世界卫生组织（WHO）将肥胖列为导致疾病负担的十大危险因素之一。肥胖症患者一般为体内脂肪细胞的体积和细胞数增加，体脂占体重的百分比异常高，并在某些局部有过多脂肪沉积（表6-10）。脂肪主要在腹壁和腹腔内蓄积过多时，形成"中心型"或"向心性"肥胖，是多种慢病的最重要危险因素之一（表6-11）。超重和肥胖症是能量的摄入超过能量消耗，以致体内脂肪过多蓄积的结果。因此，减少由膳食摄入的能量、加强体力活动以增加能量消耗，控制能量平衡是保持健康的基本条件（表6-12）。在肥胖症发生的主要因素中，进食过量是重要的环境和社会因素之一。当摄入富含高能量的动物性脂肪和蛋白质增多，谷类食物减少，富含膳食纤维和微量营养素的新鲜蔬菜和水果的摄入量偏低时，引起肥胖的可能性最大。进食行为也是肥胖症发生的重要因素。不吃早餐者常常在午餐和晚餐时摄入较多食物，导致一日的食物总量增加。快餐食品构成较单调，且富含高脂肪和高能量，经常食用会导致肥胖。因此，限制总能量和脂肪摄入量，是控制体重的基本措施。

表6-10　成人体重分类[201]

体重分类	BMI
体重过低	• BMI$<$18.5 kg/m^2
体重正常	• 18.5$\leqslant$BMI$<$24.0 kg/m^2
超重	• 24.0$\leqslant$BMI$<$28.0 kg/m^2
肥胖	• BMI$\geqslant$28.0 kg/m^2

引自：《中华人民共和国卫生行业标准WS/T 428—2013》。

表6-11　成人中心型肥胖分类[201]

体重分类	BMI
中心型肥胖前期	• 85 cm$\leqslant$腰围$<$90 cm（男性）；80 cm$\leqslant$腰围$<$85 cm（女性）
中心型肥胖	• 腰围$\geqslant$90（男性）；腰围$\geqslant$85（女性）

引自：《中华人民共和国卫生行业标准WS/T 428—2013》。

表6-12　发生肥胖相关疾病或症状的相对危险度[213]

危险度	常见疾病或症状
危险性轻度增高（相对危险度1~2）	• 女性绝经后乳腺癌、子宫内膜癌
	• 男性前列腺癌、结肠直肠癌
	• 生殖激素异常
	• 多囊卵巢综合征
	• 生育功能受损
	• 背下部疼痛
危险性中度增高（相对危险度2~3）	• 冠心病
	• 高血压
	• 骨关节病
	• 高尿酸血症和痛风
	• 脂肪肝
危险性显著增高（相对危险度$>$3）	• 2型糖尿病
	• 胆囊疾病
	• 血脂异常
	• 胰岛素抵抗
	• 气喘
	• 阻塞性睡眠呼吸暂停

引自：《中国成人身体活动指南（试行）》（ISBN 978-7-117-14209-0，人民卫生出版社，2011）。

（二）膳食营养的一线防治

应从全面长远的健康效益考虑出发，采用总能量控制的平衡膳食理念进行肥胖症的防治。肥胖症患者应注意营养均衡，蛋白质、碳水化合物和脂肪提供的能量比，应分别占总能量的15%～20%、60%～65%、25%左右。膳食中应有一定量的膳食纤维、维生素与矿物质。大多数超重和肥胖者，都需调整其膳食以达到减少热量摄入的目的。

1. 合理膳食　指多种食物构成的膳食，这种膳食不但要提供给用餐者足够的热量和所需的各种营养素，以满足人体正常的生理需要，还要保持各种营养素之间的比例平衡和多样化的食物来源，以提高各种营养素的吸收和利用，达到平衡营养的目的。合理膳食包括改变膳食的结构和摄入分量。应避免摄入油腻食物和过多零食，少食油炸食品，少吃盐；尽量减少摄入点心和加餐，控制食欲，达到"七分饱"程度即可。尽量采用煮、煨、炖、烤和微波加热的烹调方法，用少量油炒菜。适当减少饮用含糖饮料。进食应有规律，不暴饮暴食，忌一餐过饱，也不要漏餐。

2. 减重膳食构成　减重膳食构成的基本原则为低能量、低脂肪、适量优质蛋白质、含复杂碳水化合物，增加新鲜蔬菜和水果在膳食中的比重。膳食构成应在膳食营养素平衡的基础上，减少每日摄入的总热量；既要满足人体对营养素的需要，又要使热量的摄入低于机体的能量消耗，让身体中的一部分脂肪氧化以供机体能量消耗所需。低能量减重膳食一般设计为男性每日5 040～6 720 kJ（1 200～1 600 kcal）、女性每日4 200～5 040 kJ（1 000～1 200 kcal），或比原来习惯摄入的能量低1 260～2 100 kJ（300～500 kcal）。在限制和调配饮食的基础上，应合并增加体力活动，使体重逐渐缓慢地降低到目标水平。

第三节　身体活动

身体活动是指需要消耗能量且产生渐进性健康益处之骨骼肌所形成的身体活动，包括家居活动、工作、运动活动、休闲活动等。身体活动的本质为肌肉收缩做功，其对健康的影响取决于活动的方式、强度、时间、频度及总量。对人体而言，身体活动不足会导致能量代谢失衡，并带来一系列健康问题。另外，身体活动超过一定限度，对人体反而会造成损害。身体不活动（缺乏身体活动）是慢病的独立高危因素之一，也是全球范围死亡的第4位主要危险因素，仅次于高血压、烟草使用和高血糖。有规律地从事诸如步行、骑自行车、跳舞等身体活动，可降低心血管疾病、糖尿病和骨质疏松的风险，有助于控制体重，促进心理健康。

一、身体活动分类与运动量

（一）身体活动类型划分

1. 按能量代谢划分

（1）有氧运动：指躯干、四肢等大肌肉群参与为主的、持续较长时间的、有节律的身体活动，如快走、跑步、骑车、游泳等。这类活动形式需要氧气参与能量供应，以有氧代谢为主要供能途径，也称为耐力运动。

（2）无氧运动：指以无氧代谢为主要供能途径的身体活动形式，一般为肌肉的强力收缩活动，不能维持一个稳定的状态。在这类运动中，用力肌群的能量主要靠无氧酵解供应。

2. 按日常活动划分

（1）职业性身体活动：指工作中的各种身体活动，因职业性质不同，工作中的运动消耗也不同。

（2）交通往来身体活动：指从家中前往工作、购物、游玩地点等途中发生的身体活动，如步行、骑自行车等，采用的交通工具不同，运动消耗也不同。

（3）家务性身体活动：指各种家务劳动，比如做饭、洗衣服、擦地等活动。

（4）运动锻炼身体活动：指业余时间进行的锻炼活动，此类运动的目的更明确，活动时间、内容与强度更有计划性。

3．按生理功能和运动方式划分

（1）关节柔韧性活动：指通过躯体或肢体的伸展、屈曲和旋转活动，锻炼关节的柔韧性和灵活性。

（2）抗阻力活动：指肌肉对抗阻力的重复运动，如举哑铃、俯卧撑、引体向上等，在对抗阻力时主要依赖无氧代谢供能，其中的间歇也含有氧代谢供能的成分。

（3）身体平衡和协调性练习：指改善人体平衡和协调性的组合活动，如体操、舞蹈等。

（二）身体活动水平

1．活动强度　指单位时间内，身体活动的能耗水平或对人体生理刺激的程度，可分为绝对强度和相对强度（表6-13、表6-14）。

（1）绝对强度：又称为物理强度，一般指某种身体活动的绝对负荷量，而不考虑个人生理承受能力，用单位时间消耗的能量、做功量等物理量表示。

（2）相对强度：又称为生理强度，是对生理反应的衡量，考虑个体的生理条件对某种身体活动的反应和耐受能力，可用主观性反应指标（如疲劳感）和多种客观性指标，如最大摄氧量（VO_2max）、最大心率（HRmax）、代谢当量（MET）等表示。

2．活动持续时间　维持一定强度（或节奏）体育活动锻炼的持续时间长度，一般以"分钟"表示。

3．活动频度　一段时间内进行活动锻炼的次数，一般以每周的场、节、次数表示。

表6-13　身体活动的相对强度分级 [214]

分级	VO_2R或HRR/%	HRmax/%	RPE
极低强度	<20	<50	<10
低强度	20～39	50～63	10～11
中等强度	40～59	64～76	12～13
高强度	60～84	77～93	14～16
极高强度	≥85	≥94	17～19
极限强度	100	100	20

注：VO_2R（oxygen uptake reserve），储备吸氧量；HRR（heart rate reserve），储备心率；HRmax（maximal heart rate），最大心率；RPE（rating of perceived exertion），自觉运动强度。

表6-14　身体活动的绝对强度分级 [214]

分级	VO_2max=5MET	VO_2max=8MET	VO_2max=10MET	VO_2max=12MET
极低强度	<1.8	<2.4	<2.8	<3.2
低强度	1.8～2.5	2.4～3.7	2.8～4.5	3.2～5.3
中等强度	2.6～3.3	3.8～5.1	4.6～6.3	5.4～7.5

续表

分级	VO₂max=5MET	VO₂max=8MET	VO₂max=10MET	VO₂max=12MET
高强度	3.4～4.3	5.2～6.9	6.4～8.6	7.6～10.2
极高强度	≥4.4	≥7.0	≥8.7	≥10.3
极限强度	5	8	10	12

注：VO₂max（maximal oxygen uptake），最大摄氧量；MET（metabolic equivalent of task），代谢当量。

二、身体活动与健康

众多流行病学队列研究和随机对照试验均已揭示身体活动与疾病及健康之间的关系。证据表明，规律的身体活动可以减少患冠心病、脑卒中、2型糖尿病、高血压、结肠癌、乳腺癌和抑郁症的风险[215-217]。《世界卫生组织2018—2030年促进身体活动全球行动计划》（第七十一届世界卫生大会，WHA71.6）决议指出，增加身体活动和减少久坐不动行为，可以使全球每年避免至少320万例非传染性疾病相关死亡，并减少残疾和发病，减轻卫生系统的财政负担，以及延长健康生命年。

（一）身体活动与全死因死亡率

身体活动是一个作用于多个系统的综合因素，而全死因死亡率是一个反映各种危险因素作用的综合指标，因此身体活动与全死因死亡率的关系全面反映了身体活动对健康的影响。例如，与久坐少动生活方式者或心肺功能水平低的人群相比，心肺健康水平高者的死亡率更低。又如，每日骑自行车上班累计30 min或以上，可产生独立于其他休闲时间身体活动的有益作用。对于慢病的各类高危人群而言，超重或肥胖但身体活动较多和身体素质较好的人，与正常体重但久坐少动生活方式者相比，发生过早死亡的风险更低。

（二）身体活动与常见慢病

《2018—2030年促进身体活动全球行动计划：加强身体活动，造就健康世界》（WHO，2018年）指出，已有充足的研究证据表明，开展有规律的身体活动是健康的保护因素，可预防和治疗包括心脏病、脑卒中、糖尿病、乳腺癌和结肠癌等在内的主要非传染性疾病，以及预防如高血压、超重和肥胖等重要的风险因素，改善心理健康和延迟阿尔茨海默病的发生，改善生活质量和增进福祉。

1. 身体活动与心血管病　缺乏身体活动的人群，与进行规律的中等强度以上身体活动的人群相比，发生各类致命性和非致命性冠心病事件的危险度高1.5～2倍。现有临床研究结果从多个角度说明了身体活动对冠心病影响的机制，包括对动脉粥样硬化、血脂、血栓形成、血压、微循环和纤溶活性的影响。同时，已有研究证实增加身体活动可以降低发生缺血性脑卒中的危险。

2. 身体活动与糖尿病　前瞻性研究证据表明，身体活动水平较高者患2型糖尿病的风险比身体活动较少者低。数据预测，保持适宜水平的身体活动可减少30%～50%的新发糖尿病病例。研究表明，身体活动对降低糖尿病发生风险的生物学机制可发生在系统、组织和细胞水平。

3. 身体活动与骨质疏松、关节炎和腰痛　身体活动有助于维持关节的健康，控制关节炎的症状。但随着运动强度和时间的增加，发生关节外伤的危险有增加的趋势，因此需注意适宜的运动强度和时间。坚持参加身体活动可以提高和维持肌肉骨骼系统的健康水平，并延缓由于缺乏身体活动而产生的增龄性肌肉骨骼系统功能水平的降低。老年人参加身体活动有助于维持肌肉力量和关节柔韧性，进而保持独立生活能力，并降低跌倒和骨折的发生风险。

4．身体活动与癌症　现有研究证据指出，身体活动有助于降低妇女发生乳腺癌的风险。此外，身体活动对于结肠癌和结肠癌前病变有预防保护作用，其降低结肠癌危险的机制包括减少粪便在肠道的通过时间、影响前列腺素代谢和提高抗氧化活性物质的水平等。

5．身体活动与心理健康　在休闲时间开展身体活动可减少焦虑和紧张的症状，缓解抑郁的症状。此外，参加身体活动可减少青年人伤害自身和社会的行为。身体活动有助于使妇女产生更好的自我感觉、建立自信心和社会交往技巧、提高生活质量等。

（三）WHO身体活动建议

世界卫生组织（WHO）指出，进行规律的身体活动对健康具有重要意义，身体活动的频度、时间、强度、形式和总量与预防慢病之间具有密切关联。30 min以上的快走等中等强度运动足以产生有益的作用，而随着身体活动水平的提高，有益作用也会随之增强。WHO《关于身体活动有益健康的全球建议》对成年人身体活动提出了针对性的建议。

1．18～64岁人群　此类人群的身体活动包括在日常生活、家庭和社区中的休闲时间活动、交通往来（如步行、骑车）、职业活动（如工作）、家务劳动、游玩、体育运动或有计划的锻炼等，以增进心肺、肌肉和骨骼健康，减少慢病风险。建议每周完成至少150 min有氧运动（中等强度）或至少75 min有氧运动（高强度），或中等和高强度两种活动相当量的组合。每次有氧运动应持续至少10 min。为获得更多的健康效益，成人应达到每周300 min（中等强度）或150 min（高强度）有氧运动，或中等和高强度两种活动相当量的组合。每周进行大肌群参与的强壮肌肉活动不少于2天。

2．65岁及以上人群　此类人群的身体活动包括在日常生活、家庭和社区中的休闲时间活动、交通往来（如步行、骑车）、职业活动（如仍从事工作）、家务劳动、游玩、体育运动或有计划的锻炼，以增进心肺、肌肉、骨骼和功能性的健康，减少慢病，尤其是抑郁症和认知功能下降等风险。建议每周完成至少150 min有氧运动（中等强度）或至少75 min有氧运动（高强度），或中等和高强度两种活动相当量的组合。每次有氧运动应持续至少10 min。为获得更多的健康效益，老年人应达到每周300 min（中等强度）或150 min（高强度）有氧运动，或中等和高强度两种活动相当量的组合。每周进行大肌群参与的强壮肌肉活动不少于2天。活动能力较差的老年人每周进行增强平衡能力和预防跌倒的活动不少于3天。由于健康原因不能完成建议身体活动量的老人，应在能力和条件允许的情况下尽量积极活动。

（四）常见的运动项目

身体活动可以降低心血管疾病的发生危险和死亡率，但对于具有心脏病理改变基础的人，如已明确诊断为心血管病的患者及表观健康的隐性心脏病患者，剧烈运动可诱发心血管意外。中老年人发生运动猝死和非致命性心肌梗死的危险，与血管动脉粥样硬化斑块的破裂有关。运动前准备活动不充分、运动过度、疲劳等，以及着装、器材、道路和场地等因素，均可能造成运动外伤。运动前需充分热身，活动关节，伸展肌肉，有效预防肌肉拉伤和减少运动伤害的发生。运动中应注意安全，慢病患者应根据医嘱制定运动处方，防止意外发生，做到量力而行，循序渐进。

1．步行　步行的优点是动作相对柔和，不易受伤，尤其适合老年人和体重过重者。WHO指出，步行能强健腿足，调节神经系统，是人类最好的运动方式。步行时应姿势端正，昂首挺胸，目视前方，行走速度以能使身体逐渐暖和为宜，行走时应轻松，以不喘为度，心率控制在（170减去年龄）次/分钟为宜。"三、五、七"是步行最简单的参照标准，即每天步行3千米，每次30 min以上，每7天（每周）进行5次步行。

2．跑步　慢跑是一种适宜的有氧运动，可减少患心脏疾病、糖尿病、癌症、脑卒中的危险，帮助减脂、保持体重，并具有提高肌肉质量、防治骨质疏松、缓解压力和焦躁、培养平和的心态等很多益处。但需注意如跑步姿势不正确或运动量过大，会增加受伤风险。

3. 骑自行车　可加强腿部大肌肉群运动，在达到一定的强度下能够增强有氧代谢功能。骑自行车时需要注意，车座不宜过高，且应富有弹性，减少局部摩擦；骑车时臀部坐正，两腿用力均衡，防止一侧用力过猛而形成肿物。女性在月经期尽量少骑或不骑自行车。

4. 游泳　游泳是一种全身运动，具有全面提高心血管系统的功能、提高肺活量、提高呼吸系统的功能、增强体质、减轻体重等好处，尤其适于老年人和超重者。

第四节　戒烟限酒

烟草使用每年可造成全球约600万人死亡，是当今世界人类健康的最大威胁之一，也是慢病日益流行的主要危险因素之一。全球目前约11亿吸烟者，其中约8亿在发展中国家。WHO《中国无法承受的代价：烟草流行给中国造成的健康、经济和社会损失》报告（世界卫生组织西太平洋区域办事处，2017年）指出，中国有3.15亿吸烟者，其消费的卷烟量占世界总量的44%，是全球最大的烟草生产国和消费国。WHO《2018年酒精与健康全球状况报告》指出，有害使用酒精与一系列精神和行为障碍、慢病及损伤之间存在因果关系，是全球人口健康的主要风险因素。全球每年因有害使用酒精导致300万例死亡，占所有死亡总数的5.3%，即平均每20位死亡者中就有1人死于饮酒。报告数据表明，中国人均酒精消费量在2005年、2010年和2016年分别为4.1 L、7.1 L和7.2 L，增幅达到76%。烟酒消费正成为严重的公共卫生与健康问题[218-225]。

一、中国烟草流行现状

（一）烟草总体消费

中国是世界上最大的烟草生产、消费和制造国。由于吸烟率基本保持稳定，近年来随着中国人口数量的增加，吸烟者人数也在不断增加。2010—2015年，我国吸烟者人数增加了1 500万，增至3.15亿（WHO，2017年）。2014年全球44%的卷烟消费来自中国吸烟者，这一消费量高于位列其后的印度尼西亚、日本、俄罗斯和美国等29个国家的消费总量。

（二）吸烟比例

中国15岁及以上成年人群的吸烟比例约为28%；吸烟者平均每天吸烟22支，与1980年相比增加了近50%。在成年男性中，超过半数为目前吸烟者，且多达2/3的男性青年从青少年时期起就已开始吸烟。吸烟率最高的人群为25～64岁男性，平均每10人中约有6人为吸烟者。部分烟草企业的预测指出，随着经济的不断增长，女性吸烟人数可能会增加。

（三）地区差异

吸烟率在地区与人群之间存在差异，表现为农村地区吸烟率高于城市地区，尤其在西部贫困农村表现更为明显。在人口总体年收入中，卷烟消费所占比例在农村为17.3%，城市为8.8%。在不同职业人群中，蓝领工人的目前吸烟率最高，每日卷烟平均消费数量高于白领人群。这在一定程度上加剧了城市与农村、高收入与低收入人群的经济差距。

（四）烟草流行的影响

数据表明，至少半数吸烟者将死于烟草使用（且这一比例仍有可能更高）。对于中国男性吸烟人群而言，约1/3甚至更高比例的吸烟者最终将死于烟草使用。同时，二手烟带来的危害也不容小觑。中国总体人群的二手烟暴露率位居世界前列，这既包括13～15岁年龄段的青少年，也包括成年女性人群。据统计，至少有7亿人经常接触致命的二手烟；而在13～15岁的青少年中，半数以上每周都在封闭的公共场所中暴露于二手烟，这导致每年有10万人因二手烟而死亡。预测到2030年，烟草使用导致的死亡人数将从目前每年100万人增至每年200万人，到2050年将增至每年300万人。按此趋势，21世纪中国将有2亿多人因烟草消费流行而死亡。

二、吸烟对健康的危害

（一）烟雾中的有害成分

烟草制品是一类特殊的消费品，吸烟者通过吸食烟草燃烧产生的烟气获得生理和心理满足。香烟燃烧释放出的颗粒相烟雾和气相烟雾中，共含有7 000多种化学物质，其中至少250种已知有害，69种已知可致癌。颗粒相烟雾含有的尼古丁，是一种高度成瘾物质，与心率加快、血压升高、心肌收缩力增加相关。颗粒相烟雾还含有焦油（气溶胶总残留物），通过炎症、内皮损伤（血管内层）、血栓形成增加、高密度脂蛋白胆固醇水平降低等途径，共同引发心脏病。气相烟雾含有的一氧化碳，是一种有毒气体，可取代血液中的氧气，减少心肌和其他身体组织的氧气供应。烟草的上述病理生理学效应，使吸烟者和被动吸烟者均易于形成动脉粥样硬化或动脉狭窄，引发包括缺血性心脏病、脑血管疾病、外周动脉疾病和主动脉瘤等在内的各种心血管疾病。

（二）无烟烟草及电子烟的有害成分

无烟烟草含有包括尼古丁在内的2 000多种化合物，其中所含的重金属（如镉）和其他物质，以及甘草或朋克灰等添加剂，均不利于心血管系统。无烟烟草可能通过急剧升高血压，诱发慢性高血压而导致心脏病。无烟烟草与致命性心肌梗死及脑卒中之间也存在密切关联。电子烟，又称为电子尼古丁传送系统，是一种电池驱动装置，用于加热溶液（电子烟液），产生含有调味液和尼古丁的雾化混合物供使用者吸入。雾化混合物中含有各种已知可危害健康、引发一系列显著病变的有毒化学物质，其中也含有尼古丁，可致动脉变窄、心率加快和血压升高等。

（三）吸烟引起的各种慢病

吸烟会影响人体的全部重要组织器官系统，如呼吸系统、循环系统、神经系统及泌尿系统等。吸烟可引发肺、喉、肾、膀胱、胃、结肠、口腔和食管等部位的肿瘤，以及白血病、慢性支气管炎、缺血性心脏病、脑卒中、流产、早产、出生缺陷、不孕等其他疾患。大量证据已表明，吸烟会导致肺癌；与不吸烟者相比，吸烟者有更高的口腔癌、喉癌、食管癌、肝癌、胃癌、膀胱癌等患病风险。然而，吸烟致癌并非短期形成，因此容易被人们忽视。烟草每年造成全球700多万人死亡，即每天有超过19 000人死于包括二手烟暴露在内的烟草使用。

（四）被动吸烟的危害

被动吸烟又称为"二手烟""间接吸烟"或"非自愿吸烟"，通常指吸入烟草烟雾（包括二手蒸气烟雾）每周至少1天，每天达15 min以上。被动吸烟者吸入的烟雾，包括由主动吸烟者呼出的烟雾和香烟燃烧产生的烟雾形成的混合物。世界卫生组织（WHO）指出，二手烟暴露与急性心血管事件之间存在显著的因果关系；二手烟暴露导致的心脏病、癌症和其他慢病，造成每年约89万人过早死亡。

三、吸烟行为干预

在尼古丁的强成瘾性作用下，吸烟者对烟草具有强烈的心理和生理依赖，表现为成瘾行为，也称为药物依赖行为。吸烟者一旦终止吸烟行为，可出现戒断症状和一系列生理和心理的改变，如无聊、空虚、不安、无助、嗜睡等，进一步增加了戒烟的难度。政策干预、健康信息传播与教育并重、提供多种戒烟方法等措施，有助于引导吸烟者改变吸烟行为，从而达到自愿戒烟。世界卫生组织（WHO）推荐采取最有效的方法，如简短建议、咨询（免费戒烟热线）、手机短信移动戒烟等手段，帮助烟草使用者戒烟。

（一）制定控烟的政策措施

控烟是全球范围内的重大公共卫生与健康问题。自20世纪70年代起，WHO已开始关注控烟问题，并致力于限制烟草在全球范围的无节制使用。烟草控制是通过消除或减少人群消费烟草制品和接触烟草烟雾，促进健康的一系列减少烟草供应、需求和危害的战略。《世界卫生组织烟草控制框架公约》（*WHO Framework Convention on Tobacco Control*，FCTC）于2003年获世界卫生大会（WHO，WHA56.1）通过，针对烟草流行的全球化及其巨大的健康、社会、环境和经济代价，提供了以证据为基础的强有力协作对策，重申了人人有权享有最高的健康标准。FCTC降低需求的核心条款包括：减少烟草需求的价格和税收措施、减少烟草需求的非价格措施。非价格措施包括防止接触烟草烟雾、烟草制品成分管制、烟草制品披露的规定、烟草制品的包装和标签、教育、交流、培训和公众意识、烟草广告、促销和赞助、与烟草依赖及戒烟有关的减少需求措施。FCTC减少供应的核心条款包括：消除烟草制品的非法贸易、禁止向未成年人销售和由未成年人销售、对经济上切实可行的替代活动提供支持。FCTC现已通过其181个缔约方，覆盖全球90%以上的人口。

（二）MPOWER系列政策

为帮助各国减少对烟草制品的需求，世界卫生组织（WHO）提出了一系列措施，作为WHO《预防控制非传染性疾病全球行动计划》的组成部分，促进政策转化为循证实践。该技术包涵6项内容，即监测烟草使用和预防（M-onitor）、保护人们免受烟草烟雾危害（P-rotect）、向有意愿戒烟者提供帮助（O-ffer）、警示人们注意烟草危害（W-arn）、禁止烟草广告（E-nforce）、提高烟草税收（R-aise），因此又称为"MPOWER"烟草控制包。

1. 监测烟草使用　建立有效的监测、监督与评价体系，监测烟草的使用情况。以人群为基础，获取针对青少年和成年人烟草使用关键性指标的周期数据。应使用标准化且具有科学性的数据采集与分析方法，并开展定期重复调查，使数据能够逐年比较，实现对控烟干预影响的长期精准评估。

2. 保护人们免受烟草烟雾危害　在教育机构、医疗机构、工作场所、餐厅、酒吧等所有室内和社区公共场所，建立和实现完全无烟化的环境。实践统计显示，公共场所与工作场所的无烟化可使烟草的消费量降低3%~4%。

3. 提供戒烟帮助　将戒烟劝导服务纳入初级卫生保健工作中，并利用社区资源，提供廉价易得的药物治疗措施。在初级卫生保健服务提供中，医务人员可在日常诊疗服务中进行面对面的劝导和健康教育，或通过"戒烟热线"等提供人工电话咨询。药物治疗包括采用安非他酮或瓦伦尼克林等处方药，或尼古丁替代疗法，即以非处方药形式提供经皮贴片、药糖、口香糖、舌下含片、口腔吸入剂或鼻喷剂等。结合定期多次电话随访，可有效保持戒烟者的戒断决心。

4. 警示烟草危害　应强制使用显著、清晰的包装警示标志，开展反烟草广告，以及通过大众媒体开展公众教育，使人们高度认识到烟草使用带来的健康危害风险，了解其导致的痛苦、残疾和过早死亡结局。

5. 禁止烟草广告　通过立法，全面禁止任何形式的直接和间接烟草广告、促销和赞助活动。应禁止一切媒体的烟草广告，限制烟草零售和供应商的市场营销活动，以及限制与体育运动和娱乐行业相关的烟草赞助活动。

6. 增加烟草税收　提高烟草制品的税率，并定期对税率进行调整，在通货膨胀背景下，确保税率上升的速度快于居民消费能力提高的速度。同时，应加强税收管理，努力消除烟草制品的非法贸易。通过提高税收，进而提高烟草及其制品的价格，是减少吸烟的最有效手段。

（三）戒断烟草使用后的有益变化

戒烟可带来巨大的健康益处，且随戒烟时间的持续，健康的获益更大。研究表明：戒烟20 min后，可发生心率减缓及血压下降；戒烟12 h内，血液中的一氧化碳可降低至正常水平；戒烟2~12周后，血液循环可得到改善，肺功能增强；戒烟达9个月时，咳嗽和气短可得到缓解。长期而言，戒烟达1年者，冠心病的风险比吸烟者降低约一半；停止使用无烟烟草达1~4年后者，其死亡风险比烟草消费者降低近一半；戒烟5~15年者，脑卒中的发生风险可与不吸烟者相当；戒烟10年者，肺癌的发生风险约降低至仍继续吸烟者的一半水平，且患口腔、咽喉、食管、膀胱、子宫颈和胰腺癌的风险降低；戒烟15年者，冠心病的发生风险可与从不吸烟者持平。

（四）倡导与促动

对于尚未成瘾或烟草依赖程度较低的吸烟者，可在其自身毅力戒烟基础上，经常给予简短的戒烟建议，并不断激发及保持其戒烟动机。对于烟草依赖程度较高者，需要给予更强的戒烟干预才能最终成功戒烟。目前经临床试验证明可带来积极效果的戒烟方法包括药物疗法、针灸疗法、催眠疗法、厌恶疗法、五日戒烟法和综合戒烟法等。世界卫生组织（WHO）建议采用"设定（set）、告知（tell）、预先准备（anticipate）、去除（remove）"的"STAR"四步法。

1. 设定一个戒断吸烟的日期　尽早确定戒烟日期，专注于戒烟目标。

2. 告知家人、朋友、同事　将戒烟目标分享和告知周围的人，并寻求支持与理解。

3. 为戒烟过程将遇到的困难做好准备　戒烟者停止吸烟后的数周内，出现的诸如焦虑不安、心烦意乱、手足无措、嗜睡等症状，是正常的尼古丁戒断症状，应做好预先准备。

4. 将烟草制品从环境中去除　丢弃烟卷、打火机、烟灰缸等诱惑物，避免与香烟接触，创造无烟居家环境，并远离吸烟区。

（五）我国控烟履约与专项行动

在我国《"十三五"全国健康促进与教育工作规划》中，控烟与健康影响评价评估、健康素养促进、健康科普、健康促进与教育体系建设工程，被共同列为五大专项行动。

1. 宣传教育控烟　深入开展控烟宣传教育，创新烟草控制大众传播的形式和内容，提高公众对烟草危害的正确认识，促进形成不吸烟、不敬烟、不送烟的良好社会风尚。

2. 公共场所控烟　推进公共场所控烟工作，努力建设无烟环境，推动无烟环境立法，强化公共场所控烟主体责任和监督执法，逐步实现室内公共场所全面禁烟。

3. 卫生健康系统控烟　深入开展建设无烟卫生计生系统工作，发挥卫生计生系统示范带头作用。

4. 强化控烟能力与手段　强化戒烟咨询热线和戒烟门诊等服务，提高戒烟干预能力。推动相关部门加大控烟力度，运用价格、税收、法律等手段提升控烟成效。

四、饮酒对健康的影响

酒精饮料是一种含乙醇的液体（通常称作"酒精"），在绝大多数国家是饮食文化的一部分。最普遍的酒精饮料类别是烈酒、啤酒和葡萄酒，在全球酒精总消费量中分别约占45%、34%、12%。酒精作为一种毒性物质，与60多种疾病的发生相关，且酒精会影响食物营养素的吸收，造成营养素缺乏。酒精消费可带来与醉酒、中毒和产生依赖等相关的一系列健康和社会风险。

（一）酒精相关危害

1. 危害性　乙醇分子的独特结构特征及小分子量特性，使其可在人体摄入后，轻易地实现跨细胞膜的扩散，从而进入所有细胞和组织。因此，酒精的摄入可对全身产生影响，并通过与细胞蛋白质和细胞膜的相互作用而快速影响细胞功能。在酒精浓度更高或在反复饮酒的情况下，酒精的急性和慢性作用均会成倍增加。作为一种精神活性物质，酒精可快速影响人的情绪、运动功能和思维过程。

2. 酒精中毒　人体在短期内摄入大量酒精饮料，即可出现酒精中毒。酒精中毒是一种临床综合征，中毒症状可归因于酒精对中枢神经系统结构和功能产生的广泛影响。酒精中毒的发生与酒精摄入量、饮酒速度及显著的个体差异有关。急性酒精中毒效应及其相关行为可导致一系列危险行为、酒后驾车或操作机器等事故伤害、暴力及急性酒精中毒。部分由饮酒导致的急性危害可发展为慢性健康问题。

3. 酒精依赖性　酒精是一种精神活性物质，可刺激或抑制中枢神经系统并导致幻觉和运动功能、思维、行为、认知能力或情绪紊乱，并使人对其形成依赖性。大脑接受酒精的直接作用及持续暴露于酒精环境下，可导致大脑分子发生"神经适应"的长期改变。一旦戒除酒精，可发生过度代偿反应，导致过度兴奋、焦虑甚至癫痫等戒断症状。反复暴露于酒精所致的神经适应，将进一步发展为酒精耐受或戒断综合征。

4. 酒精的毒性效应　酒精是一种毒性物质，可与60多种疾病有关。如对肝硬化等病症而言，其发病风险随饮酒量的增加呈几何级数上升。酒精同时是一种强效致畸物，妊娠期饮酒可导致的最严重后果是出现胎儿酒精综合征，即表现为颅面异常、生长迟滞及神经系统损害。酒精可在细胞和分子水平选择性地影响脑部发育过程，反复饮酒可使肝脏周围缺氧并出现酒精代谢产生的有害物质、活性氧类物质及蛋白加合物。酒精可增加循环血液中的脂多糖水平，并与上述有害物质共同诱发肝损害。长期饮用酒精对免疫系统也会产生有害影响。

5. 一类致癌物　世界卫生组织国际癌症研究机构（International Agency for Research on Cancer, WHO）在公布的致癌物清单中，将含酒精饮料中的乙醇（ethanol in alcoholic beverages）、与酒精饮料摄入有关的乙醛（acetaldehyde associated with consumption of alcoholic beverages）、含酒精饮料（alcoholic beverages）列为明确对人体有致癌作用的物质，即1类致癌物（国际癌症研究机构，2012年）。酒精饮料含有的乙醇，是诱发胰腺癌、胃癌、肝癌的重要因素。已确认的酒精致癌机制包括乙醛的形成、诱导可致活性氧类物质形成和前致癌剂活化的CYP2E1及调控细胞再生。由于反复饮酒可导致人体内乙醛上升，对于乙醛脱氢酶2（ALDH2）非活性型的个体而言，发生上消化道癌的危险性更大。

（二）有害使用酒精

世界卫生组织（WHO）酒精消费相关问题专家委员会指出，在饮酒人群中，饮酒量呈不均衡分布，即绝大部分的酒精被相对数量较少的一部分饮酒者所消费。数据显示，约10%的饮酒者消费了全球近50%的酒精。有害使用酒精包括对饮酒者本人、饮酒者周围的人和整个社会造成损害健康和社会后果的饮酒行为，以及导致不良健康后果风险增加的饮酒模式。有害饮酒是神经精神疾患及心血管疾病、肝硬化和多种癌症等其他慢病重要、但可避免的危险因素。

1. 总体风险　有害使用酒精是加重全球疾病负担的一个重要因素，被列为世界上导致早亡和残疾的第5大风险因素。酒精是造成肝损伤、胎儿酒精综合征、痛风、结直肠癌、乳腺癌、心血管疾病等的危险因素。虽然有医学研究表明，少量饮用酒精对40岁以上的人可能具有预防心脏病的适度保护作用，但经常过度饮酒可增加心脏病的发作概率。长期饮用大量酒精者可罹患慢病，并增加突发健康状况的风险。

2. 个体差异　酒精消费带来的影响，在不同个体间的酒精代谢率、酒精药代动力学等方面，可存在较大差异。有害使用酒精的风险程度随消费者的年龄、性别、肝酶的遗传差异、其他生物特征，以及饮酒行为发生的环境和背景而有所不同，个体差异还可影响酒精中毒效应和行为效应、饮酒行为、酒精依赖及酒精诱发器官损害的风险。脆弱和高风险群体或个体更易受到乙醇的毒性效应和对精神心理的影响，以及导致酒瘾等伤害。

（三）干预措施要素

1. 定价政策　税收和价格机制对于酒精饮料的市场需求具有重要影响。从性价比角度，定价政策是减少有害使用酒精的最优选择之一。因此，提高酒精税费和降低酒精消费能力，可为公众健康带来获益。

2. 减少酒精可获得性　控制酒精饮料的生产或批发，对酒精销售进行限制。最为广泛使用的控制酒精的方式之一，是限定最低购买或饮酒年龄。

3. 教育和劝导　媒体宣传是社区干预的重要组成部分，通过社区行为干预措施的开展，可有效限制年轻人饮酒。通过媒体宣传也可提高人们对于饮酒可带来的健康与社会危害的认识，自觉识别和抵制可促进酒精消费的因素，鼓励戒酒、减少饮酒或改变酒精消费类型。

4. 卫生机构应对　以社区为基础开展有效干预。在初级卫生保健层面，对危险和有害饮酒行为进行筛查和干预，包括早期确定和管理孕妇及育龄妇女中的有害饮酒行为。对酒精消费者、酒精诱发的障碍及合并病症等患者，提供预防、治疗和护理，并为受影响的家庭提供支持和治疗。

（四）SAFER策略

2018年世界卫生组织（WHO）提出"SAFER"限酒策略技术包，包括5项策略，即加强（strengthen）对酒精可获得性的限制、推进（advance）和强制实施酒后驾驶对策、促进（facilitate）筛查和简便干预及治疗的获取、实施（enforce）禁令或严格控制酒类产品的广告和促销及赞助、提高（raise）酒精类产品的税率和价格，从而帮助减少有害使用酒精及其带来的健康和相关社会经济危害。这一策略技术包强调了初级卫生保健在有害使用酒精的筛查和简便干预等方面发挥的重要作用，在此过程中对酒精使用障碍及其并发健康问题，如药物滥用、抑郁等的预防、治疗和照护，需要不同服务提供者之间的协作与整合。

五、饮酒注意事项

（一）不宜饮酒者

饮酒与个人的身体健康状况有关，无论是否患有疾病，均不宜长期、过量饮酒。

1. 酒精过敏者　对酒精过敏者，严禁饮酒。
2. 孕妇　饮酒可使胎儿产生酒精中毒症状，影响胎儿发育，易致流产和胎儿畸形等。
3. 哺乳期妇女　酒精可通过血液循环进入乳汁，直接影响婴幼儿的生长发育。
4. 儿童　酒精可使儿童体内的儿茶酚胺含量增高，睾丸发育不全，影响正常发育，且可导致儿童消化不良，肝脏肿大，并损害大脑细胞。
5. 慢病患者　肝炎及肝硬化患者饮酒将加重肝脏负担，使病情恶化，不节制饮酒相当于慢性自杀。高血压、冠心病、糖尿病等患者饮酒后，可发生血管扩张、血压升高，并产生心律不齐、心跳加速等不良症状，严重者可能发生脑出血及猝死。慢性胃炎、胃溃疡、肠炎等患者也不宜饮酒。

（二）饮酒常见禁忌

1. 勿过量饮酒　《中国居民膳食指南（2016）》建议：男性如饮酒，一天最大酒精摄入量不超过25 g，即相当于啤酒750 mL，或葡萄酒250 mL，或38%酒精度白酒75 mL，或高度白酒50 mL；女性如饮酒，一天最大酒精摄入量不超过15 g，即相当于啤酒450 mL，或葡萄酒150 mL，或38%酒精度白酒50 mL，或高度白酒30 mL。
2. 勿空腹饮酒　空腹时酒在胃内停留的时间短，在十二指肠和小肠内很快被吸收，且空腹饮酒容易引起胃出血、胃溃疡。
3. 勿混合饮用或与碳酸饮料同饮　不同类型的酒精饮料成分与含量不同，混合饮用可引起一系列变化，容易醉酒。可乐、汽水等碳酸饮料释放出的二氧化碳气体，使酒精更快进入小肠。酒精在碳酸的作用下可通过血脑屏障进入脑内，加速发生醉酒。
4. 勿酒后立刻洗澡、吃药　酒精会抑制肝脏活动，阻碍体内葡萄糖的恢复。洗澡时人体内的葡萄糖消耗增多，当血糖得不到及时补充时，易发生头晕、眼花、全身无力，严重时还可发生低血糖昏迷。酒精作为酶诱导剂，能加速或延迟某些药物的吸收和代谢，并可与药物发生相互作用，降低药效及产生不良反应。

第五节　精神卫生与心理应对

世界卫生组织（WHO）将健康定义为一种体格（physical）、精神（mental）与社会生活幸福（social well-being）的完好状态，而不仅仅是没有疾病和虚弱的状态。这一定义强调了精神卫生、心理健康、良好社会生活适应能力的重要性。人作为生物、心理和社会特性的统一体，精神卫生与心理健康是躯体健康的必要条件，也是衡量个体健康水平的重要内容[226-234]。

一、精神卫生与心理因素

WHO《关于精神卫生的10个事实》档案资料指出，良好精神健康是指精神与心理处于健全和安乐状态。精神性、神经性和物质滥用性疾病造成的负担占全球疾病负担的10%、非致命疾病负担的30%。精神卫生状况由社会、心理和生物方面的多重因素共同决定，促进精神卫生涉及心理健康的改善和干预行动，以及精神卫生支持环境的创建[235-241]。

（一）精神卫生

1. 影响因素　精神卫生是健康不可或缺的组成部分，其决定因素不仅包括个人特征，如心理和个性因素、生物学遗传因素，还可受到文化、政治、环境，特别是持续存在的社会经济压力因素等的影响。社会的快速变革、工作压力的增加、性别歧视、社会排斥、不健康的生活方式、身体健康不良等，均可导致精神卫生状况欠佳。

2. 健康意义　精神卫生对于人类思考、情感表达、社会交流等能力至关重要。促进和保护精神卫生是社区和社会的重要关注点。通过加强初级卫生保健，可促进和提高精神卫生保健的质量和可得性，从而实现精神卫生的健康状态，即个人能够实现自身能力，能够应对生活中的正常压力，能够开展有成效和产出成果的工作，并能够对其社区做出贡献。促进精神卫生的方式可包括儿童早期干预、向老龄人口提供社会支持、工作中的预防压力等精神卫生干预、社区发展规划（如社区关怀行动）、促进精神障碍患者获得精神卫生的治疗与关护等。

3. 行动计划　《2013—2020年精神卫生综合行动计划》（WHO，2013年）提出，重视、促进和保护精神卫生，预防精神疾患，使受这类疾病影响的人能够全范围地履行人权，及时获得高质量和相适应的卫生保健及社会照护。这一行动计划的目标包括：①加强精神卫生的有效领导和管理；②在以社区为基础的环境中提供全面、综合和与需求相符合的精神卫生与社会照护服务；③实施精神卫生促进和预防战略；④加强精神卫生信息系统的数据收集，通过加强研究，完善以证据为基础的服务提供、促进和预防战略。

（二）心理因素

1. 人格与健康　人格（personality）是稳定地表现于个体的一种心理特质。通常认为，人格由遗传因素和环境因素共同决定，同时还受到情境条件的影响。人格是一种复杂的心理学概念，其主要组成包括理智特征、情绪特征、意志特征及对现实的态度。人格具有整体性、社会性、独特性、稳定性、可塑性等特点，且与健康密切相关。以冠心病为例，患者多表现为急躁易怒、快节奏、好胜心强、富含敌意、具有攻击性和过分抱负等行为特征，亦称为A型人格类型。与之相反，B型人格类型主要体现为耐心放松、容易相处、不易激动及时间节奏松弛等特征。研究表明，与B型人格类型者相比，A型人格类型者有更高的心绞痛或心肌梗死危险性。C型人格类型，又称为癌症倾向人格，主要特点包括：不易表达情绪（特别是愤怒）、将负性情绪压抑在心里、对他人过分耐心、尽量回避各类冲突、倾向于悲观消极等。研究表明，C型人格类型更易患宫颈癌、胃癌、食管癌、结肠癌、肝癌和恶性黑色素瘤等。

2. 认知与健康　认知（cognition）是指人们获得知识、应用知识及信息加工的过程。认知包括感觉、知觉、记忆、思维、想象、语言等，是最基本的心理过程。在价值观层面，积极向上的态度和人生观可呈现出良好的生活和健康状态，而享乐价值观则可导致享乐型生活方式，并产生各种与慢病相关的健康问题。在健康意识和健康信念层面，如何认识自身功能和心理状态，如何看待健康与疾病、疾病的严重程度及易感性，以及是否能够采取积极措施克服维护健康遇到的障碍等，可决定个体的健康状态。个人控制感较好者能够积极应对困难和挑战，并付出更多努力追求健康目标。

3. 心理压力与健康　压力（stress）是当个体既有的知识和经验不足以应对当前刺激事件或需解决的问题时，由困惑或威胁引起的身心紧张状态。当人们适应由周围环境引起的刺激时，可发生身体或精神上的生理反应，并可对心理和生理健康产生积极或消极的影响。当压力存在时，可伴随疲劳或体力透支、呼吸急促、头晕等不适症状，以及出现心理衰竭的现象，即身心疲惫不堪、悲观、沮丧、失望、失去创造力和生命活力等感觉。

二、促进心理健康

通过积极有益的教育和措施，可维护和改进个体的心理状态，以适应当前和发展的社会环境，达到持续的、积极的心理状态。

（一）心理健康

心理健康是指心理的各个方面及活动过程处于良好或正常的状态，即保持智力正常、认知正确、情感适当、行为恰当、人际和谐、社会适应良好、人格完整等的状态。目前较为公认的心理健康标准（Maslow AH，Mittelman B）包括：①有充分的适应能力；②能充分了解自己，并对自己的能力做出恰当估计；③生活目标切合实际；④不脱离周围的现实环境；⑤能保持人格的完整和谐；⑥有从经验中学习的能力；⑦能保持良好的人际关系；⑧适度的情绪发泄与情绪控制；⑨在不违背集体意志的前提下，有限度地发挥个性；⑩在不违背社会规范的前提下，恰当地满足个人基本需求。

（二）心身疾病

多种疾病的发病与情绪即心理因素有关，亦被称为心身疾病，包括具有明显躯体症状的器官性神经症和心理生理障碍。这类疾患的发生通常具有环境刺激导致的心理因素，在疾病的发生或加剧过程中起到重要作用，患者往往表现出某种躯体症状或已知的病理生理过程。心身疾病的相关因素可包括发生的应激生活事件、精神应激和负性情绪反应（即不愉快或消极的情绪）、个体易感性、人格行为模式等。心身疾病可发生于皮肤、骨骼肌肉、呼吸、心血管、消化、泌尿生殖、内分泌、神经、耳鼻喉、眼、口腔等多个系统器官。

（三）促进心理健康的原则

1. 遗传、教育与认知因素并重　人的生长发育受遗传基因影响；同时，大脑的功能特点和以脑功能为基础的认知策略与能力形成，受一定的环境（与教育）因素的影响与作用，且认知特征又可控制与影响情绪和行为。因此，心理健康的促进应同时注重遗传、教育与认知因素。

2. 人与环境相协调　心理健康的发展过程是人与自然及社会环境取得动态协调平衡，特别是人际关系达到协调的过程。积极应对和协调人际关系，对心理健康有重要意义。

3. 身心统一　心理健康与生理健康有密切关联。采取积极的体育锻炼和形成良好的生活习惯，有助于增强体质和生理功能，促进心理健康。

4. 个体和群体相结合　人是群居动物，在群体中生活的个体时刻受到群体影响，因此个体心理健康的维护依赖于群体的心理健康水平。创建良好的群体心理卫生氛围有利于促进个体的心理健康。

5. 知、情、行平衡　心理健康的发展不仅依赖于理论知识，还取决于如何将理论付诸实践，同时情绪和情感可推动或阻碍认知与行动。知、情、行三者的动态平衡，具有重要意义。

（四）促进心理健康的基本途径

促进心理健康的卫生保健，应包括生理、心理和社会三方面内容。

1. 生理方面　从受孕期到老年的各阶段，对脑神经系统的保护和对损伤的预防。例如，通过实施优生政策，避免产生先天性有害生理影响；注重儿童期营养的保证，消除生理和心理上的紧张和压力；提供免疫和其他初级卫生保健措施；加强体育锻炼，增强体质；劳逸结合，注意合理的休息和放松以消除疲劳，调节情绪。

2. 心理方面　各阶段的心理需要获得满足，将情绪困扰降低到最低程度。例如，在婴幼儿期给予充分的母爱关怀，提供友爱、温暖、鼓励的养育氛围；进行必要的社会行为训练，发展探索精神与活动能力；提供科学积极的家庭、学校、社会教育和训练；对心理压力的出现给予充分的心理支持和帮助；培养乐观、积极、幽默的情绪，提高控制和调节不良情绪的能力；加强人际关系的发展能力，树立健康积极的人生目标。

3. 社会方面　社会环境、社会制度、社会组织各方面的心理卫生功能的强化，提供健全的生活环境，减少社会压力。例如，提供足够的康体文娱设施；控制嗜酒、烟瘾及药物依赖；实施社区组织方案、健全初级卫生保健机构、构建与完善社区心理卫生支持网络等。

（五）心理社会干预

常见的心理社会干预（psychosocial interventions）措施包括认知行为疗法、行为激活、应急管理疗法、家庭咨询或治疗、问题解决型咨询或治疗、人际心理治疗、动机强化治疗、放松训练、社会技能治疗等。

1. 认知行为疗法　认知行为疗法（cognitive behavioural therapy，CBT）的基础是认为情绪受思维和行为影响。如精神障碍患者常有不切实际的扭曲想法，若不加以控制可导致无益行为。CBT干预通常包括一个认知成分（即帮助人们形成可识别和质疑不现实的消极想法的能力）和一个行为成分。这一干预可用于抑郁症（包括双相抑郁症）、行为障碍、酒精使用障碍或药物使用障碍的治疗方案。

2. 行为激活　行为激活（behavioural activation）亦是认知行为疗法的一个组成部分，侧重通过安排活动，鼓励人们停止逃避有益的活动。这一干预可用于抑郁症（包括双相抑郁症）和其他重要的情绪或抱怨问题的治疗方案。

3. 应急管理疗法　应急管理疗法（contingency management therapy）是一种结构化的方法，用于奖励某些特定的预期行为，如参加某项治疗、在治疗中表现良好、避免使用有害物质等。对期望行为的奖励随时间推移而减少，并顺理成章地使该预期行为成为习惯。这一干预可用于治疗酒精使用障碍或药物使用障碍。

4. 家庭咨询或治疗　家庭咨询或治疗（family counselling or therapy）应在可能的情况下包括被治疗者本人。这一干预需要根据计划在数月内多次（通常超过6次）开展咨询活动，以发挥其在支持、教育和治疗中的作用。该干预可用于治疗精神病、酒精使用障碍或药物使用障碍。

5. 问题解决型咨询或治疗　通过问题解决（problem-solving）的方式提供直接和实际支持。这一心理治疗过程由治疗师和患者共同实施，以确定和处理可能导致患者精神健康问题的关键问题领域，并将这些问题分解成为具体可管理的任务，从而解决问题和发展应对措施。这一干预可作为抑郁症（包括双相抑郁症）的辅助治疗方案，以及酒精使用障碍或药物使用障碍的治疗方案，亦可用于自我伤害和其他重要的情绪或抱怨问题的治疗方案。

6. 人际心理治疗　人际心理治疗（interpersonal psychotherapy，IPT）用于帮助人们识别和处理其与家人、朋友、伴侣及其他人之间的关系中存在的问题。这一干预可用于抑郁症（双相抑郁症）的治疗方案。

7. 动机强化治疗　动机强化治疗（motivational enhancement therapy）是一种结构化的治疗方式，通常持续不超过4个疗程。这一干预采取动机性访谈手段激励行为的改变，可用于酒精使用障碍或药物使用障碍患者的治疗方案。

8. 放松训练　放松训练（relaxation training）包括对患者进行多项技术训练，如呼吸练习和渐进式放松，识别和放松特定的肌肉群。这一干预需要每天进行放松运动并通常持续1~2个月，可用于抑郁症（包括双相抑郁症）的辅助治疗，以及其他重要的情绪或抱怨问题的治疗方案。

9. 社会技能治疗　社会技能治疗（social skills therapy）包括使用角色扮演、社会任务、鼓励和加强积极的社交活动等方式，帮助患者提高沟通和社交能力，重建技能和应对社会环境，减少日常生活中的焦虑。技能培训可与个人、家庭和团体一起进行，最初3个月内每周进行1~2次45~90 min的治疗，3个月后可每月进行1次治疗。这一干预可用于精神病或行为障碍患者的治疗方案。

第六节　合理用药与药物依从

安全、有效、高质量的药物使用在疾病治疗与卫生保健中占有重要地位。合理用药包括消除对药物的过度使用、未充分使用及不能遵守药物治疗方案。提倡和加强合理使用药物可带来经济和治疗方面的益处。对于慢病患者，能否按照医嘱的每天服药次数、剂量、时间、种类等服药，以及是否按照医嘱长期坚持服药，是依从性的重要方面。良好的药物依从性可保证药物在血液中维持特定浓度以达到预期的治疗效果，而依从性较差或不依从用药则可导致药效损失、病情复发、疾病加重，甚至死亡，浪费医疗卫生资源，加重家庭和社会负担。在人人享有卫生保健的框架内，药剂师的技术专长在患者保健及安全、药物保健、实施国家药物政策中，发挥着重要作用[242-259]。

一、合理用药

合理用药指患者使用的药物与其临床需求相适应，药物剂量满足个体需求并持续充足时间，对患者及社区具有较好的成本效益。优先使用基本药物是合理用药的重要措施，应确保基本药物的数量与质量、药物的可获得性及剂型的适当性等。

（一）合理用药的内涵

1. 理念　应根据患者的疾病类型、健康状况和药理学特点等，选择最佳的药物及其制剂，以尽可能少的药费支出换取尽可能大的治疗收益，减轻患者的心理压力及社会的经济负担。

2. 基本药物　基本药物（essential medicines）是在当前基本情况及潜在安全和治疗成本效益评估下（包括疾病患病率、安全性、药效及相对成本效益），最安全、有效和经济的药物选择。世界卫生组织自1977年制定《WHO基本药物标准清单》以来，定期进行更新，2019年发布了第21版《WHO基本药物标准清单》。

3. 不合理用药　药物使用过多、不恰当使用抗生素（如剂量不足、用于非细菌感染等）、在本应使用口服药的情况下过度使用注射、未根据临床指南处方给药、不适当的自我药疗、不依从剂量方案等均是常见的不合理用药行为。

（二）不合理用药现状与对策

不合理用药是当前我国比较突出的卫生健康问题之一。2013年12月10日原国家卫生计生委新闻发布会，报告了我国合理用药情况的现状。全国居民健康素养监测数据（2012年）表明，我国城乡居民用药知识普遍匮乏，包括合理用药在内的居民基本医疗素养仅为9.56%，能正确阅读药品说明书的居民占比仅约15%，用药行为不规范的现象普遍存在。随着慢病患病逐年增加和药品的可及性不断提高，居民自我用药的比例逐步上升，加强合理用药的健康教育工作，提升公众的合理用药科学素养，势在必行。

1. **基层医疗卫生机构**　在疾病诊治过程中，医务人员应积极主动开展针对慢病患者及其家属的合理用药健康教育工作，讲解合理用药常识，引导居民合理就医用药。在机构内应设置合理用药宣传栏，播放宣传视频，发放宣传材料，有条件的机构可设立"用药咨询"点，指导患者合理用药。同时，应充分利用社会组织和社区志愿者的力量，在社区居民中开展多种形式的合理用药宣传活动，并重点关注老年人、儿童等特殊人群。

2. **药店**　社区药店作为居民合理用药健康教育工作的重要场所，应充分发挥药师在购药过程中的宣传教育作用，为居民提供个体化的合理用药指导，如在醒目位置张贴宣传海报，发放合理用药宣传材料等。

（三）健康教育核心信息

我国的合理用药健康教育核心信息（国家卫生计生委办公厅、国家食品药品监管总局办公厅、中国科协办公厅，2013年）内容包括如下几方面。①合理用药是指安全、有效、经济地使用药物。优先使用基本药物是合理用药的重要措施。不合理用药会影响健康，甚至危及生命。②用药要遵循能不用就不用，能少用就不多用；能口服不肌注，能肌注不输液的原则。③购买药品要到合法的医疗机构和药店，注意区分处方药和非处方药，处方药必须凭执业医师处方购买。④阅读药品说明书是正确用药的前提，特别要注意药物的禁忌、慎用、注意事项、不良反应和药物间的相互作用等事项。如有疑问要及时咨询药师或医生。⑤处方药要严格遵循医嘱，切勿擅自使用。特别是抗生素和激素类药物，不能自行调整用量或停用。⑥任何药物都有不良反应，非处方药长期、大量使用也会导致不良后果。用药过程中如有不适要及时咨询医生或药师。⑦孕期及哺乳期妇女用药要注意禁忌；儿童、老人和有肝脏、肾脏等方面疾病的患者，用药应当谨慎，用药后要注意观察；从事驾驶、高空作业等特殊职业者要注意药物对工作的影响。⑧药品存放要科学、妥善，防止因存放不当导致药物变质或失效；谨防儿童及精神异常者接触，一旦误服、误用，及时携带药品及包装就医。⑨接种疫苗是预防一些传染病最有效、经济的措施，国家免费提供一类疫苗。⑩保健食品不能替代药品。

二、药物依从

（一）药物依从的内涵

1. **依从性**　依从性（compliance）可涵盖患者在接受卫生服务过程中，为促进健康积极开展的自我护理、生活习惯、药物治疗等方面。药物依从性（drug compliance）指患者用药与医嘱的一致性，即患者对药物治疗方案的执行程度。药物依从性可分为完全依从、部分依从（即超过或不足剂量用药、增加或减少用药次数等）、完全不依从（即完全不服药）。

2. **药物不依从**　任何药物的使用，均有一定的剂量、恰当的用药时间、服药次数、疗程、正确的给药途径、空腹或餐后服用规定等一系列要求。在现实生活中，患者可能因各种原因而在任一方面偏离了治疗方案的用药要求，如不足剂量用药或减少用药次数、擅自增加药物剂量或用药次数等引起药物不良反应。这种药物不依从（drug non-adherence）可显著影响治疗效果，造成药效减弱或丧失，导致患者病程延长或病情加重，甚至引发严重的药源性疾病等不良疾病结局，带来更高的医疗费用。

3. **药物依从与健康**　药物依从性问题广泛存在于各种慢病（如高血压、糖尿病、哮喘等）的治疗过程中。一项报告指出（WHO，2003年），在发达国家的慢病患者中，仅有约50%的患者遵从治疗方案服药。以高血压为例，患者服药依从程度的提高，可降低50%的心脑血管疾病发病风险；治疗依从性提高至70%可减少82 235起心血管事件。然而，临床实际中的患者依从性不甚理想。国外研究发现，有1/3～1/2的高血压患者在遵循医嘱方面表现较差，而初次接受治疗的高血压患者其一年后对高血压治疗的持久度仅为11.2%。不同的降血压及降脂药物类别，其服药依从性也呈现出较大差异，且多重药物联合服用进一步降低了患者的依从性。我国研究表明，原发性高血压患者的坚持规律服药率低于40%。一项对我国31个地区65家医疗机构的冠心病患者调查发现，应服用但实际未遵循医嘱服用药物者，在住院患者和门诊患者中均较为常见，且用药量也远未达标。社区人群横断面调查及回顾性队列研究证据指出，服药依从性较差的慢病患者更易发展为多重慢病，临床指标欠佳并具有较高的再次住院风险。

（二）药物依从性的影响因素

药物依从性的影响因素，不仅涉及患者自身，还涉及医务人员、社会、家庭等各方面因素（WHO，2003年）。

1. 社会经济因素　如社会经济水平低下、教育程度偏低、居住环境不稳定、高昂的药物费用、社会支持不足等。

2. 卫生服务团队与系统相关因素　如医患关系欠佳、沟通不足、就医困难、服务缺乏延续性等。

3. 疾病相关因素　如症状的严重程度、疾病进展程度、存在抑郁或其他心理问题等。

4. 治疗相关因素　如处方的复杂性、疗程漫长、药物带来的副作用等。

5. 患者相关因素　如患者对疾病的认知、态度、治疗动机、预期获益，以及疾病自我管理的技能、随访参与度、健康信念等。

（三）提高药物依从性的措施

患者的服药过程不仅是一个药物学过程，同时是一个心理过程和社会过程。在初级卫生保健实践中，药物依从性是直接关系治疗效果的重要问题。应针对影响依从性的各类因素，积极采取多种干预应对措施。通过常规筛查、系统监控等手段，可动态了解患者的药物依从情况，包括患者自评报告、药物补开频率、最后一次药物补充时间等，及时发现药物依从不佳的行为，如未能如期就诊、对治疗缺乏反应、未及时补充药物等。对药物依从性欠佳或需要较高依从性支持的慢病患者，及时进行主动干预，降低或避免药物不依从带来的健康危害。

1. 公众重视　通过健康宣传与教育，加强人们对药物依从性的认知，使人们充分认识到提高药物依从性在疾病治疗中的重要意义，按时按量服药。鼓励慢病患者积极参与依从性相关研究、实践和决策过程，切实感受到提高药物依从性的重要性。

2. 完善技术手段　通过医疗信息化建设，完善患者电子健康档案，采取及时跟踪随访，通过信息化手段开展用药提醒，实现对慢病患者是否服药及实际用药量的监测与提醒。如建立手机用药指导系统，通过发送短信的方式，定期提醒患者按时准确地服药。

3. 优化治疗方案　复杂的药物治疗方案是造成患者依从性低的重要原因。在"安全、有效、经济"的原则下，尽量优化治疗方案，减少药物不良反应的发生风险。在合理用药的基础上，可根据患者实际情况考虑采用长效制剂或缓释制剂，或采用患者容易接受的药物剂型，促进药物依从性水平的提高。

4. 加强用药指导　在医务人员与患者的沟通中，应积极主动对患者进行用药指导，提醒其遵守医嘱。用药指导可由医生、护士、药剂师等开展，通过有效沟通与患者建立良好的信任合作关系，坚持督促与指导有助于提高患者药物依从性。

第七章

初级卫生保健信息化建设

信息技术与健康管理的整合是初级卫生保健的国际发展趋势。我国从信息系统建设的空白起步，逐步引入互联网、大数据等信息技术，并将信息化建设作为卫生与健康服务体系的重要技术支撑。卫生信息化"十二五"规划（2011年）提出建立以"35212"形式为雏形的信息化网络，即建设国家、省、区域3级卫生信息平台；加强公共卫生、医疗服务、医疗保障、药品供应保障和综合管理5项业务的信息化应用；建设居民电子健康档案、电子病历2个基础数据库（其后随着计生体系的融入，增加了全国人口数据资源库）；发展1个全国统一的卫生信息化业务网络；逐步建设信息安全和信息标准2个体系。随着互联网及智能化产品的普及，"互联网+"为医养结合与健康管理注入了新的技术活力。在这一背景下，《国务院关于积极推进"互联网+"行动的指导意见》（国发〔2015〕40号）首次提出发展基于"互联网+"的新型医疗、养老、健康和社保产业。此后，《国务院办公厅关于促进和规范健康医疗大数据应用发展的指导意见》（国办发〔2016〕47号）、《"十三五"全国人口健康信息化发展规划》（国卫规划发〔2017〕6号）、《智慧健康养老产业发展行动计划（2017—2020年）》（工信部联电子〔2017〕25号）、《国务院办公厅关于促进"互联网+医疗健康"发展的意见》（国办发〔2018〕26号）等一系列文件相继出台，进一步引导和规范了物联网、云计算、大数据、人工智能等新兴信息技术的探索应用和发展。在"互联网+"背景下，个人、家庭、社区、机构与健康养老资源有望实现有效对接和优化配置，借助区域医疗卫生信息化建设下的"全方位、多层次、立体式"医养结合网络，实现慢病筛查、诊断、治疗、随访的协同化闭环干预，为下一步深度挖掘和广泛应用健康大数据奠定基础。

第一节 信息与信息管理基本理论

信息是当今社会重要的战略资源。大多数信息以零散状态存在，需通过信息管理的技术手段实现信息的价值。信息管理是指对人类社会信息活动的各种相关因素进行科学的计划、组织、控制与协调，以实现信息资源的合理开发和有效利用的过程。这一过程可由信息获取、信息归类、信息组织、信息传播、信息应用等一系列有序的相关环节构成。

一、基本概念

（一）信息

1. 定义　信息一词的应用领域十分广泛，在广义上可指客观事物存在、运动和变化的方式、表现特征、形式和规律；在狭义上可指客观事物经过感知和认识后的再现。信息是对人们有用并能够影响人们行为的数据；通过数据加工过程，产生对决策或行为有现实或潜在的价值。

2. 客观性与普遍性　信息的实质内容以客观存在为前提，是事物变化和运动状态的反映。同时，事物及运动的普遍性决定了信息的普遍存在性。

3. 可加工性与主观性　未经处理的信息内容混杂，需对有价值的信息进行提炼分类，通过各种方法进行加工处理，更加合理有效地利用信息。同时，根据不同的使用目的，可从不同角度和不同方面对信息进行分析、评价或处理，在这一过程中反映了信息使用者的主观性。

4. 不完全性与系统性　事物的复杂性和动态性，可导致信息的零散化和片段化，应以系统的观点进行信息的观察、收集与整合，形成对事物的完整观念，最大限度地发挥信息的作用。

5. 可传递性与依存性　信息必须依附于某一载体而存在，如文字、图像、视频、音频等，只有依附于载体的信息才能被人们感知。无法传递的信息是没有使用价值的。信息的依存特性也使信息从源头发出后，通过载体储存传送、经过加工，可被传递接收方利用、不断积累和继承。

6. 动态性和时效性　事物处于不断运动的状态中，信息内容随时间推移会不断改变和更新。作为对客观事实的反映，信息往往滞后于事实发生，只有加快信息传递，才能缩短滞留时间，强化信息的实际使用效率和价值。

（二）卫生信息

1. 定义　卫生信息在广义上可指与卫生健康工作直接相关的各种社会、经济、科技、文化教育等领域的信息及人群健康状况信息等；在狭义上指可反映医疗卫生各类活动开展情况及相关影响因素的数据。卫生信息具体可包括健康状况、健康影响因素、疾病诊疗、卫生服务、卫生资源配置和利用等信息，是卫生系统内外部业务工作、科研成果和科学管理的真实记录和反映，是卫生健康事业发展至关重要的资源。

2. 复杂性与多学科性　卫生信息既是一种反映医疗卫生活动与健康状况的基础信息，同时也是一种为各种政府决策与社会大众服务的应用信息。除具有信息的基本特征之外，卫生信息还具有复杂性和多学科性的特点。复杂性一方面体现在卫生宏观决策支持信息的来源广泛、数量庞大，且相互关联；另一方面体现在临床与公共卫生等服务提供过程中产生的海量的微观数据，对这些数据的描述与分析是一个复杂的过程。多学科性来源于医疗卫生的整体性和协作性，其服务提供涵盖多个学科领域和背景，并且从趋势上来看呈现出多学科交叉融合发展的特点。

（三）卫生信息管理

1. 定义　卫生信息管理是以信息技术为手段，围绕卫生信息资源的有效开发和利用开展的一系列计划、组织、实施和评价的活动和过程，包括对信息的收集、加工、传输和储存等阶段。

2. 特点　卫生信息管理的对象并不仅局限于人财物资源，而是综合的卫生信息资源及相关信息活动；同时卫生信息管理密切融入卫生健康的各个环节。卫生信息管理从学科角度，涉及医学科学、管理科学、社会科学、行为科学、经济科学、计算机科学等；从技术角度，涉及计算机技术、通信技术、自动化技术等。随着卫生健康涉及领域的日益扩大，卫生信息管理的技术手段也在不断变化与革新。

二、基本原理

（一）信息获取

1. 信息源　包括产生信息的根源及传播信息的渠道；前者使信息物化，后者使信息社会化。根据构成要素的不同，可将信息源分为人物信息源、实物信息源、文献信息源、机构信息源、信息数据库等；根据信息来源渠道的不同，可将信息源分为内部信息源和外部信息源。

2. 获取原则　包括针对性、及时性、系统性、准确性等原则。应基于地区及机构实际，获取有针对性的信息，避免大量无关信息的获取导致工作效率降低。信息具有较强的时效性，如不能及时获取动态信息，则无法发挥信息的全部价值。对信息的客观性描述应建立在系统、全面的信息获取基础上，避免仅获取零碎、分散的信息。同时，应确保获取的数据资料翔实可靠，能够为决策提供科学依据。

3. 获取方式　包括现场调查、文献、实物、试验等。现场调查是初级卫生保健最常用的获取信息的技术手段之一，可分为定性研究与定量研究两种方式。文献获取法主要指通过查阅出版书籍、已发表文献、报告及档案材料等获取信息。在健康管理中，常通过开展试验研究的形式，利用血液或尿液实物样本进行生理生化指标的实验室检验分析，获取干预效果信息。

4．获取内容　信息的有效利用有助于对人口的发展变化进行研究，对初级卫生保健的客观需求与主观需要做出评估，并为初级卫生保健的发展和政策制定提供科学依据。

（1）内部信息：围绕规章制度、发展规划、资源配置等信息，通常可经机构的各职能部门，如办公室、医务科、人事部门、财务部门等获取；围绕社区医疗、预防、保健、康复、健康教育等业务工作计划执行情况与指标完成情况等信息，通常可经机构的对应业务科室获取。

（2）外部信息：包括社区居民的人口学和健康信息，以及按照有关规定对公众开放的部门公开信息等。居民人口学信息可来源于一定时期内对社区人口的社会调查统计，如年龄、性别、民族、职业、文化程度、婚姻状况等个人信息，以及人口结构、家庭人员构成、居住环境、家庭经济状况、消费水平及结构等家庭信息。居民健康信息包括居民的健康状况、卫生服务需要和需求状况、存在的主要卫生健康问题、社区慢病谱、两周患病情况等信息，以及相关指标的人群、时间和空间分布等情况。部门公开信息通常包括由卫生健康主管部门、财政部门、社会保障部门、物价部门、民政部门、教育部门等颁布的政策与文件。

5．获取步骤　首先应进行信息的需求分析，即确定该需求的目的、具体内容、时间范围等；其次，确定信息源的选择，并根据获取目的制订信息的获取计划，预先设计好信息获取的具体形式及实施方法；之后进行信息的筛选、归类、整合、分析和应用等。

（二）信息归类与组织

1．信息筛选　筛选是对信息进行整理、审阅、核实和鉴别等的过程，剔除初始信息中与实际不符的、残缺的、拼凑的、模糊的和无价值的信息，并使零散信息条理化和标准化，为信息的进一步分析和利用奠定基础。信息筛选可采用感官判断、现场核查、数学核算、小组讨论、分析比较、专家咨询等技术方法。

2．归类与组织　基于信息分类标准，对获取的信息应首先进行信息归类和排序，可采取地区归类法、内容归类法、主题归类法、时间归类法等技术方法。之后，根据原先设定的归类方法，对信息按照相应类别进行分拣归类，并按一定顺序排列，整理为有序的信息体系。在此基础上，根据信息的属性进行著录与标引，对信息内容和形式特征进行分析、选择和记录，并按照一定次序组织编排形成信息目录。信息组织是信息资源可利用的重要技术条件，也是信息管理工作的重要基础。

（三）信息传播与应用

1．信息传播　完整的信息传播体系由信息源、信息传播通道、信息宿3部分构成，包括信息检索、选择信息传播工具、接收与应用信息等步骤。借助各种传播途径及媒介，经发送、传播、接收等过程，将信息从提供者（信息源）传递给信息接收者（信息宿），在信息流通中最大限度地实现信息的价值。常用的信息传播工具包括书籍、报纸、期刊、广播电台和电视等传统途径，以及基于网络兴起的各种社交媒体、手机程式等新兴技术途径。在信息传播中，应以最快的速度将信息从信息源准确传递至接收终端，避免信息失真。信息传播应考虑成本效益，尽可能促进信息的普及和推广。对涉密信息或隐私信息的传播应严格遵守相关规定，并选择恰当的传播方式，严格控制传播范围与途径，确保信息传播安全，如在电子健康档案系统中，应综合运用多种安全技术以增强保密性，并保证电子签名的真实性与可靠性。

2．信息应用　信息应用是将经过获取、归类、组织、传播等步骤产生的信息，遵循计划性、时间性、实用性、准确性等原则，提供给相关组织和个人，满足相关信息需求的过程。

（1）门诊诊疗信息：可了解患者的疾病构成与分布、疾病动态变化等，有助于实现门诊诊疗服务的有效组织、卫生资源的合理配置、服务项目与内容的及时调整等。

（2）专科及住院转诊信息：对专科医疗服务及住院诊疗信息的分析，可了解患者的病情进展、疗效、影响因素等，有助于制定基层医疗卫生机构与医院之间的双向转诊政策与路径指引。

（3）健康档案信息：对社区健康档案、家庭健康档案、个人健康档案等资料的分析，可为在全科医学理念下开展的个人与家庭保健、基本医疗与基本公共卫生服务等方面的工作提供参考。

（4）专题调查信息：专题调查常用于初级卫生保健的某一特定方面的调研，如社区主要卫生问题调查、居民健康问题调查、居民满意度调查等，此类信息对制定与完善慢病干预措施等具有重要意义。

（5）疾病监测信息：疾病监测是收集人群疾病发生频率及其严重程度的重要信息来源，通过慢病监测可帮助确定慢病防治目标、完善防控对策。

三、基本方法

（一）逻辑顺序法

逻辑顺序法将信息管理分为信息调查、信息分类、信息登记、信息评价4个基本步骤。第一，选择合适的调查方法，通过实地调研了解信息资源的整体状况。调研内容既应包括现有的信息资源，也应包括对潜在的、有意义的信息资源的发现和挖掘，并从使用者对信息的实际使用目的出发，了解其最主要的信息需求，以及目前的需求满足程度与目标之间的"缺口"。第二，根据机构实际情况，按照内容与服务功能对信息进行分类，为信息的比较提供基础。第三，将完成分类的信息进行登记，编出目录与索引。第四，通过对每项信息的提供、管理、使用情况的评价，促进信息的成本效益及作用价值的最大化。

（二）物理过程法

信息具有物理生命周期，在每个阶段都需对信息进行管理，主要包括信息需求与服务、信息收集与加工、信息存储与检索、信息传递与反馈4个部分。在第一阶段，明确信息的用途、范围和要求，并提供信息支持性服务；在第二阶段，通过已有技术手段或创新方法进行信息收集，并按规定对信息进行加工处理，提炼并筛选有价值的信息；在第三阶段，以科学的方式储存信息，并实现方便检索；在第四阶段，选择最合适的方式让信息接收者接受和采用信息，并且收集反馈信息，不断纠偏与完善。

（三）系统与战略规划法

系统与战略规划法是一种常用于较大型的信息系统规划的方法。该方法通过全面调查，分析信息的获取与利用需求，从而确定信息结构，其核心原则是从整体观出发，通过了解组织整体的全部数据，明确整体及各部门的信息需求。从信息管理的角度，系统与战略规划法的具体过程常包括业务分析、建立模型、数据分析、建立主题数据库、划分子系统。首先，根据机构的长期规划与长远目标，分析业务开展内容之间的逻辑关系，并根据其职能域再进一步细分为具体的服务提供活动。其次，通过建立数据模型，对信息进行识别并根据主题进行分类。最后，在信息分类的基础上建立主题数据库，并在主题数据库规划完成的基础上，通过主题库与业务过程对应矩阵的处理，进一步规划各子系统，形成或新建完整的信息管理系统。

四、基本技术

（一）构建基础

1. 计算机网络技术　计算机网络技术结合了计算机技术与通信技术，是信息化建设的基础。计算机网络技术可将分散独立的多台计算机系统及其外部网络，经通信介质连接成为集合，并在网络操作系统、网络管理软件及通信协议的协调与管理下，实现软硬件和数据资源的共享处理、管理和维护。根据网络范围可划分为局域网（local area network，LAN）、城域网（metropolitan area network，MAN）和广域网（wide area network，WAN）。网络基础设施建设是卫生信息化建设中不可缺少的技术支撑基础，目前计算机网络技术已在医疗卫生信息化建设中得到广泛应用，如医疗服务信息网络、公共卫生服务信息网络、远程医疗服务网络等。

2. 数据库技术　数据库技术是信息管理系统的核心，通过对数据库的结构、存储、设计、管理及应用的基本理论和方法的研究，实现数据处理、数据分析和数据理解等功能。研究和解决信息处理过程中大量数据的组织和存储问题，有助于减少数据的冗余存储，实现数据共享及保障数据安全。随着信息资源成为卫生健康领域极其重要的资源，数据库技术在卫生信息化建设中也扮演着越来越重要的角色。数据库的建设规模、信息量大小、使用频率等指标常用于衡量与评价卫生信息化建设的程度。在数据库技术的应用基础上，目前已形成多种卫生信息资源数据库群，如卫生技术标准类数据库群、医疗类数据库群、卫生统计信息类数据库群、慢病监测类数据库群等。

3. 软件工程技术　软件工程技术主要应用于计算机软件开发与软件管理的研究，是计算机科学领域中的重要分支之一，贯穿于软件的定义、开发、维护与管理等整个生命周期。作为综合性的数据库应用系统，卫生信息管理系统涉及的领域广泛，工作量大。系统软件开发质量水平和开发效率高低可直接影响各机构卫生信息化建设的工作进程。

4. 信息整合技术　医疗信息整合技术是为实现卫生健康信息全面集成而制定的一种信息交换和共享框架，可以促进HL7（health level 7）卫生信息交换标准、医学数字影像与通信（digital imaging and communication in medicine，DICOM）等医疗信息标准的协同应用。HL7卫生信息交换标准是支持医疗卫生领域不同应用之间进行数据传输的协议，可规范不同信息系统间的医疗数据传递标准，有效降低卫生信息管理系统的互联成本，提高系统间数据信息的共享程度。DICOM标准对影像及其相关信息的组成格式和交换方式进行了详细定义，通过在影像设备上建立接口，完成设备之间的数据传输（输入/输出），目前广泛应用于数字化医学影像的显示、传输与存储等。

（二）结构化生命周期开发技术

1. 基本思想　遵循用户至上的原则，采用结构化、模块化的思路，自上而下对系统进行分析与设计，按工作步骤将整个信息系统的开发过程分解为系统规划、系统分析、系统设计、系统实施、系统运行与维护等若干个相对独立的阶段。每个阶段均有各自独立的任务、流程和目标，可降低开发工作的复杂性，提高管理性和可操作性，是最为常用的一种成熟的开发方法。

2. 开发过程　根据软件系统的生命周期规律，结构化生命周期开发技术将整个开发过程划分为系统规划、系统分析、系统设计、系统实施、系统运行与维护5个阶段。

（1）规划阶段：在系统开发目标和需求分析的基础上，制订信息系统的发展规划，为具体业务的展开提供必要的信息支持平台。

（2）分析阶段：对系统规划阶段的深入和细化。根据制订的任务计划，详细调查和分析业务环境、系统需求、工作与数据流程等，确定系统具体目标与功能，建立系统逻辑模型。

（3）设计阶段：在已建立的系统逻辑模型的基础上，设计实现系统功能的最优方案，将需求转换为应用。这一阶段包括系统模块与功能结构的总体设计，确定开发系统所需的硬件设备及软件平台，以及对具体细节（如代码、数据库、输入和输出）的详细设计。

（4）实施阶段：包括开发与建立数据库、编制与测试程序、系统试运行和系统转换等。这一阶段还包括购置和安装计算机系统、网络系统及开展系统用户的培训工作等。

（5）运行与维护阶段：即开发完成的信息管理系统实际上线运行后的阶段，持续时间最长，任务量最大，主要包括系统的日常运行管理、软件与硬件维护，以及系统评价等。

（三）系统原型法开发技术

1. 基本思想　通过系统分析、设计者与用户合作，在掌握基本需求后迅速建立一个系统的骨架作为应用开发的试验模型（系统原型）。用户对原型试用后进一步对系统的目标和功能提出更精确、具体的需求，由设计者根据需求修改原型后再进行测试。通过反复的评价和修改原型系统，逐步确定需求细节，从而最终完成系统的开发。

2. 开发过程　从最初的系统原型开始，经过不断评价修改，逐步细化各项功能，直到获得用户满意的系统为止。

（1）明确用户需求：开发人员详细了解用户对系统最基本和最主要的需求，遵循快速、简单的原则确定主界面设计、主功能菜单及典型问题的处理方式等，估算系统原型的规模和成本。

（2）开发初始原型：根据主要需求迅速建立一个功能简单但可方便进行扩充与完善的交互式运行系统。该原型的主要功能是反映系统基本特性，体现用户最关注的基本需求。

（3）使用和评价原型：在开发人员指导下，用户亲自试用系统原型，根据亲身体验与感受，评价系统的优缺点，并进一步提出系统需求及下一步修改的具体意见。

（4）修改和完善原型：基于用户进一步提出的需求意见，开发人员对系统原型进行修改完善；用户试用经修改后的系统后，继续评价并提出新的意见。经过多次循环往复，确定最终的系统。

（四）面向对象的开发技术

1. 基本思想　强调在软件开发过程中面向客观世界或问题域中的事物，通过模拟人的思维方式，直观、自然地描述客观世界中的有关事物。在系统的开发过程中，这一技术渗透在业务描述、需求分析、应用设计、编码实现的各步骤，其共同目标是建造一个问题域的模型。

2. 特点　与面向过程的开发相比，面向对象的开发技术以数据为中心，以对象为初始元素，将具有共同特征的对象归纳成类，组织类之间的等级关系，构造类库。数据对象和对数据的操作被封装为一个整体单位进行处理，采用数据抽象和信息隐蔽技术，将这个整体抽象成类，并考虑不同类之间的联系和类的重用性。业务的模型化与组件化是面向对象的开发技术的关键。在开发过程中通过封装，使对象以外的部分不能随意存取对象的内部属性，从而有效避免了外部错误对其可能造成的影响；同时，由于只通过少量的外部接口对外提供服务，当对象内部进行修改时，可同样减小内部的修改对外部的影响。通过构建联结类与类的层次模型实现继承，即对某一对象的属性或行为的修改，只需在相应的类中进行改动，而其派生的所有类均会继承相应的改动，从而提高了开发效率，同时使系统易于维护和修改。

（五）数据安全技术

信息化建设在给卫生健康领域带来新变革的同时，围绕数据与信息安全也产生了一系列的新问题。网络隔离是目前常用的数据安全技术之一，在将安全网络与非安全区域分隔的同时，建立沟通的桥梁以保证数据交互。基于网络隔离技术形成了"修桥"和"渡船"两类策略。前者以防火墙和多重安全网关为代表技术，采用安全检查方式，业务协议无须更改可直接通过，不需要对数据进行重组，具有速度快、流量大的优点，但安全性程度较低；后者以网闸和交换网络为代表技术，业务协议不可直接通过，需要对数据进行重组，安全性程度较高。

1. 防火墙　这是使用最为广泛的一种网络隔离手段。防火墙采用包交换技术，数据包通过路由交换到达目的地，控制路由就能控制通信线路和数据包的流向。防火墙适合网络安全区域的隔离及同安全级别的网络隔离，但对需双向访问的业务网络隔离能力较弱。

2. 多重安全网关　也称为统一威胁管理（unified threat management，UTM），即在防火墙的基础上，通过架设多道关卡进行多重安全检查，进行从网络层到应用层的全面防护。多重安全网关的检查可实现病毒入侵的防范；防火墙和网络设备之间的入侵防御系统（intrusion prevention system，IPS）可对入网的数据包进行检查并确定其真正用途，以决定是否允许该数据包进入内部网络。这一技术不仅适用于办公网络与互联网的隔离，也适用于涉密网络之间的隔离，但不适用于涉密与非涉密网络间的数据交换。

3. 网闸　网闸技术的设计采用"渡船"策略，渡船不直接连接两岸，而使用专用协议、单向通道技术、存储等方式阻断业务的连接，并通过使用代理方式支持上层业务。这一设计拆除了各种通信协议添加的外包装，对数据进行原始还原，更好地确保了安全性。因在物理上不同时连接，网闸对攻击的防护性好，尤其适用于定期的批量数据交换，但不适合多应用的穿透。

4. 交换网络　交换网络技术在两个隔离的网络之间建立一个网络交换区域，专门负责数据交换。在交换网络两端，可采用多重安全网关或网闸；在交换网络内部，可采用监控、审计等安全技术，从而形成一个立体、全面、深层次的整体安全防护体系。该方法适用于大数据服务或实时网络服务，且可支持多业务平台建设。

第二节　卫生信息管理系统与慢病智能信息管理

卫生信息化的建设与应用是国家卫生健康服务水平的综合反映，也是以计算机技术、网络通信技术、数据库技术为主的信息技术在卫生健康领域综合应用水平的重要体现。当前卫生信息化建设的目标是整合卫生健康信息资源，构建高效的卫生健康信息平台，通过信息技术的运用，实现卫生健康信息的有效共享。在社区层面，基层医疗卫生机构及初级卫生保健服务提供者借助计算机和通信设施及软件系统，可准确有效地采集、处理、传输、存储社区卫生健康信息，如对慢病信息的收集、整理和上报，进而通过对信息的观察和分析，在数据支撑基础上完善社区健康问题的解决对策，实现高效协调的智能管理。

一、卫生信息管理系统概述

（一）定义

1. 信息管理系统　指利用计算机技术、网络通信技术、数据库技术等信息技术手段，实现数据的输入、处理与输出，并具有信息反馈与控制功能，可为各类组织活动服务的综合系统。

2. 卫生信息管理系统　泛指与卫生健康相关的各类信息管理系统。传统意义上的卫生信息管理系统包括政府管理部门对各级医疗卫生机构进行管理的信息系统和为辖区内居民提供各类卫生健康信息服务的管理系统。卫生信息管理系统的使用有助于对服务对象进行有效综合管理，提高服务水平。随着互联网技术的发展，卫生信息管理系统的内涵也在不断扩大，覆盖公共卫生、计划生育、医疗服务、医疗保障、药品供应、行业管理、健康服务、大数据应用、科技创新等全业务应用系统的人口健康信息和健康医疗大数据体系，在实现人人享有初级卫生保健中将发挥显著作用。

（二）分类与结构

1. 分类　卫生信息管理系统可根据级别、类型或职能进行多种划分。按级别可分为国家卫生信息管理系统、省市级卫生信息管理系统、县区级卫生信息管理系统等。例如，国家级卫生信息系统包括公共卫生应急指挥系统、传染病直报系统等；新农合医疗系统分为国家级和省级二级平台。按类型可分为公共卫生信息管理系统、妇幼保健信息管理系统、卫生电子政务信息管理系统、医疗保险信息管理系统等。按职能可分为人事信息管理系统、财务信息管理系统、设备信息管理系统等。

2. 概念结构　卫生信息管理系统包含信息源、信息处理器、信息接收者、管理者等构成部分。组织内部和外界环境中的信息源产生信息，由信息处理器对信息进行传输、加工、存储，为信息接收者提供信息，而信息管理者则会对整个信息处理过程进行管控。信息接收者与管理者根据决策需求收集信息，开展数据的组织管理、信息加工、传输与利用等一系列活动。

3. 功能结构　卫生信息管理系统具备存储、传输、增加、删除、修改、统计、检索等功能，可进行信息的输入、处理、输出和利用等。各功能之间具有信息联系，可构成有机的业务结构。

4. 软件结构　指卫生信息管理系统中软件的组织或联系，包括操作系统、数据库系统、办公自动化系统、决策支持系统、信息沟通系统、程序设计语言、网络软件、应用软件及其他工具软件等。

5. 硬件结构　指卫生信息管理系统中的硬件拓扑结构，通常可分为集中式、分布式、分布与集中结合式。集中式指资源集中配置，如在单机系统中将软件、数据和主要外部设备集中于一套计算机系统。分布式指硬件、软件、数据等资源分散于多个不同地点，并通过网络实现异地资源共享联系。分布与集中相结合的方式广泛应用于电子健康档案系统的建设，通过分布和集中数据存储相结合的方式进行信息管理，既可保证系统的响应效率，又可满足后期对卫生健康数据的检索分析和深度挖掘等信息使用需求。

二、卫生信息管理系统的社区应用

卫生信息管理系统向社区卫生服务机构、乡镇卫生院和村卫生室的延伸，使社区人群的卫生健康信息得到规范采集、传输、存储和分析应用，通过准确有效的数据信息提供，支撑人口健康管理和决策、信息共享和业务协同。

（一）基本模块

1. 服务内容　从初级卫生保健的常见服务内容角度，系统通常包括社区居民疾病预防信息模块、常见病与多发病诊治信息模块、医疗与伤残康复信息模块、健康教育与健康促进信息模块、计划生育技术服务信息模块、重点人群保健服务信息模块等。

2. 服务对象　从初级卫生保健的服务对象和范围角度，系统通常包括个人健康档案信息模块、居民家庭健康档案信息模块、社区卫生服务信息模块等。

3. 业务性质　从初级卫生保健的业务服务提供角度，系统通常包括社区卫生服务模块、社区卫生服务管理模块、社区卫生服务评价模块等。

（二）基本内容

1. 社区卫生服务管理系统　对门诊、病房、药品、财务、人事、后勤等信息的全面动态管理。社区卫生服务管理系统通常包括门诊药房管理、门诊病历管理、医疗保险管理、住院药房管理、住院病案管理、物资设备系统、人事管理、财务管理等内容。

2. 社区卫生服务信息系统　对全科医疗、慢病管理、健康档案管理、重点人群保健、免疫接种等的全面动态管理。在全科医疗方面，主要内容包括临床诊疗与双向转诊、健康体检、健康教育、家庭病床等。在健康档案管理方面，主要内容包括个人健康档案管理、家庭健康档案管理、社区健康档案管理等。在慢病管理方面，主要内容包括对慢病患者及高风险人群的疾病监测、随访干预、效果评价等。在重点人群保健管理方面，主要内容包括儿童保健、妇女保健、老年保健和残疾人保健等。在免疫管理方面，主要内容包括计划免疫、强化免疫、接种记录、意外处理等。

3. 社区卫生服务评价、决策、管理系统　在服务评价方面，主要内容包括社区卫生问题及其范围和程度评价、社区卫生服务需求评价、社区可利用卫生健康资源评价等。对效果的评价通常围绕服务的适宜度、满足度、服务态度、费用效益，以及干预下的社区居民健康水平、疾病防治、健康教育等可反映服务质量的内容开展。在服务决策方面，主要内容包括卫生健康服务的发展目标、资源配置、组织管理、适宜技术选择，以及社区政治、经济、文化、环境等信息。在服务管理方面，主要内容包括组织管理、业务管理、质量管理、科研教学管理、后勤管理、资源管理等。

（三）基层医疗卫生机构信息化的建设标准与规范

国家卫生健康委、国家中医药局在《电子病历系统功能规范（试行）》（卫医政发〔2010〕114号）及《电子病历应用管理规范（试行）》（国卫办医发〔2017〕8号）等标准规范基础上，联合制定《全国基层医疗卫生机构信息化建设标准与规范（试行）》（国卫规划函〔2019〕87号），从便民服务、业务服务、业务管理、软硬件建设、安全保障等方面出发，涵盖58类212项基层医疗卫生机构信息化建设的主要应用内容和建设要求，以着眼未来5~10年我国基层医疗卫生机构信息化建设、应用和发展要求，满足我国基层医疗卫生机构的服务业务、管理业务等工作需求。

1. 服务业务　包括便民服务、健康教育、预防接种、儿童保健、妇女保健、孕产期保健、老年人健康服务、基本医疗服务、慢病患者服务、康复服务、中医药服务、家庭医生签约服务、计划生育技术服务、健康档案管理服务、医学证明服务等15类内容。

2. 管理业务　包括家庭医生签约管理、突发公共卫生事件管理、老年人健康服务管理、预防接种管理、妇幼健康管理、传染病管理、慢病管理、精神卫生管理、医疗管理、药事管理、中医药服务管理、健康扶贫管理、双向转诊管理、医疗协同管理、帮扶指导管理、医学证明管理、计划生育巡查、非法行医和非法采供血巡查、食源性疾病巡查、饮用水卫生安全协管巡查、学校卫生服务巡查、人力资源管理、财务管理、运营管理、后勤管理、协管机构和人员管理等26类内容。

3. 平台服务　包括基层机构门户、业务及数据服务、数据访问与储存、业务协同基础、服务接入与管控、电子证照管理、基础软硬件等7类内容。

4. 信息安全　包括身份认证、桌面终端安全、移动终端安全、计算安全、通信安全、数据防泄露、可信组网、数据备份与恢复、应用容灾、安全运维等10类内容。

三、慢病信息管理

慢病相关信息是疾病预防控制和区域卫生信息平台建设的重要组成部分。建立和完善慢病信息管理系统，规范慢病信息管理，实现跨部门跨单位间的信息共享，为慢病预防控制工作提供智能信息支持和服务，是信息化建设的重要目标。

（一）内容与方法

1. 信息管理内容

（1）基础信息：社区人口、环境、社会经济、气候、地理、医疗卫生机构等信息。

（2）慢病监测与调查：死因监测、慢病危险因素监测、慢病发病和患病报告、慢病防控能力和应对调查、慢病专题调查等信息。

（3）业务管理信息：慢病政策、规划、干预、管理、评估、培训、科研项目等相关资料。

（4）日常工作信息：机构或服务团队的工作计划、总结、报告、会议、文件等日常管理资料。

2. 信息收集渠道　基础信息类资料主要来自有关部门的统计信息。慢病监测类资料主要来自执行各项监测工作的疾病预防控制机构、基层医疗卫生机构和医院，以及民政、公安、社会保障、妇幼保健等相关部门。业务管理和日常工作信息类资料主要来自相关机构和部门的信息登记报告、相关报表和日常工作记录。此外，区域卫生信息或医疗卫生系统信息平台、社区居民健康档案、基层医疗卫生机构的诊疗体检报告等均是重要的慢病信息收集渠道。

3. 信息系统建设　慢病信息系统建设应遵循3个原则。一是依据国家疾病预防控制或区域卫生信息化规划，将慢病信息作为子系统纳入，统一规划建设。二是依据国家信息管理规范，编制慢病信息管理规范，统一标准、统一规范、统一管理，建立数据库共享机制，确保纵向和横向的数据交换。三是依据"统一规划、满足需要、网络互联、数据挖掘、信息共享、分段实施"的原则，逐步构建统一、规范、安全可信的慢病信息管理子系统。

4. 信息管理与利用

（1）规范化管理：①制定慢病信息管理制度，规范慢病信息收集、汇总和上报的流程和方法；②对慢病基础信息的收集，每年至少开展1次；③对慢病监测与调查等数据库资料，应按规范完成收集、审核和上报，原始资料应妥善保管，数据库资料应随时备份保存；④对业务管理和日常工作资料等非结构化信息的收集，应随时整理，统一分类，建立目录，及时整理归档，逐步实现电子档案管理及安全备份。

（2）数据共享：建立和维护慢病数据库并定期更新信息，对不同来源的数据需进行质量评估，确保数据的准确和隐私安全，实现数据安全共享。

（3）信息交流与报告：及时向卫生行政部门上报，并与相关医疗卫生机构交流信息，为公众提供准确、科学的慢病信息；定期开展慢病信息交流活动，为政府和社会提供慢病信息服务。

（二）流程与步骤

1. 工作方案与信息技术规范　按照工作目标制订慢病信息管理工作方案，并制订相应的年度工作计划。依据国家慢病信息管理规范和数据集标准，统一数据编码和慢病信息的收集、汇总、上报和交换方法，对慢病相关信息管理的各项内容提出相应的规范要求。

2. 技术培训与信息收集　对从事慢病信息管理的各级人员进行专业知识和技能培训，定期更新其相关知识。建立健全相关制度，规范数据的收集、汇总、上报、备份，以及各环节的工作内容、方法和流程。

3. 数据库维护及质量与安全保障　建立信息质量管理体系，对信息资料应进行严格审核及质量评估，并定期对数据库及系统安全性进行审核、评价、更新、完善。考核和评价内容主要包括：①慢病数据标准的统一性、完整性；②信息资料收集和上报的及时性、完整性；③信息资料管理的规范性；④数据库更新的及时性；⑤数据共享利用程度；⑥信息交流和报告的及时性、准确性；⑦信息系统与数据的安全性、有效性。

4. 数据共享与信息交流　建立数据共享机制，提供信息数据的交换和共享服务。定期开展信息交流，及时上报和反馈相关信息，定期编印慢病信息工作动态。

第三节 居民电子健康档案

居民健康档案在我国被纳入国家基本公共卫生服务项目，是社区居民全面、综合、连续的健康资料。作为居民健康状况的资料库，健康档案翔实、完整地记录了个人的疾病或症状发生、发展、治疗和康复过程，既是个人自我保健不可缺少的卫生健康数据资料，也是基层医疗卫生机构提升服务水平、政府部门制定卫生政策以改善人群卫生健康的科学依据，在初级卫生保健体系中具有重要作用。

一、健康档案的基本理念

（一）健康档案的概念与特点

1. 基本概念　健康档案是医疗卫生与健康管理服务过程中，对居民卫生健康信息的规范化、系统化的数据记录。健康档案体现了以居民个人健康为核心的全科医学理念，内容贯穿于整个生命周期，是一种通过多渠道信息动态收集，涵盖各种卫生健康相关因素，满足居民自身需要和健康管理的信息资源，反映了初级卫生保健的连续性、综合性、协作性特征。健康档案的收集内容不仅包括社区居民接受医疗卫生服务的记录，还包括免疫接种、保健服务、健康教育活动等记录。完整的健康档案是初级卫生保健服务的重要组成部分。

2. 以人为本　健康档案的核心是以人的健康为中心，以全体居民为对象，以满足居民自身需要和健康管理为重点。健康档案的记录内容与社区居民个人健康状况及影响因素密切相关，是基层医疗卫生机构开展人群健康管理和政府部门进行卫生健康决策等的重要科学依据。

3. 全生命周期　健康档案的数据记录贯穿人的全生命过程，内容完整全面，不仅包括疾病诊疗过程，还关注生理、心理、社会因素等对健康的影响。在满足国家层面的基本要求的基础上，健康档案可在内容的广度和深度上，根据地区初级卫生保健的差异化而进行灵活扩展。

4. 信息化　通过健康相关信息的数字化采集、整合和动态更新，健康档案的建立和更新可与基层医疗卫生机构的日常工作紧密融合。

（二）健康档案的作用与意义

1. 社区卫生服务功能实现　健康档案中提供了社区全人群不同时期的基线健康资料，有助于实现社区卫生服务医疗、预防、保健、康复、计划生育、健康教育的"六位一体"功能。以慢病预防为例，通过对健康档案记录的数据资料的定期总结和整理，可以对社区慢病的患病情况及相关健康问题进行统计分析，有效掌握威胁本社区居民健康的主要疾病，并探索有显著关联的主要危险因素，从而实施有针对性的干预，有效提升社区人群的健康水平。作为极具科研与教学价值的医学数据，健康档案提供了对全科医学理念下的卫生健康服务政策、方法、原理等进行多角度研究的基础。

2. 社区诊断与需求预测　在已建立的社区人群健康档案基础上，运用流行病与卫生统计学的方法及技术对数据资料进行深度分析，实现对人群健康状况的社区诊断，并以此为基础制定社区卫生服务规划，实施后再利用健康档案进行跟踪评价。连续完整的健康档案真实客观地反映了社区居民的慢病与健康状况，以及医疗、预防、保健等服务的提供与使用状况，由此可对社区居民的初级卫生保健需求进行客观评估。

3.健康管理与健康决策支持　对于初级卫生保健提供者，持续更新的健康档案有助于系统掌握社区服务对象的健康状况，及时发现重要的慢病和健康问题，并可筛选出慢病高风险人群以实施有针对性的防治措施，达到预防为主和健康促进的目的。在健康决策的支持方面，完整的健康档案数据信息可评价居民健康水平、医疗费用负担及卫生服务质量和效果，并为区域卫生规划、慢病防治规划等有关的卫生政策制定等提供科学决策依据。

二、健康档案的类型和主要内容

（一）健康档案的类型

1.门诊病历档案　可包括患者的病历信息（如主诉、现病史、既往史、药物过敏史、首诊记录、复诊记录、处方等）、门诊化验单、X线检查报告单、超声检查报告、心电图报告等记录。

2.住院病历档案　可包括入院诊断、病情摘要、诊疗措施、住院期间的化验报告单、X线诊断报告、心电图、超声医学影像诊断报告单、CT检查报告单等记录及相关诊断结论等；护理人员对患者的观察及护理记录；病理会诊报告、手术方案、手术知情同意书、麻醉记录单、术后访视记录、出院诊断与出院情况等材料。

3.个人健康档案　个人健康档案的内容体现了个人健康问题记录和定期健康检查结果，是评价初级卫生保健下的居民个体健康水平的重要依据，也是评估社区居民健康状况、探索慢病发生和发展规律的重要信息来源。

4.家庭健康档案　家庭健康档案主要包括家庭基本资料、家系图、家庭评估资料、家庭主要卫生健康问题、家庭各成员的健康档案等内容，是居民健康档案的重要组成部分，可用于评估全科医学理念下实施的以家庭为单位的卫生保健的服务质量。

5.社区健康档案　社区健康档案主要包括社区基本资料、居民健康状况、卫生资源与服务状况等内容，是评估社区人口学特征、居民健康水平、社区主要卫生健康问题、社区环境等信息的重要来源，同时也是制定区域卫生发展及慢病防治战略等的重要依据。

（二）个人健康档案

1.个人基本信息　反映了个人的固有特征，贯穿于个体的整个生命过程，内容相对稳定。通常包括社会人口学信息（如姓名、性别、出生日期、出生地、民族、身份证件号码、文化程度、婚姻状况等）、社会经济状况信息（如户籍、联系地址、联系方式、职业类别、工作单位等）、亲属信息（如父母亲姓名、子女数量等）、社会保障信息（如医疗保险类别、医疗保险号码等）、基本健康信息（如血型、过敏史、预防接种史、既往史、家族遗传病史、健康危险因素、残疾情况、亲属健康状况等）、建档日期及机构等信息。

2.个人健康问题　主要记录过去及现在影响个人健康的异常情况。通常包括门诊及住院资料（如现病史、既往史、实验室检查等）、健康问题及处理描述（如症状、体征、治疗情况等）、定期健康检查记录（如有计划的体检、慢病定期检查等），以及会诊和转诊记录等信息。

3.卫生保健服务利用　通常包括儿童保健（如出生医学证明信息、新生儿疾病筛查信息、儿童健康体检信息、体弱儿童管理信息等）、妇女保健（婚前保健服务信息、妇女病普查信息、计划生育技术服务信息、孕产期保健服务与高危管理信息、产前筛查与诊断信息、出生缺陷监测信息等）、预防接种信息、行为危险因素监测信息、疾病管理（如高血压、糖尿病、肿瘤、严重精神障碍等病例管理信息）、门诊与住院诊疗信息、住院病案首页信息等内容。

（三）家庭健康档案

1. 家庭基本资料　包括家庭住址、每位家庭成员的基本情况、建档医生和护士姓名、建档日期等。

2. 家系图　以图形表示的家庭结构构成及各成员的健康状况和社会关系资料。

3. 家庭卫生保健　记录家庭环境的居住条件、卫生状况、起居方式等，可用于评价家庭功能和了解家庭成员的卫生健康状况。

4. 家庭主要问题　记录家庭生活压力事件及其详情，如发生时间、问题描述及结果等。

5. 家庭成员健康资料　参见个人健康档案。

（四）社区健康档案

1. 社区基本资料　包括社区地理与环境情况、存在的与居民健康相关的危险因素、社区产业及经济现状、社区组织现状等。

2. 社区卫生资源　包括该地区范围内的医疗卫生机构的种类、数量、位置、服务范围、优势与特色项目，以及卫生人力资源的结构与数量等。

3. 卫生服务情况　包括门诊统计（如门诊量、门诊常见健康问题种类及构成、门诊疾病种类及构成等）、转诊统计（如转诊患者的数量、患病种类及构成、转诊单位等）、住院统计（如住院患者的数量、患病种类及构成、住院起止时间等）。

4. 居民健康状况　包括社会人口学资料（如人口数量、性别、年龄、职业构成、社区家庭构成、婚姻状况、出生率、死亡率、人口自然增长率等）、患病资料（如社区慢病谱、疾病分布等）、死亡资料（如社区居民死亡水平、死因谱等）。

（五）居民健康档案管理服务规范

1. 服务对象　辖区内常住居民（指居住半年以上的户籍和非户籍居民），以0～6岁儿童、孕产妇、老年人、慢病患者、严重精神障碍患者和肺结核患者等人群为重点。

2. 居民健康档案的内容　居民健康档案内容包括个人基本信息、健康体检、重点人群健康管理记录和其他医疗卫生服务记录等。

（1）个人基本情况：包括姓名、性别等基础信息和既往史、家族史等基本健康信息。

（2）健康体检：包括一般健康检查、生活方式、健康状况及疾病用药情况、健康评价等。

（3）重点人群健康管理记录：包括国家基本公共卫生服务项目要求的0～6岁儿童、孕产妇、老年人、慢病患者、严重精神障碍和肺结核患者等各类重点人群的健康管理记录。

（4）其他医疗卫生服务记录：包括上述记录之外的其他接诊、转诊、会诊记录等。

3. 居民健康档案的建立

（1）基层医疗卫生机构接受服务时建立：辖区居民到乡镇卫生院、村卫生室、社区卫生服务中心（站）接受服务时，由医务人员负责为其建立居民健康档案，并根据其主要健康问题和服务提供情况填写相应记录，同时为服务对象填写并发放居民健康档案信息卡。

（2）家庭与社区场所接受服务时建立：通过入户服务（调查）、疾病筛查、健康体检等多种方式，由乡镇卫生院、村卫生室、社区卫生服务中心（站）等基层医疗卫生机构组织医务人员为居民建立健康档案，并根据其主要健康问题和服务提供情况填写相应记录。

（3）电子健康档案的建立：已建立居民电子健康档案信息系统的地区应由乡镇卫生院、村卫生室、社区卫生服务中心（站）通过上述方式为个人建立居民电子健康档案，并按照标准规范上传至区域人口健康卫生信息平台，实现电子健康档案数据的规范上报。建立电子健康档案的地区，逐步为服务对象制作并发放居民健康卡，用于电子健康档案的身份识别和调阅更新。

4. 居民健康档案的使用

（1）就诊与复诊：已建档居民到基层医疗卫生机构复诊时，接诊医生调取健康档案并根据复诊情况，及时更新、补充相应记录内容。

（2）入户医疗卫生服务：对符合上门服务对象的居民开展医疗卫生服务时，预先调阅服务对象的健康档案，了解其健康状况与家庭状况等，并在服务过程中对更新内容进行记录、补充。已建立电子健康档案信息系统的机构应同时对电子健康档案内容进行更新。

（3）转诊与会诊：需接受转诊或会诊的服务对象，由接诊医生填写转诊、会诊记录。

5. 居民健康档案的终止和保存　记录健康档案的终止缘由，包括死亡、迁出、失访等，并记录日期。对于迁出辖区的居民应记录迁往地点的基本情况、档案交接记录等。

三、电子健康档案概述

（一）定义

电子健康档案（electronic health record，EHR）也称为电子健康记录，是人们在卫生健康相关活动中形成的电子化历史记录，包括文字、符号、图表、图形、数字、影像等数字化信息，存储于计算机系统之中，具有安全保密性能。作为健康档案的数字化记录，电子健康档案是服务对象健康状况的信息资源库，能实现存储、管理、传输和重现健康记录。档案内容以居民个人健康为核心，贯穿全生命周期过程，涵盖各种健康相关因素，可实现信息的多渠道动态收集，满足卫生保健、健康管理和健康决策等需要。电子健康档案数据如慢病患病率统计等，可使健康维护与健康促进更具针对性，为初级卫生保健计划与管理策略的制定提供科学依据，实现慢病的有效预防与控制。

（二）基础功能架构

1. 系统架构　电子健康档案的系统架构以健康为中心，基于生命阶段、健康和疾病问题、卫生服务活动3个逻辑维度进行构建，可全面、有效、多视角反映健康档案的组成及信息间的内在联系。生命阶段维度依据生理年龄，将人的生命进程划分为婴儿期、幼儿期、学龄前期、学龄期、青春期、青年期、中年期、老年期等若干个连续的生命阶段；或划分为儿童、青少年、育龄妇女、中年和老年人等5类不同年龄类别的人群对象。健康和疾病问题维度确定每个个体在不同生命阶段过程中的主要健康和疾病问题，客观反映居民的卫生健康服务需求。卫生服务活动维度针对特定的健康和疾病问题，涵盖医疗卫生机构开展的一系列预防、医疗、保健、康复、健康教育等业务活动，反映了居民健康需求的满足程度和卫生服务利用情况。三维架构基础中的任一空间位置均对应特定的健康记录，以档案的形式表现为一个完整立体的健康记录，全面反映个人的卫生健康状况。

2. 信息架构　电子健康档案的信息架构是基于健康档案的区域卫生信息平台的核心。通过建模技术的运用，对分散、不一致的信息资源进行规范和整合，形成完整、统一的逻辑主体。信息架构的建立需充分考虑各类卫生健康及相关业务活动的要求，通常包括数据模型、数据存储模式、数据管理3个部分。

（1）数据模型：卫生健康领域各类活动产生和使用的信息和数据的抽象表述及数据标准，可细分为数据概念模型、数据逻辑模型、数据物理模型等。数据模型是信息架构中的关键部分，可为卫生信息领域中不同应用开发者提供统一的建模工具和方法，确保数据定义和表述的一致性，以支撑区域卫生信息平台的数据管理和决策功能。

（2）数据存储模式：即数据的存储框架，在基于健康档案的区域卫生信息平台中决定共享数据资源在空间上的分布和存储。根据区域实际状况与需求，常见的存储模式可分为集中式、分布式、分布与集中结合式等。

（3）数据管理：即贯穿于电子健康档案数据生命周期的各项管理制度，包括数据模型与数据标准管理、数据存储管理、数据质量管理、数据安全管理等制度规范。

（三）疾病编码

1. 国际疾病分类　WHO《疾病和有关健康问题的国际统计分类》，通称《国际疾病分类》（*International Classification of Diseases*，ICD），提供了疾病和有关健康问题的全球标准统计分类，含有约55 000个与损伤、疾病和死因有关的独特代码[260]。自第四十三届世界卫生大会决议（WHO，WHA43.24）通过ICD第10次修订本以来，ICD-10已被广泛应用于发病率统计、初级卫生保健资源分配、医疗质量评估、患者安全、医疗保险结算、临床决策、临床记录和研究中，满足了卫生信息系统对数据的流程数字化需求。第七十二届世界卫生大会决议（WHO，WHA72.15）通过ICD第11次修订本，并将于2022年1月1日生效[261]。

2. 基层医疗国际分类　《基层医疗国际分类》（*International Classification of Primary Care*，ICPC）是由世界家庭医生组织（WONCA）提出的疾病分类系统，目前应用较为广泛的为第二版（ICPC-2）。在全科/家庭医学实践领域，ICPC-2可对患者数据和临床活动的3个要素，即患者就诊原因、健康问题与诊断、干预措施，根据其频率分布进行分类和编码，并涵盖了对全科医疗常见的心理和社会问题的分类。ICPC-2在初级卫生保健相关研究中有广泛的应用。

四、电子健康档案平台建设探究

居民电子健康档案是以健康为核心，对健康管理（疾病防治、健康维护、健康促进等）过程的规范化记录，贯穿居民全生命周期，涵盖各种健康影响因素，通过多渠道信息动态收集，满足居民及慢病患者的自我保健、健康管理、健康决策等多重需求，是一种重要的卫生信息资源[262-283]。功能完善且能满足实际需求的电子健康档案，可全面完整地记录临床诊疗及与公共卫生相关的详细信息，为优化治疗护理方案提供依据，并有助于地区高效开展健康管理，提高初级卫生保健服务质量，促进和推动"健康中国2030"下的"互联网+健康医疗"服务。

（一）框架与功能构想

1. 内容与显示　电子健康档案平台面向居民、基层医疗卫生机构、医院、专科医疗及医护机构、卫生管理及第三方机构等。首页应设有公告，发布医疗卫生及公众健康等相关信息。对于医务人员，患者个人信息界面包含病症相关有效信息的集合，平台应采用一体化、模块化的显示构架，以功能为单位展开，如包括个人基本信息与风险评估、症状与问题描述、既往诊断（干预与处理、体格检查与实验室检验）、快速转诊、健康管理等（图7-1）。所有信息可以时间为序并根据所属类别分类显示。在电子健康档案平台的实践中，页面等一系列设计需综合考虑多方面因素，如与现有电子病案系统布局的兼容，并征求医疗卫生行业一线从业人员的建议。

2. 信息分类　平台信息的一级分类可主要包括个人信息（涵盖基本身份信息与基本医疗信息）、就诊事件（门诊及住院记录）、既往病史（包括以时间为序的各次主诉、现病史、最终诊断等）、治疗与用药、检验结果、医疗影像等多媒体记录、手术记录、症状总览、健康危险因素的监测与预警、转诊申请等。智能穿戴等移动健康设备记录的资料是健康数据的补充，可通过整合形成可视化的居民健康信息全记录，有助于医护人员详细直观地获取相关信息，为居民提供更优健康管理方案。信息应显示当前所示内容的最近一次更新时间，实现痕迹化管理。在信息的一级分类下可设一种或以上二级分类，用以获取该类别常用信息。

3．筛选与标记　医务人员可根据时间、信息类型、临床实践、标记等对电子健康档案记录进行筛选。因患者的近期就医对当前诊断具有更直接的参考借鉴价值，故默认状态下可仅显示近半年的记录。通过"加载其余项"功能可获得所有信息，或通过"自定义筛选"更改筛选标准。当患者病情较为复杂、"症状或问题描述"及"干预与处理"等记录冗杂时，医务人员可通过筛选快速查找目标信息并进行标记。对异常的健康数据，系统自动标记并保存于原始档案。居民本人、医护人员或第三方在已获授权的信息终端设备上，可选择特定的标记信息以满足健康管理、统计分析或科学研究等需求。这类标记仅在终端呈现，不影响原始档案的记录内容。

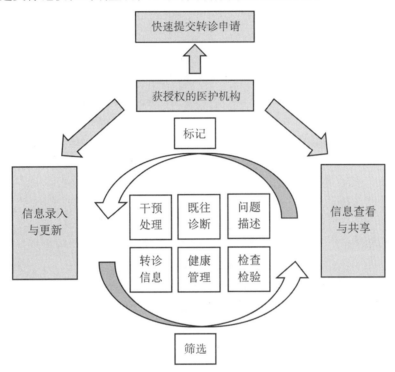

图7-1　电子健康档案平台框架与功能构想

（二）档案内容的规范化

居民健康信息经由不同医护机构及人员记录及更新，其文字使用的主观性和语言应用习惯等可能会造成档案内容的信息偏倚。为降低这种影响造成的误差，可借鉴国际行业相关标准及可执行性等，对电子健康档案的内容录入（如医学术语简写的运用、描述类记录的成分要素，以及影像、声音等多媒体信息通用格式记录）进行规范，并应随信息技术与疾病认知等的发展不断完善。体格检查、专科检查、辅助检查等可以选择的形式，提供常用的组合类型以实现人机智能交互，使信息录入更加高效简便。同时，可辅以技术规范数据，如在接口客户端根据字段配置文件将不同格式的数据进行清洗处理，并转换成标准通用的数据类型进行存储和传输。

（三）档案的信息安全

电子健康档案平台可向居民、医护机构及有查看档案需要的第三方机构以应用软件形式提供接口客户端，实现档案的移动覆盖及信息实时更新。身份识别和授权是信息的安全共享与应用的两个主要方面。

1. 身份识别　档案序列号应作为居民身份识别的优先依据，以匿名标识符的形式作为临时身份标记。居民在基层医疗卫生机构建立电子健康档案时，将获得与其身份唯一对应的档案序列号，该序列号即为其身份识别依据。当发生紧急情况无法获得或识别患者身份时，医生可通过给予临时身份标记，首先对该患者实施救治并将其相关信息录入临时档案。在确认身份后，再将其临时档案资料合并入其原先已设立的电子健康档案中，完成后临时标识符即失效。查询居民信息时，可采用多种关键字（如姓名、绑定的联系电话等）获得多条简要记录，再依据序列号末尾数字选择对应档案，从而无需居民牢记档案序列号，也能进行快速查找。

2. 授权与共享　居民电子健康档案可通过授权给医疗卫生机构、保险公司或第三方商业机构，实现多领域多系统下的信息融合与数据共享。居民通过签署个人电子健康档案建立协议，明确被授权者具有的权限责任。地区卫生管理机构可对愿意参与电子健康档案互通共享的机构进行审核并赋予不同级别的授权，如体现为不同的可查看与可编辑范围，以及一定的管理权限。例如，临床医生可利用平台管理正在接受其治疗的慢病患者，公共卫生医师利用平台管理社区内重点人群。授权时长可因请求者的角色身份而异，超出时限后其权限自动失效。居民也可根据需要在授权页面自行设定与更改授权时长。不同医护机构和人员对应不同的操作权限，减少档案信息泄露与误编辑的风险。新增授权时居民将收到信息提示，并可随时停止该次授权。根据授权内容，电子健康档案可在授权期内进行数据导出；支持自定义导出内容，以满足不同需求。居民离世后，其电子健康档案将被划为不活跃状态，但仍归档于系统中。

3. 权限与功能　居民本人能查看档案的全部内容，但不能修改或删除基本身份信息以外的资料。获得授权的医护人员通过居民健康档案序列号可获得相应操作权限，包括查看与录入档案内容，标注已有记录中错误或存疑部分，该标注在任何终端均可见，但无法删改他人创建的信息。医疗卫生机构管理者能够查看档案统计信息，对存储档案进行筛选、统计等管理操作，但不能删改信息。电子健康档案平台保留对档案进行的全部操作的痕迹记录，包括操作者、操作内容与操作时间等，并储存于档案中。平台应提高第三方的访问控制与信息传输的安全性，利用互联网防火墙技术、入侵检测技术等防止档案信息的泄露，以及防御针对平台系统的攻击。系统对异常情况启动预警，实时监控、分析和挖掘日志和流量，进行资源的动态分布和调度。采用加密存储技术，对系统内的数据传输全程保护。

（四）统一化与地区化

在跨部门跨领域的密切合作下，建立统一归口的健康医疗数据共享机制，消除数据壁垒，实现国家、省、市、县四级人口健康信息与知识共享，是"健康中国2030"的建设目标之一。健康信息服务体系的建设完善与实践应用是长期过程，需要不断探索与技术创新。

1. 平台建设　电子健康档案平台覆盖范围越大，越有利于居民就医。在慢病患者前往外地就医和体检等医疗活动中，因电子健康档案平台系统相互独立而需跨平台传输档案，这将增加档案信息的泄露风险。同时，居民可能存在多个居住地址，进而影响地区数据统计等医疗管理活动，这在医疗资源相对丰富的地区十分常见。在统一的平台基础上，对居民电子健康档案实行一体化储存，可降低分别建立平台所消耗的总经济费用，减轻经济发展相对落后地区独自建设与运营平台的压力，有利于实现医疗资源共享，缓解医疗资源在地区间分配不均的问题。

2. 普及应用与管理　电子健康档案平台的普及应用，需要发挥国家宏观指导与规划作用。居民健康信息的全面电子化是一项长期目标，需要制度、法律与规范并行，并进行分阶段规划以逐步推进落实。针对电子健康档案信息的管理与应用，制定严格的监督监察制度；从法律上明确居民、管理者、机构、平台四方在电子健康档案平台建立及运行中的权利与责任；在档案文字及多媒体内容的获取、存储、共享和应用等方面需要建立一套完善的规范制度。

（五）权利与保障

1. 所有权与管理权　居民对其电子健康档案应享有所有权与管理权，未获授权的机构或人员对电子健康档案进行操作时必须首先获得居民授权。未成年人的档案可暂由其监护人代为管理；对于罹患重大疾病无法独立进行授权操作的患者，其档案可交予其监护人代为管理。为保证居民档案信息安全，除签约的社区医务人员以外，对档案的调取及浏览等操作均需以信息形式通知居民，且居民能够随时取消对指定人员的授权和停止电子健康档案的共享。

2. 修正权　电子健康档案既需确保个人隐私信息的安全，又需确保在医护机构间的数据流通，以实现交互操作性和提高居民健康水平。档案内容的录入应完整、全面、无误。居民对健康档案内容存疑时应有权对存疑内容提出修正申请，且审核及修正过程应在限定的期限内完成。如仍存疑议，患者可选择重新就诊，新诊断将作为新记录录入，但不覆盖原记录。上述修正操作将被全部记录在系统内。

3. 管理责任　在电子健康档案平台建设实践中，地区级卫生健康管理机构应从当地医疗卫生机构中筛选审核人员，负责电子健康档案平台的管理与监督工作。应通过法律法规明确各方的权利及义务，保障患者的权利。电子健康档案内容可作为监察各类医疗卫生机构的依据，确保在医疗卫生服务过程中无不当行为，协助保障医患双方的合法权益不受侵害。

第四节　基于大数据的慢病健康管理与实践

当前"互联网+"的技术热潮已渗透在医疗卫生与健康各领域，互联网、物联网、云技术和移动通信技术正逐步融入初级卫生保健下的慢病管理。如在部分国家，当地卫生部门与网络服务运营商开展合作，通过手机文字的短消息形式，定期向社区居民及慢病患者发送各类健康知识，其内容既包含面向大众的健康教育与卫生服务知识，也包含为慢病重点管理对象设计的个性化保健、用药及健康行为指导，以及定期随访提醒等。在我国，信息技术在慢病健康管理中的应用也日益增多。如慢病患者通过微信小程序、手机APP客户端或者可穿戴智能医疗设备等终端，可自行测量并记录血压、血糖、心率等指标，实现对自身健康状况的动态监控；当病情变化或突发症状时，患者可借助移动信息平台，直接向医务人员寻求远程指导和帮助。基于多样化慢病数据采集能力的创新与数据质量的提升，推进立体化区域信息共享整合平台的建设，实现大数据深度利用与分析预测，是慢病管理发展的趋势所向[284-294]。

一、多样化慢病数据采集与反馈

（一）健康信息的数字化档案记录

电子健康档案是健康资料的数字化记录。与传统的纸质健康档案相比，电子健康档案以数字化格式创建健康信息，不仅可实现数据的即时管理，也能与实验室、药房及其他医疗卫生机构等实时共享数据信息。当患者初次就诊时，医务人员为其建立电子健康档案，并同步上传至以电子健康档案为核心的慢病区域信息共享平台上；患者在与该平台联网的任一医疗卫生机构再次就诊时，医生即可查询其健康状况、既往史、用药史等信息。通过对电子健康档案数据进行分析，还可实现对健康人群、高危人群和慢病患者的筛选和分级监测管理。以上海市某区为例，围绕糖尿病、高血压、肿瘤、脑卒中、结核病登记和死亡报告共6个模块的电子健康档案系统建设，对当地慢病管理起到了极大的辅助作用。

（二）健康指标的智能化终端监测

通过智能医疗终端的体征传感器，可实现慢病患者体征指标的24 h采集监测；通过无线网络技术，可将监测数据实时传送至第三方服务平台，由服务商根据反馈的数据告知患者的健康指标变化趋势，并给予必要的远程健康指导。监测数据还可同时传输至中央远程医疗服务器，与慢病管理区域信息共享平台联通，医务人员可根据患者的全方位健康状况信息，制定和精准调整个性化的诊疗方案。在血压、血糖、心电图等的智能化监测方面，现有技术已较为成熟，慢病患者在家中即可通过自动电子血压计、智能血糖仪、可穿戴智能终端等技术设备，实时掌握个人健康状况。以北京市某社区为例，在"e健康"进家庭服务的试点开展下，通过建设"e健康体验室"和发放"e健康便携设备"，患者在家自测的体征数据出现异常状况时，后台自动发出红色预警，中心健康管理人员可根据屏幕提示信息，及时有效地进行干预。这种个性化和交互式的服务不仅提高了管理效率，也促进了医患之间的沟通与交流。

（三）健康服务的手机APP程序应用

随着智能手机的普及，健康服务类APP程序的应用也日益广泛。以医疗卫生机构的官方APP、微信公众号及小程序等为例，患者可通过APP进行预约、挂号、缴费、查看诊疗信息及化验结果等。以互联网医疗平台类APP为例，患者可通过APP获得在线咨询、在线诊疗、电子处方等服务。近年也有尝试利用智能手机的麦克风作为声音数据接收器，探索实现智能听诊服务等。通过互联网技术与电子健康档案系统的结合，患者可利用手机APP查看个人在医疗卫生机构的就诊信息，跟踪健康状态；同时也可便捷地获取新闻、电台、语音及视频等多种形式的健康教育资讯信息，实现健康教育模式的变革。以广东省深圳市为例，近年来推出的面向中老年人群的手机APP程序终端可与数字电视机顶盒相连，居民在家自测健康指标后将数据录入，进而实现健康数据的云同步，提高了慢病管理效率。手机APP程序应用具有操作便捷、内容形式多样的特点，极大促进了医患之间的沟通交流。这种有效互动可提高居民对自身健康状况的了解程度，并有助于提高慢病患者参与自身健康管理的主动性和依从性。

二、立体化区域信息共享平台

（一）对接与同步

在移动医疗终端与电子健康档案系统的建设与普及过程中，产生了大量的健康数据。若无法对这些数据进行充分的共享利用，将难以体现信息的价值，造成巨大的资源浪费。现阶段我国医疗卫生信息化建设虽已取得阶段性进步，但在不同地市和各级各类医疗卫生机构层面，信息系统采用的标准和架构模式尚未完全统一，大量信息分散为难以互联互通的碎片。解决这一问题应从数据共享和交换着手，制定统一的数据接入标准，对移动终端平台、系统平台、客户端等的数据格式进行规范，为信息平台在不同地域之间的有效对接奠定基础。采用面向服务的体系架构（service-oriented architecture，SOA）建立平台网络架构，并以光纤专线接入取代传统的双绞线数据传输网络，可显著提高平台间的数据传输与同步速度。运用可扩展标记语言（extensible markup language，XML）技术、WebService远程调用技术等实现系统集成下的跨系统、跨平台、跨服务器通信，在此基础上为区域内各医疗卫生机构、医务人员、居民患者提供接入端口，实现不同应用平台及系统间的数据交换和服务调用。

（二）横向区域共享

以统一的数据接入标准为基础，通过数据共享平台，实现信息的跨区域横向对接与同步，是慢病管理信息化的思路之一。慢病管理区域信息共享平台的应用架构包括硬件及网络基础设施、数据资源中心、业务应用系统、安全保障体系、标准规范体系、运行与维护体系等。在这一框架下，基层医疗机构医务人员可通过平台获取曾在其他医疗机构就诊或管理的慢病患者的治疗方案、干预方式、体征指标等信息，从而更准确地了解其健康状况，助推初级卫生保健的精准化发展。

（三）纵向协同干预

高效的慢病管理不仅建立在信息共享基础上，更需要实施有效的干预，即通过纵向建立"居民—基层医疗卫生机构—综合医院—疾病预防控制中心"的链式数据共享网络，开展慢病立体干预，实现高效防控的慢病管理目标。这一链式共享网络的纵向构建，有助于加强各机构之间的合作，同时又分工明确，为实现慢病筛查、诊断、治疗、随访的"全方位、多层次、立体式"纵向协同化干预提供支持。信息共享和互联互通有助于推进慢病的防、治、管整体融合发展。在居民层面，通过多样化慢病数据信息的采集与反馈，积极参与自我健康管理与社区随访；在社区层面，基层医疗卫生机构开展慢病的筛查、诊断、治疗、随访等，落实慢病管理的主体工作；在综合医院层面，接受基层医疗卫生机构转诊的患者，并为其制定个体化专科诊疗方案，同时也将病情稳定的患者回转至社区进行随访跟踪管理；在疾病预防控制中心层面，可根据辖区内的慢病流行状况做出科学决策，并对各级医疗卫生机构开展业务指导和培训。以云南省玉溪市为例，通过"一个中心，一个平台，三大应用系统"的区域卫生信息化体系的建设探索，初步实现了市、县、乡、村的四级卫生信息资源全面共享和互联互通。

三、大数据深度分析预测与"互联网+"应用

信息技术在慢病管理中的应用体现了大数据"数量、多样、速度、价值"的四维特征。借助大数据分析技术，可从信息化带来的海量健康数据中发现数据内部的信息与关联，挖掘潜在信息并提炼价值。这一过程包括对个体和群体数据的特征提取、分类分析、关联分析、概率统计等一系列流行病与卫生统计学分析。基于医学知识库建立的慢病初级卫生保健评估、诊断、干预、监护模型，既可针对个体健康状况评估患病风险，又可根据人群整体数据预测健康状况的未来发展趋势。通过对健康大数据的深度挖掘，可精确分析各类慢病的流行特征和危险因素，并能帮助卫生健康部门科学决策，提出有效的慢病防控干预措施。以浙江省宁波市为例，通过健康大数据分析平台的建设，实现了慢病数据分析和质控的科学化、高效化，促进了鄞州区慢病管理和科学决策工作的开展。在医疗人工智能（artificial intelligence，AI）领域，大数据还可促进智慧医疗的发展，即根据慢病症状和患者病史，基于对海量数据的搜索和分析，迅速提供有针对性的辅助诊疗决策信息，提示慢病干预的适宜方案，促进初级卫生保健的精准发展。以黑龙江省哈尔滨市为例，通过在部分地区探索打造"医疗智库"，实行"智慧医疗+全科医生团队+签约服务"的云服务管理模式，对高血压等常见慢病开展数字化动态管理，取得了显著效果。

（一）"互联网+医疗健康"服务体系

"互联网+"是把互联网的创新成果与经济社会各领域深度融合，推动技术进步、效率提升和组织变革，提升实体经济创新力和生产力，形成更广泛的以互联网为基础设施和创新要素的经济社会发展新形态。围绕慢病的初级卫生保健，"互联网+"可与医疗服务、公共卫生服务、家庭医生签

约服务、人工智能等整合应用，构建"互联网+医疗健康"服务体系，从而推进实施"健康中国"战略，提升医疗卫生现代化管理水平，优化资源配置，创新服务模式，提高服务效率，降低服务成本，满足人民群众日益增长的医疗卫生健康需求。

1. "互联网+医疗服务" 在医疗机构层面，应用互联网等信息技术拓展医疗服务空间和内容，构建覆盖诊前、诊中、诊后的线上线下一体化医疗服务模式。在医疗卫生机构实体基础上，运用互联网技术提供安全适宜的医疗服务，在线开展部分常见病、慢病复诊。医师掌握患者病历资料后，在线开具部分常见病、慢病处方。医疗卫生机构和符合条件的第三方机构通过搭建互联网信息平台，开展远程医疗、健康咨询、健康管理服务，促进医疗卫生机构、医务人员、患者之间的有效沟通。在医联体层面，通过积极运用互联网技术，加快实现医疗资源上下贯通、信息互通共享、业务高效协同，便捷开展预约诊疗、双向转诊、远程医疗等服务，推动构建有序的分级诊疗格局。人工智能等技术手段可应用于面向基层提供远程会诊、远程心电诊断、远程影像诊断等服务，促进医疗联合体内医疗机构间检查检验结果实时查阅、互认共享。通过远程医疗服务向社区卫生服务机构、乡镇卫生院和村卫生室的延伸，提升基层医疗服务的能力和效率。

2. "互联网+公共卫生服务" 推动居民电子健康档案在线查询和规范使用。以高血压、糖尿病等为重点，加强老年慢病在线服务管理。以纳入国家免疫规划的儿童为重点服务对象，整合现有预防接种信息平台，优化预防接种服务；通过可穿戴设备的利用获取生命体征数据，可为孕产妇提供健康监测与管理。加强对严重精神障碍患者的信息管理、随访评估和分类干预。医疗卫生机构可与互联网企业合作，加强区域医疗卫生信息资源整合，探索运用大数据技术分析手段，预测疾病流行趋势，加强对疾病的智能监测，提高重大疾病防控和突发公共卫生事件的应对能力。

3. "互联网+家庭医生签约服务" 加快家庭医生签约服务智能化信息平台建设与应用，加强对基层医疗卫生机构的技术支持，探索线上考核评价和激励机制，提高家庭医生团队服务能力，提升签约服务质量和效率，增强群众对家庭医生的信任度。通过开展网上签约服务，为签约居民在线提供健康咨询、预约转诊、慢病随访、健康管理、延伸处方等服务，推进家庭医生服务模式转变，改善群众签约服务感受。

4. "互联网+"人工智能应用服务 通过研发基于人工智能的临床诊疗决策支持系统，开展智能医学影像识别、病理分型、多学科会诊，以及多种医疗健康场景下的智能语音技术应用，可提高医疗服务效率。通过探索中医辨证论治智能辅助系统应用，提升基层中医诊疗服务能力。基于人工智能技术、医疗健康智能设备开展移动医疗的探索，实现个人健康实时监测与评估、疾病预警、慢病筛查、主动干预，并为临床和科研数据的整合共享和应用提供技术基础。

（二）地区模式探索与示范经验

1. 高血压与糖尿病管理的"七健模式" 利用"互联网+技术"，在智能硬件+智能采集、分析系统+专业服务的高效管理模式基础上，围绕慢病管理、科学运动、科学膳食、健身减重等，构建高血压和糖尿病的健康促进解决方案。以"互联网+"高血压管理模式为例，服务架构包括健康数据采集端（高血压患者）、健康数据智能管理系统（智能医生助理和人工医生助理）、线下医疗服务机构（社区家庭医生团队和医院）3个部分。七健健康促进系统（Web版，计算机软件著作权登记号2019SR1106269）、七健健康促进系统（小程序版，计算机软件著作权登记号2019SR1106273）是这一模式的重要信息技术支撑。在健康数据采集端，高血压患者可使用智能血压计测量血压、脉搏，数据同时上传至健康数据管理系统；患者可在健康公众号查看自己或家人的健康数据及报告。健康数据智能管理系统的"智能医生助理"服务涵盖健康数据采集、分析与评估、异常预警、测量提醒、智能筛选、个性化健康教育；"人工医生助理"服务重点监控完成除治疗之外的琐碎工作，与智能医生助理形成互补。健康数据智能管理系统可帮助社区医务人员完善高血压患者健康档案，协助其进行血压计发放，提供血压测量提醒、血压数据采集与分析、血压异常紧急干预与处理、定期健康宣教、智能转诊提醒、定期汇报、高血压远程会诊支持等服务；并可延伸为养老机构提供智慧养老服务模式支持。在该系统的医生端，社区家庭医生通过健康数据管理系统（PC端）或健康微信公众号，可查看管理患者的健康数据及总体的管理报告；医生助理根据患者数据进行预警，出现高危预警时及时通知医生进行处理。在系统生成的医生报告中，通过活跃度和达标率指标可分别评估患者的依从性和高血压管理效果；生成的高血压患者季度性数据汇报则可用于为社区公共卫生项目考核提供依据。目前已在广东省深圳市（罗湖医院集团）、中山市（小榄镇、板芙镇、横栏镇、东凤镇）等多个地区开展"互联网+高血压管理"技术的实施应用，并在中山市板芙镇通过运用互联网技术提供智慧医疗服务开展"智慧健康小镇"的创建。在高血压健康管理方面，提高了社区居民的高血压知晓率、控制率，减少了高血压并发症发生率，同时也提高了高血压居民对基层医疗卫生机构就诊的感受度和满意度。

2. 家庭医生签约智慧管理的"粤家医"模式　依托电子化签约、智能化履约、立体化管理智慧平台的三大技术基础，构建家庭医生签约服务团队、社区居民、管理者之间"轻便、高效、真实、知情"的业务体系。医生工作端APP可实现签约与履约的全流程匹配管理，并通过医患微信平台、服务定期提醒等模块加强签约服务。管理者网页端可对签约服务协议书、服务包等进行本地差异化修改与个性化定义，并通过动态数据库设计与数据挖掘技术实现多维动态绩效报表的展示，反映各团队工作进展和满足绩效考核需要；APP端可对居民签约信息及履约情况进行抽检，并进行在线督导。居民端通过关注微信服务号进行就诊预约、留言互动、评价反馈，并可享受履约提醒、健康咨询、健康管理与预警、健康档案信息查询等服务。居民微信端还可对接健康一体机，健康体测后及时收到监测结果和健康报告，并获得精准推送的健康建议。"粤家医"核心管理子系统（计算机软件著作权登记号2018SR559548）、人员管理子系统（计算机软件著作权登记号2018SR1055167）、智能办公子系统（计算机软件著作权登记号2018SR1055173）、网上在线博客系统（管理员）（计算机软件著作权登记号2018SR1086868）、小树医助社区诊断平台（计算机软件著作权登记号2018SR556030）等信息技术的运用，推动了"签而有约、智能履约"，该模式已在近200个基层医疗卫生机构试点推广。在轻便性方面，利用微服务构架作为底层技术支撑，提升移动端的响应速度及数据承载能力，让签约服务涉及的所有角色权限人员均能使用APP开展全流程业务。标准化签约流程的预设及"业务路径最优化"设计理念的引入，促进了服务延伸至城乡结合部及农村偏远地区。在高效性方面，通过身份证拍照识别、添加、勾选、语音输入等方式实现快速签约，并可对不同人群进行智能识别。通过广泛对接各类物联设备及使用光学字符识别（optical character recognition，OCR）技术，无纸化、多渠道实现各类信息采集和上传，通过云数据库实现信息的实时双向对接及调用，通过后台层级权限控制，构建立体管理体系，实现绩效考核结果及各类信息报表的上转下达。在真实性方面，云计算技术的运用可帮助系统根据签约居民及其家庭情况，自动生成签约模板并赋予自主修改权限，同时匹配到期智能双向提醒功能，大大提升履约的计划性及系统性。在知情性方面，基于数据挖掘技术可根据不同的角色权限生成多维实时的绩效统计报表；系统中为签约居民操作的痕迹实时发送签约对象，最大限度确保知情权。

3. 基于远程监护动态监测管理的"一云三端"模式　这一模式架构由云数据库、患者端、健康管理员端、社区家庭医生服务团队端组成，利用血压、脉搏、体温等远程体征监测系统（中国专利：CN108158565A）及相关技术，实现"互联网+"慢病管理。以社区高血压管理为例，医用血压计远程采集装置（中国专利：CN108158566A）包括远程接收模块、存储单元、主控单元，可分别实现远程读取电子血压计数据、保存远程接收模块接收的血压数据、控制外部设备并提供精准时钟信号。使用者在家中可便捷测量血压，数据通过远程传送给医务人员进行专业分析。在患者端，远程血压计编号对应固定用户并建立个人健康档案（或由医疗卫生机构导入），利用设备内置的SIM

卡中的通用分组无线服务技术（GPRS）系统将采集得到的体征数据实时上传至后台建立患者的血压云数据库。在健康管理端，健康管理员对云数据库中的健康信息进行统计分析并实时监控，及时为患者提供健康指导和干预。当出现血压异常警示时，健康管理员电话随访高血压患者并将其及时分流对接至家庭医生团队。在医生端，家庭医生团队通过健康管理云平台，实时接收并处理患者体征的推送数据，并在平台上做出诊断。借助健康管理云平台的远程动态血压监测核心技术，实现了医疗卫生机构高效便捷地分级、分工、分责管理患者，并为拓展院外监护和日常健康管理提供了数据支持。在日常综合干预层面，上传数据由健康管理员团队专人管理，根据患者病程、症状、不良生活方式、既往治疗史及不良反应等，制定有针对性的个体化健康指导方案并给出建议。发现异常血压时对高血压患者及时进行电话指导和心理干预，必要时电话通知家庭医生对患者服用的药物剂量及种类进行调整。家庭医生团队通过医生端收集的血压数据，结合患者近期健康及血压波动状况调整治疗方案，并对异常血压患者即时随访。高血压患者家属可获得远程动态血压监测培训、有针对性的健康宣传教育和服药指导；监督患者进行血压测量，督促患者的健康行为和健康饮食。在一项发表于《中国全科医学》2018年第21卷19期的研究中，来自广东省广州市海珠区、越秀区、天河区、白云区等共41间社区卫生服务中心的初级卫生保健实践表明，百家医道GA-007全自动臂式智能远程电子血压计可实现远程动态血压监测，并具有便携、智能、易操作的特点，在构建"互联网+"社区高血压综合干预的慢病管理模式中，能有效提高患者的血压控制率；结合健康管理员的电话随访干预，可显著改善患者的运动锻炼习惯，促进慢病的有效防控。

4. 智慧医养结合的"1+社区+N"及"健康e站"服务模式　这一模式借助"互联网+"智慧医养结合综合服务平台技术，整合家庭医生服务与社区养老服务，以社区卫生服务中心为医疗卫生服务核心，链接周边街道、家庭综合服务中心、居委会、养老院、护理站等机构，形成"互联网+家庭医生+养老服务"的健康管理网格化体系。"1"指街道、机构与社区使用同一个智慧健康养老平台，涵盖健康档案管理、家庭医生签约服务管理、居家远程监测、配餐与护理等项目；平台实时统计数据可用于主管部门的绩效考核和监督。"社区"指各社区卫生服务中心建立家庭医生签约服务区并由家庭医生服务团队提供健康管理。基于互联网的公共卫生体检系统（中国专利：CN108335738A）、基于APP和微信客户端及网页端的家庭医生签约方法（中国专利：CN108648813A）、基于APP的多方远程会诊系统（中国专利：CN108461157A）等多种信息技术手段提供"健康e站"硬件支持。多功能健康一体机整合自助信息采集终端，结合移动工作站、插件式多端兼容入口的快速签约机、微信小程序APP、居民健康自助终端机等，实现签约咨询、就诊预约、健康数据查询、体质辨识等功能。软件支持建立在AI智能路径规划辅助系统基础上，为"健康e站"实现家庭医生签约、待享受服务预约（居民可查看预期获得服务以增加获得感）、远程监测个性包、互联网医院远程诊疗、应急救护培训、智慧医养快乐商城等六大赋能。"健康e站"这一载体可广泛应用于医疗卫生及各服务机构内外、街道居委及党群服务中心、政府及企事业单位等，打通健康行业产业链，通过全社会力量协助家庭医生服务的履约。"N"指为老年人提供N种个性化增值服务，如签约服务免费包/基本包/个性包+营养配餐+远程监测+上门护理+康复理疗等，并由社工提供心理与情感支持等全商城、全平台服务。三位一体的"软件+硬件+服务"为基层医疗卫生和养老服务提供了全套解决方案，实现全生命周期的健康管理服务和智慧化医养服务。在广州市的地区试点中，初步建成"街道+社工机构+企业机构+社区卫生服务中心+社区居民"的智慧养老服务链，并开展了覆盖荔湾区12万高血压和糖尿病患者的慢病管理；在白云街（东湖新村健康e站）、大东街（邮电大厦健康驿站）、农林街（东园新村一站式"智慧数字社区"）等社区，百家医道智慧养老服务平台的应用将医疗卫生与智慧养老服务有机结合，探索打通居家养老服务的"最后一公里"，提供了全国"智慧健康养老示范基地"及"医养结合典型经验"的模式范例。

5. 基于生命体征监控系统的监护与评估服务模式　这一模式以非接触式生命体征监护仪为监

护评估工具，在睡眠呼吸暂停、睡眠质量院外监护与评估等方面发挥重要作用。生命体征监控系统（中国专利：CN104958070A）是这一模式的关键，其特点是在前沿的生物传感技术与信息化技术基础上，通过监测生命体征，结合大数据建立个体专属健康模型，协助社区居民实现全生命周期的自我健康管理。该系统包括客户端数据采集装置、无线路由器、数据传输模块及置于服务器端的监控中心。客户端数据采集装置包括生命体征信号采集模块、A/D转换模块和无线WiFi模块；生命体征信号采集模块用于采集用户原始生命体征信号并发送给A/D转换模块，转换成数字信号后发送给无线WiFi模块，并通过无线路由器传输给数据传输模块，发送至置于服务器端的监控中心。监控中心包括信号接收模块、信号处理解析模块和生命体征信息收集模块。信号接收模块接收数字信号，并由信号处理解析模块进行分析处理，解析出至少包括体动、脉搏和呼吸三组数据的生命体征信息。生命体征信息收集模块用于连续收集至少包括体动、脉搏和呼吸三组数据的生命体征信息。心晓健康管家（计算机软件著作权登记号2016SR376791）可显示居民的心率、呼吸、体动三大生命体征的实时曲线，实现基于云服务的健康报告。该软件配合健康大数据分析及个人体征信息，可建立定制化的风险预警模型。上述技术尤其适用于睡眠呼吸暂停院外监护及睡眠质量院外监护与评估。针对睡眠呼吸障碍这一社区中老年人群的常见健康问题，及其目前的卫生保健存在的临床监测手段单一、束缚性强且患者主动监测意愿及配合度低的问题，采用中科新知非接触式连续心率呼吸率记录仪，借助被动式传感器，实现与用户无直接身体接触情况下的基础生命体征监护。该设备可有效识取夜间睡眠期间的连续心冲击图、心率变异性、呼吸力度，以及无意识体动频次与分布。上述生命体征参数，结合深度学习方案，可有效识别夜间睡眠过程中发生的中枢性、阻塞性睡眠呼吸暂停及呼吸努力等事件发生时长与频次，实现针对睡眠呼吸暂停综合征的预筛监测。借助心肺耦合技术，该记录仪可实现非侵入式睡眠分期，统计夜间睡眠觉醒期、快眼动期、非快眼动期（浅睡1～2期与深睡期）比例及夜间总睡眠周期与切换频次，实现针对老年群体的夜间睡眠质量监护与评估。这一模式可广泛应用于基层医疗卫生机构及养老院等院外康养机构。

（三）思考与建议

在慢病信息化的初级卫生保健由地区试点探索向更大范围的实践延伸，乃至全国推广应用的过程中，科学进步与技术创新是重要的推动力。与此同时，多种制约因素也普遍存在。一是我国社区慢病管理尚未达到完全覆盖，一些经济不发达地区甚至还未形成规范的慢病初级卫生保健体系，信息化建设根基尚需巩固和加强。二是作为慢病管理的主力军，我国基层医疗卫生机构的服务能力尚待提高，覆盖面尚需扩大，现阶段距离实现慢病的精准评估和个体化服务仍有较大差距。三是我国信息化基础建设薄弱，行政及机构壁垒等原因导致的"信息孤岛"现象普遍存在。此外，信息化发展还需解决信息泄露风险的难题，在大量医疗卫生数据共享的同时，如何保护居民的信息安全，也是亟须研究的课题。针对上述挑战，在政府部门层面，应牵头主导区域信息共享平台的组织开发，打破慢病防控的"信息孤岛"，并出台相应的法律法规加强信息安全。在卫生健康行业部门层面，应着力提高基层医疗卫生机构的服务水平，尤其是在经济欠发达地区，通过技术指导促进形成规范的慢病管理体系；在行业组织层面，应继续加强规范化全科医学培训基地的规划建设，并大力发挥省基层卫生学会等行业组织在学科建设及初级卫生保健人才培养中的积极作用。在具体业务层面，应制定统一接入标准，在协调平台对接及接口开发的同时，通过运用数据加密和安全网关等安全防范技术，确保信息安全。借助区域医疗卫生信息化建设下的"全方位、多层次、立体式"的慢病干预网络，慢病管理与"互联网+"等新兴技术的结合，慢病健康管理模式正在飞速发展与不断变革。各类新模式的探索实践有助于打破信息壁垒，实现机构间信息与资源的互联互通，提升医疗卫生机构服务能力和医疗卫生服务质量，加强医患交流，促进分级诊疗与双向转诊的落实。在慢病的信息化智慧管理基础上，持续提升人群健康的整体水平。

第八章

基于团队的家庭医生签约服务

建立和完善初级卫生保健体系是我国医改的主要方向之一，也是慢病防治体系的落脚点。近年来，我国各地陆续开展的家庭医生团队签约服务，面向家庭和社区，以维护和促进整体健康为目的，通过健康管理的开展转变慢病管理的传统医疗卫生服务模式，实现慢病防治效果的提升。健康风险评估以健康风险识别、健康风险聚类和健康风险量化为技术基础，可对社区居民个体或群体的健康状况及未来患病和/或死亡的危险性做出量化评估，是健康管理的关键技术。在以团队为支撑的家庭医生签约服务基础上开展健康风险评估，可以更好地帮助社区居民中的被评估对象了解自己的真实健康风险，并指导其改变或修正不健康的行为。在初级卫生保健的结构（投入）评价、过程（服务提供与利用；初级卫生保健特征）评价基础上，借助公共卫生与预防医学领域的学科交叉融合，通过运用流行病学的研究设计方法，分析初级卫生保健下的慢病健康管理干预结果、影响及引起的社会卫生状况变化，可为促进慢病的初级卫生保健质量提升，提供科学依据与决策支撑。

第一节　家庭医生团队签约服务

慢病现已成为严重威胁居民健康的重大公共卫生与健康问题。在传统的专科化诊疗模式下，整合型初级卫生保健难以得到充分重视，慢病患者长期多次前往不同专科就诊，既增加了个人及家庭负担，也增加了疾病负担和社会经济负担。《中华人民共和国基本医疗卫生与健康促进法》规定，国家推进基层医疗卫生机构实行家庭医生签约服务，建立家庭医生服务团队，与居民签订协议，根据居民健康状况和医疗需求提供基本医疗卫生服务。建立和完善以全科医生（家庭医生）为基石的初级卫生保健体系，是我国医改的主要方向之一，也是建立慢病防治体系的落脚点。近年来我国各地陆续开展的家庭医生团队签约服务，面向家庭和社区，以维护和促进整体健康为目的，通过健康管理的开展转变慢病管理的传统医疗卫生服务模式，实现慢病防治效果的提升。家庭医生制度的名称中虽未单独强调慢病，但慢病对长期照顾和连续健康管理的客观需求，与签约服务的本质高度吻合，慢病患者也是目前及将来较长时期内，签约服务的重点对象之一。

一、签约基础及服务提供

1. 签约基础　家庭医生签约服务，是以全科医学理念为核心，由全科医生、公共卫生医生、社区护士、药剂师等成员组成团队，以全科医学理论与技术为基础，共同承担居民家庭医生的角色。依托签约的形式，具备家庭医生条件的全科医生团队与签约家庭建立长期、稳定的服务关系，以便对签约家庭的健康进行全过程的维护，并提供安全、方便、有效、连续和经济的基本医疗服务和基本公共卫生服务。以常见慢病为例，《中国慢病及其危险因素监测报告2013》指出，我国18岁及以上居民高血压和糖尿病的患病率分别为27.8%和9.4%。这一数字表明，大部分与社区基层医疗卫生机构签约的家庭中至少有一名高血压或糖尿病患者，这为家庭医生团队签约服务的普及提供了广泛的社区群众基础。

2. 服务提供　在慢病健康管理方面，签约服务内容主要包括基本公共卫生服务，如定期随访、健康评估、健康教育、康复指导、远程健康监测等，以及基本医疗服务，如门诊咨询、全科医生技术指导、双向转诊、家庭病床服务等。研究表明，家庭医生签约服务可提高社区高风险人群的慢病相关知识的知晓率，并有助于全科医生团队更全面地了解慢病患者的社会经济背景、家庭情况和疾病状态。在个性化干预及随访实施下，慢病签约患者可同时增强对全科医生团队的信任，并显著提升在疾病自我健康管理中的参与度和配合度。

3. 服务模式　在全科医生团队签约服务提供的基础上，形成基层首诊、双向转诊、急慢分治、上下联动的分级诊疗模式，是提升慢病健康管理质量的关键。我国现阶段初步形成了5种较具代表性的签约服务模式。

一是上海的"1+1+1"签约服务模式：居民在选择社区卫生服务机构签约的基础上，再选择一家区级医疗机构和一家市级医疗机构进行组合式签约。

二是江苏盐城大丰区的"基础包+个性包"签约服务模式：面向签约的普通居民提供的免费基础服务涵盖基本医疗和基本公共卫生服务；同时，针对老年人、儿童、慢病患者等不同人群提供梯度结构式的个性化增值服务。

三是浙江省杭州市"医养护一体化"签约服务模式：以政府为主导加强部门联动，将医疗资源和养老资源有机结合，通过激励机制促进老年人和慢病患者的医疗、护理、远程健康监测管理等服务的提供。

四是福建省厦门市"三师共管"签约服务模式：由基层家庭医师、健康管理师和大医院专科医师三方共同组成团队，为居民提供签约服务。

五是安徽省定远县"按人头总额预付"签约服务模式：组建县乡村三级医疗共同体，城乡居民医保资金按人头总额预付，乡村医生收入与签约数量、质量及效果挂钩，推动慢病防治与实践。

二、慢病防治与健康管理

（一）人员配置及分工

在全科医生团队中，全科医生通常负责慢病门诊患者的症状诊断、疾病治疗与个体临床管理，对超出基层医疗卫生机构功能定位和服务能力的慢病患者及时转诊接受专科医疗服务。公共卫生医生则通常负责具体实施社区慢病患者的健康管理服务项目，制定群体防治工作方案，并进行质量控制、资料收集，以及与护士等团队成员共同开展常规随访。在社区全科与传统三级医院专科联动协作的实践方面，较具有代表性的是福建厦门地区以慢病为突破口的"三师共管"模式，即由三级医院的专科医师、基层医疗机构的全科医师和经过培训认证的健康管理师组成家庭医师签约服务团队，为慢病患者提供连续性诊疗与健康管理服务。在这一模式中，三级医院专科医师负责明确诊断和制定治疗方案，并开展基层全科医师的带教与指导；社区全科医师负责落实、执行治疗方案，进行病情日常监测和双向转诊；健康管理师侧重于健康教育和慢病患者行为干预。广东地区的另一类典型代表是广州市天河区石牌街地区探索的"专科医生返聘模式"，即面向综合医院退休的专科医生，利用其临床经验丰富、疑难病症解决能力强的优势，纵向提升社区全科医生团队的慢病防治水平。多个地区的实践表明，信息化手段可更好地协助全科医生团队完成慢病患者的签约登记、协调、预约等工作，解决人力资源短板，并以较低的人力成本完成较多的工作，将全科医务人员有限的时间与精力用于开展健康危险因素干预、康复、护理等工作。

（二）病种纳入及服务

社区高血压、糖尿病两类慢病的患者人群众多，且其高风险人群基数较大，临床诊疗路径相对成熟，同时与国家基本公共卫生服务项目的重点慢病服务对象契合，既可保证较充足的经费来源，也具备人员配置优势，多数地区目前采取以这两类重点慢病作为切入点的"两病"策略。福建省厦门市的"慢病先行、两病起步"模式，关注高血压和糖尿病患者的指标监测、遵医嘱服药、自我护理、早期症状识别等能力。对高血压、糖尿病的健康管理实践有利于横向带动其他类别慢病的健康管理。在慢病病种的入选及服务提供上存在地区差异，如广东省将慢性肺气肿、慢性胃炎（胃痛）、肿瘤（如肺癌、肠癌、肝癌等）三类慢病列入中、高级签约包的服务病种，服务内容包括健康咨询、辨证施膳指导、家庭巡诊、心理咨询，且较强调中医药服务的融入，并将其列入签约服务包，借助有较好群众基础的中医养生理念，增强慢病患者主动签约的意愿。江苏盐城大丰区准入家庭医生签约服务的病种涵盖了恶性肿瘤、结核病、精神病等共49种慢病，并在慢病管理上分为3个层次：基本服务包在健康档案的建立基础上，包含每年1次健康检查（肝功能、血糖、血脂、肾功能、心电图、血压）及2次签约医生上门巡诊；个性化服务包根据不同病种的需要，增加有针对性的检查；特需服务包主要针对恶性肿瘤，有针对性地开展CT检查等。在浙江和黑龙江等地区，慢病患者可由签约医生开具慢病长期药品处方，提高慢病患者的服药依从性。在上海地区，家庭医生在社区可延续上级医院专科医生处方，从而减少慢病患者的重复往返奔波，提高社区就诊率，同时也增强了居民的签约意愿。经验表明，基层医疗卫生机构通过加快完善与二级以上医院用药衔接，为患者提供绿色转诊通道，可切实提高对高血压、糖尿病及其他常见慢病的服务能力。

（三）费用支付

在费用支付方面，不同的实践模式各具地区特色。安徽的"县域医共体"模式，在整合县、乡、村三级医疗卫生资源的基础上，以基层医疗卫生服务"人头预算"、公立医院"病种付费结合临床路径"为费用支付机制。预算资金主要承担门诊和住院费用、家庭医生签约服务费用、大病保险等报销支出；结余资金可留用进行奖励分配，从而实现慢病防治的医防同向激励。江苏盐城大丰区采取"基础包+个性包"模式，其费用支付以梯度呈现：基本服务包、个性化服务包、特需服务包的签约费用分别为每年70元/人、100元/人和150元/人，由公共卫生、医保统筹基金、个人按比例分担。职工医保的慢病患者每年分别支付0元/人、80元/人和110元/人；居民医保的慢病患者每年分别支付0元/人、70元/人和90元/人，即可享受相应的梯度化家庭医生服务，并实现全部慢病患者的社区首诊。广州地区采取"增量支付"模式，用于购买基本签约服务的医保基金，不纳入各定点医疗机构的普通门诊年人均限额结算标准范围。在该模式下，基本服务包的签约费用由公共卫生、医保基金、个人按比例分担，慢病患者每人每年支付30元（职工医保参保者）或20元（居民医保参保者），即可享受成本测算价为272元（职工医保参保者）或222元（居民医保参保者）的家庭医生服务。

（四）绩效考核

绩效考核是有效检验签约服务对慢病防治工作是否落实到位的重要手段，并为不断发展和完善适合地区实际的慢病健康管理实践模式提供循证依据。长期以来多数地区主要从服务提供者的角度进行考核，在慢病签约服务的绩效考核方面，我国尚无统一标准。近年来，绩效考核指标逐步以签约对象数量与构成、服务质量、健康管理效果、居民满意度、医药费用控制和签约居民基层就诊比例等为核心，但不同地区的侧重有所差异。厦门的"三师共管"模式实践重点考核延时服务，其将签约服务费全部用于团队激励，不纳入绩效工资总额。上海地区重点评价慢病签约服务的效果和任务完成率，突出结果性指标和卫生经济指标，如长宁地区的"标化工作量"模式，在岗位津贴、基本工作量津贴和超工作量奖励基础上，进行效果系数的权重赋值，该系数由服务质量、服务效率和满意度考核结果决定，研究表明，该模式在签约方式、费用支付、绩效考核等方面具有较突出的优势。初级卫生保健评价工具是近年来新兴的从服务使用者角度出发，基于社区首诊、服务延续、统筹协作、综合服务和面向社区等初级卫生保健核心维度开展的服务过程评价，目前在深圳宝安、江门鹤山、广州天河石牌等地区开展了围绕该评价工具进行绩效考核的探索与完善。

三、实践挑战与发展趋势

以社区全科医生团队签约服务为基础，以慢病分级诊疗为突破口，以信息化为手段实施慢病防治，形成签约慢病患者个人、基层医疗卫生机构、医院及专科医疗机构、政府卫生监管服务机构相整合的健康管理实践模式，将有望成为解决我国居民日益增长的多元化慢病健康管理需求的可行之路[295-301]。

（一）主要误区与挑战

1. 对开展上门服务的误解　对社区家庭医生团队签约服务内涵的解读，直接影响慢病健康管理的开展。目前的主流媒体宣传，多以社区医生上门的背景对家庭医生签约进行介绍，导致慢病患者产生签约即上门，或无上门需求可无需签约等误解。事实上慢病患者真正需要全科医生上门的情况并不多见，且上门服务极为耗时。以广东省珠三角地区为例，通常每次上门需至少2名医务人员同行，全程约1小时，而在全科诊所环境中，2名全科医生在1小时内可服务大约8位慢病患者。面对数量庞大的慢病患者，以及上门服务内容受执业地点、相关诊疗设备等因素限制，现阶段上门服务尚缺乏全面、足够的实施可行性基础。

2. 人力与技术资源　家庭医生团队建设是制约社区慢病防治的另一个实践挑战。按照《"十三五"全国卫生计生人才发展规划》提出的基层人才队伍建设的发展目标，我国的全科医学人力资源尚存在巨大缺口。在服务能力上，我国大部分全科医生主要为综合医院的临床（专科）医生，或为临床医学毕业生通过转岗培训和规范化培训转变而来。在转岗培训的培训时间短、讲授的专业技能有限、培训课程考核标准不高和对上岗后的继续教育普遍未予重视等不利因素下，基于全科医学理念的服务水平亟待提高。在初级卫生保健的团队分工协作上，如何通过家庭医生签约服务团队的组建，整合及发挥临床医学与公共卫生的各自特点与优势，形成高效整合的工作机制，尚在持续探索中。在信息化建设方面，目前尚缺乏公共卫生与基本医疗的整合绩效考核平台，现有的电子健康档案、随访记录、年度体检和历史就诊信息等未能得到有效利用，信息孤岛现象普遍存在。

3. 慢病健康管理的信息化平台功能　基于社区全科医生团队签约服务，在慢病健康管理平台的信息化建设与实用功能发挥方面，尚面临较大挑战，集中表现为以下5个方面。一是通过标准的数据接口进行传输，或通过区域统一数据交换平台进行健康管理数据的获取和共享；二是对签约的慢病患者及高危人群进行随访与跟踪记录；三是对慢病信息进行趋势预测、横向对比等统计分析和结果呈现；四是根据慢病危险因素水平，对慢病进展进行预警，并实施精细化干预措施；五是基于签约慢病患者的健康状况、生活方式和疾病进展等客观指标实现科学的健康管理绩效考核。

（二）发展趋势

在推进家庭医生团队签约服务的实施方面，当前我国正在从宏观上探索医联体的改革建设，如在城市地区组建医疗集团，在县域地区组建医疗共同体，跨区域组建医疗联盟，在经济发展相对落后的边远贫困地区发展远程医疗协作网等，实现服务提供的整合与延续。围绕慢病健康管理，应在充实社区全科医生团队签约服务内涵、完善绩效考核机制、强化签约服务信息化支撑3个方面，充分利用电子健康档案开展进一步尝试与探索。在医疗卫生信息化的大背景下，目前的趋势较集中体现为4种实践模式。

1. 慢病信息监测系统模式　通过计算机硬件和网络通信技术的有机结合，连续、系统地收集二级及以上医院信息系统和社区卫生服务管理系统的数据并存放于信息平台，从大数据利用的整体角度出发，对社区层面签约人群的慢病数据和行为危险因素进行整理分析，计算社区慢病的总体发病率、患病率、死亡率、管理率和控制率，并监测社区生物环境进行发展趋势预测和实时反馈。社区全科医生签约服务团队可基于监测信息，整体调整签约人群的慢病预防控制策略和措施。

2. 社区慢病健康管理模式　基于社区慢病管理卫生信息系统，为慢病患者建立电子健康档案，记录体检信息及开展跟踪随访，数据发送至以社区全科医生为核心，包括社区护师、药师、心理咨询师、健康管理师和营养师在内的全科医生团队。全科医生为签约慢病患者进行解读，团队成员共同对社区慢病签约人群的健康危险因素进行评估和预测。数据可通过区域卫生信息平台实现与综合医院、疾病预防控制中心等机构之间的信息共享。在分级诊疗制度下，医院可全面掌握并更新记录基层医疗卫生机构慢病患者的健康信息，促进个性化治疗方案或康复方案在社区的延续性。

3. 社区慢病临床路径管理模式　借鉴临床路径思路，制定具有阶段性和顺序性的社区慢病适宜干预模式。在居民电子健康档案的基础上，利用信息支持系统实现随访提醒，社区全科医生团队根据既定的慢病健康管理计划，将签约慢病患者的疾病进展定期录入信息支持系统。慢病患者进入慢病临床路径管理后，在转诊至专科医疗卫生服务时，可利用信息支持系统实现对患者的远程诊疗服务、治疗路径方案的实时查询与预后跟踪，慢病患者也可利用信息平台进行疾病咨询和健康教育。

4. 社区慢病自我健康管理模式　借助社区全科医生团队的系列健康教育课程，为签约的慢病患者提供自我健康管理所需知识、技能及和医务人员交流的技巧，帮助慢病患者依靠自己及家庭解决慢病给日常生活带来的各种躯体和情绪方面的问题。通过可穿戴信息技术或家庭终端健康信息平台，与社区签约的慢病患者可更主动地参与自身疾病的管理；运动量、血压、血糖、饮食等信息的实时收集和反馈，也有助于社区慢病人群提高健康管理依从性。

第二节　健康风险评估与慢病风险预测

健康风险评估（health risk appraisal，HRA）是建立在健康风险识别、健康风险聚类和健康风险量化的基础上，对社区居民个体或群体的健康状况及未来患病和/或死亡的危险性做出量化评估的方法。健康风险评估也是健康管理的核心技术。在家庭医生团队签约服务基础上开展健康风险评估，可以更好地帮助社区居民中的被评估对象了解自己的真实健康风险，并指导其改变或修正不健康的行为。同时，在对一定时间内发生某种特定疾病或因某疾病导致死亡的可能性进行预测的基础上，根据相应的健康需求，提供有针对性的控制与干预措施，从而以最小的成本实现最大的初级卫生保健效果[302-307]。

一、健康危险因素与健康风险识别

健康风险识别是指对社区个体或群体的健康危险因素（health risk factor）进行识别。健康危险因素又称健康风险因素，是指存在于人体内外的能导致疾病或死亡发生的可能性增加，或不良健康后果的概率增加的因素。健康危险因素的范畴可涵盖一切不利于人体健康和生存的生物、心理及社会因素，通常包括社会人口学特征、家庭遗传、既往病史、现患疾病和症状、异常生理参数、有害环境、不良行为与生活方式等。在由健康向疾病的逐步发展变化过程中，这些因素既可能是导致疾病和死亡的直接或主要因素，也可能是间接促进或辅助因素，并可在统计学上表现出关联性。根据不同分类形式，健康危险因素可以归为不同的类别。

（一）按可控性划分

1. 不可控因素　包括年龄、性别、遗传等。
2. 可控因素　包括行为与生活方式（如吸烟、酗酒、不合理膳食、缺乏体力活动等）、医疗卫生服务、社会经济与文化环境等。社会经济与文化因素通常又可影响行为生活方式的选择。

（二）按疾病风险划分

1. 慢病风险因素　包括血压、烟草、酒精、胆固醇、超重、水果蔬菜摄入不足、缺乏体力活动等。

2. 传染性疾病风险因素　主要指水源性及食源性疾病、虫媒及自然疫源性传播病、呼吸道和密切接触传播疾病等传染性疾病的传染源及其传播途径。

（三）按来源划分

1. 遗传危险因素　慢病的发生与遗传因素有一定的关系。如高血压具有一定的遗传倾向，当父母双方或单方患有高血压时，子女患有高血压的可能性将会显著增加，因此有高血压家族史的居民通常被认为是高血压的高风险人群。

2. 环境危险因素　包括自然环境危险因素及社会环境危险因素。前者既包括如细菌、病毒、寄生虫、生物毒物等生物性危险因素，也包括电离辐射、电磁辐射、生产性毒物、粉尘、废气、农药、交通工具尾气等物理化学性危险因素。

3. 生活方式及行为危险因素　居民自身选择的行为生活方式而产生的健康危险因素。随着社会经济的发展和生产生活方式的转变，由不良行为生活方式导致的慢病对健康的危害程度日益加重。

4. 健康服务中的危险因素　在医疗卫生服务系统中存在各种不利于健康的因素，如过度医疗、药物滥用、误诊漏诊、交叉感染等。城乡及不同层次机构间的卫生健康资源配置不合理、重治疗轻预防的倾向、初级卫生保健制度不完善等，都可危害社区人群的健康。

二、健康风险评估技术

健康风险评估通过对社区居民健康基础信息的持续收集，分析并建立生活方式、环境、遗传等危险因素与健康状态之间的量化关系，预测居民在一定时期内发生某种特定疾病或因某种特定疾病导致死亡的可能性，并据此按人群的卫生健康需求提供有针对性的控制与干预，用最小的成本实现最大限度的健康获益。

（一）健康信息收集

准确、翔实地收集社区居民的健康信息是健康风险评估的基础。随着医学理念的转变、服务模式的发展和科学技术的创新，健康状况的内涵也扩展为躯体健康、心理健康、社会适应能力良好3个方面。健康状况不仅包括患病、残疾、死亡等健康结果，还包括健康功能，如完成日常生活及活动的能力水平等。通过健康信息收集，评估个体存在危险因素的数量和危险因素的严重程度，发现主要健康问题及可能发生的主要疾病，进而对危险因素进行分层管理，如高血压危险度分层管理、血脂异常危险度分层管理等。健康信息收集的方法通常可包括问卷调查、体格检查、实验室检查等。收集的信息通常包括一般情况、健康状况、既往史、家族史、生活习惯、环境危险因素、体格及生理生化危险因素、健康态度和健康知识等。

1. 一般情况　年龄、性别、文化程度、职业、经济收入、婚姻状况等。

2. 健康状况、既往史与家族史　居民本人及家族成员是否患冠心病、糖尿病、高血压及癌症等。

3. 生活习惯　主要包括吸烟状况、身体活动状况、膳食习惯及营养调查、饮酒情况等。

4. 环境危险因素　如居住条件、精神压力、工作紧张程度、心理刺激、家庭关系等。

5. 体格及生理生化危险因素　包括身高、体重、腰围、血压、血脂、血糖等。

6. 健康态度和健康知识　对健康理念及生活方式等的认知水平。

（二）健康风险量化

健康风险量化的基本思路是将健康危险度的计算结果，通过一定的数理统计方法转化为数值型评分，实现风险的量化及对比分析。在概率论的基础上运用流行病学、循证医学、卫生统计学等原理和技术，预测未来一定时期内具有一定特征人群的患病率或死亡率，是健康风险评估的核心。对未来患病和/或死亡危险的测算，通常借助健康风险评估工具或量表，将人群按照健康危险水平进行分层，并以量化的数值形式表示。常用的指标包括患病危险性、健康年龄、健康分值等。

1. 患病危险性　采用患病的概率值作为结果。概率值为介于0至1之间的数字，如对死亡危险性的描述，可用0表示永生，1表示死亡。患病危险性也可用某一个体在其所在的人群中根据危险性的高低排序得到的位置百分比表示，如某居民在人群中的患病危险性是20%，表示该个体的患病风险位于该人群的第20百分位。

2. 健康年龄　指具有相同评估总分值的男性或女性人群的平均年龄。将受评估者的评估危险度与其同年龄、同性别人群的平均危险度进行比较，如果其危险度与人群平均危险度相等，则该个体的健康年龄就是其自然年龄。如果受评估者的评估危险度高于人群平均危险度，则该个体的健康年龄大于其自然年龄；反之，则该个体的健康年龄小于其自然年龄（更健康）。

（三）风险评估策略

健康风险评估通过健康信息收集、危险度计算、评估报告3个基本模块，对具有一定健康特征的社区居民进行评估，了解其在一定时期内发生某种疾病或不良健康结果甚至死亡的可能性。传统的健康风险评估基于健康危险因素评价，即研究致病危险因素与疾病发病率及死亡率之间数量依存关系及其规律性的一种技术方法。该方法的基本思路是根据现有的流行病学资料、人口发病率或死亡率资料，运用数理统计学方法，对人们在生活、生产环境及医疗卫生服务中存在的与健康相关的危险因素进行评价，从而估计个体患病或死亡的危险性，并预测个体降低危险因素水平的潜在可能性及可能延长寿命的程度，并将结果向个体反馈。传统的健康风险评估一般以死亡为结果，多用来估计死亡概率或死亡率。例如，冠心病危险因素与死亡率之间的关联程度，可通过危险分数进行量化描述。该分数基于病因学与流行病学研究结果进行设定，即通常参照各种危险因素的相对危险度（relative risk）及其在人群中的暴露水平（prevalence）等数据，将不同水平的疾病存在的危险因素转换成各个危险分数的指标。危险因素转换表（Geller-Gesner表）是冠心病死亡危险的经典评估技术，该表以性别及年龄（每5岁为一个年龄段）进行分组，将冠心病健康危险因素转换成危险分数，通过定量方法来分析定性资料。危险分数=1，表明评价对象所具有的危险因素相当于当地人群平均水平；危险分数>1，表明评价对象发生疾病死亡的概率高于当地人群平均水平；危险分数<1，表明评价对象发生疾病死亡的概率低于当地人群平均水平。随着流行病学、循证医学和生物统计学的发展，基于大数据的积累，健康风险评估的研究主要转向对发病或患病可能性的预测，以疾病为基础的患病危险性评估逐渐成为主流。与死亡风险相比，患病风险更有助于理解健康危险因素的作用，并可有效地实施控制措施。

三、慢病风险预测技术

慢病的风险预测主要是以慢病为基础开展的对患病危险性的评估，主要通过单因素加权法和多因素模型法两种方式进行，其方法学基础来源于前瞻性队列研究、过往研究成果的综合分析，以及循证医学等流行病学研究成果。

（一）评估思路

慢病风险预测主要包括3个目的。一是筛查出患有某种慢病的居民个体，开展服务需求管理或疾患管理；二是评价健康管理方案的依从性和有效性；三是评价特定干预措施达到的健康结果。在进行评估时主要包括4个步骤：选择拟预测的慢病病种，不断发现并确定与该慢病发生有关的危险因素，应用适当的预测方法建立慢病风险预测模型，验证评估模型的正确性和准确性。

1. 慢病病种的选择　在开展慢病风险预测研究中，选择的慢病病种通常为在社区人群中高发、造成较严重的危害且现代医学技术对其已有较好的干预或控制效果的慢病。

2. 流行病学的运用　流行病学的研究成果对于发现和确定与该慢病发生发展相关的危险因素具有至关重要的作用，随着医学研究技术的进展和新发现的层出不穷，在慢病预测模型的建立和运用中，需要根据流行病学的最新研究成果，考虑危险因素的组成及其相互关联。

3. 预测模型的优化　慢病风险预测模型应具有较好的准确性，模型的预测结果应与实际观察结果具有一致的方向和较好的相关性。

4. 评估结果的表示　在评估患病危险性时，通常以未来若干年内患某种慢病的可能性与同年龄、同性别人群的平均水平进行比较，或体现为患病危险性的高低。

（二）单因素加权法

单因素加权法建立在单一危险因素与发病率基础上，将这些单一因素与发病率的关系以相对危险性表示其强度，得出的各相关因素的加权分数即表示患病的危险性，是健康管理发展早期阶段的主要危险性评价方法。在美国国家癌症研究所的癌症监测、流行病学和最终结果项目（Surveillance Epidemiology and End Results，SEER，https://seer.cancer.gov/）研究成果基础上形成的哈佛癌症风险指数（Harvard Cancer Risk Index，HCRI）是此类评价技术的典型代表。

1. 评估步骤　以HCRI为例，评估研究方法包括以下4个步骤。

（1）风险分数转换：首先根据癌症危险因素相对危险度的大小转换成风险分数（risk point）。

（2）人群平均风险计分：以某危险因素在人群中的暴露水平（prevalence）来估计该危险因素的人群平均风险点数（population average risk point）。

（3）个体累计风险计分：计算个体累积的风险分数，并将个体风险分数和人群平均风险点数进行比较，即将个体风险分数除以人群平均风险分数所得的结果分为7个等级。

（4）SEER风险等级计分：将上一步得到的计分结果，乘以相应风险等级对应的SEER系数（multiplier），即可得到个体10年某癌症发病概率。

2. 评估示例　以某地社区居民为例，女性，50岁，身高172 cm，体重指数为28 kg/m²，有结直肠癌家族史，未做过结肠镜（colonoscopy）或粪便潜血试验（fecal occult blood test，FOBT）筛查。该居民每日进食蔬菜水果约310 g，每日进食红肉类约130 g，每周慢跑2次，每次不超过30 min，无吸烟饮酒习惯。该地基层医疗卫生机构的家庭医生团队对该居民进行健康管理，并根据哈佛癌症风险指数，计算其结直肠癌发病风险。

（1）个体累计风险分数：参照风险因素的风险分数，计算得到该女性居民的个体累计风险分数为10+5+10+10+10-5=40（表8-1）。

（2）根据人群平均风险点数计算SEER系数：人群平均风险点数之和为0.5+0.5+4.0+7.6+2.5-1.25+0.1-1.9-1.0-0.35+6.0-0.65+0.01约等于16，该居民个体累计风险分数除以人群平均风险点数之和，即40÷16=2.5，亦即该女性居民未来10年患有结直肠癌的风险为2.5%。参照SEER风险等级计分可得该水平为2.0～5.0，为较显著高于平均风险等级，该风险等级对应的SEER系数为3.0（表8-2）。

（3）未来10年发病概率：通过计算2.5%×3.0＝7.5%，即在未来的10年每100个与该女性居民有相同风险因素者中，将有约8人为结直肠癌患者。

表8-1　结直肠癌风险指数预测举例（50岁女性）[304]

风险因素	个体危险因素的相对危险度	风险分数	相对危险因素的人群暴露	人群平均风险点数
直系亲属患有结直肠癌	1.8	10	0.05	0.5
身高≥170 cm	1.3	5	0.10	0.5
体重指数≥27 kg/m²	1.5	10	0.40	4.0
未做过结直肠癌筛查	2.0	10	0.76	7.6
红肉类摄入≥90 g/d	1.5	10	0.25	2.5
蔬果摄入≥270 g/d	0.7	−5	0.25	−1.25
过量饮酒	1.4	5	0.02	0.1
每周≥3 h锻炼	0.6	−10	0.19	−1.9
使用避孕药≥5年	0.7	−5	0.20	−1.0
绝经后激素治疗≥5年	0.8	−5	0.07	−0.35
叶酸摄入不足	0.5	10	0.60	6.0
阿司匹林服用≥15年	0.7	−5	0.13	−0.65
炎症性肠病史≥10年	1.5	10	0.001	0.01

表8-2　哈佛癌症风险指数SEER风险等级计分[304]

个体风险分数除以人群平均风险点数所得结果	风险等级	SEER系数
分数<0	显著低于平均风险	0.2
0≤分数<0.5	较显著低于平均风险	0.4
0.5≤分数<0.9	低于平均风险	0.7
0.9≤分数<1.1	相当于平均风险	1.0
1.1≤分数<2.0	高于平均风险	1.5
2.0≤分数<5.0	较显著高于平均风险	3.0
分数≥5.0	显著高于平均风险	5.0

（三）多因素模型法

多因素模型法建立在多因素数理分析的基础上，采用生物统计学概率理论的方法，如Logistic回归、Cox比例风险回归、模糊数学神经网络方法等，构建患病危险性与危险因素之间的关系模型，进行慢病风险预测。目前发展较为成熟的预测模型包括Framingham冠心病风险评估模型、缺血性心血管病10年发病危险预测模型、未来10年动脉粥样硬化性心血管疾病事件评估的汇集队列方程模型（pooled cohort equations）、心房颤动患者缺血性卒中发生风险与抗凝出血风险评估量表等。Framingham冠心病风险评估模型和缺血性心血管病10年发病危险预测模型是此类评价技术的典型代表。

1. Framingham冠心病风险评估模型　这一模型根据Framingham心脏研究发展而来，是在前瞻性队列研究的基础上建立的可预测年龄为30~74岁的个体未来10年冠心病（包括心绞痛、冠心病死亡和心肌梗死）发病概率的模型。该评估工具的原始研究人群为欧洲裔美国人，纳入的危险因素包括年龄、性别、血压、吸烟史、糖尿病史、总胆固醇、低密度脂蛋白胆固醇、高密度脂蛋白胆固醇共8大类。根据Framingham冠心病模型，每类危险因素按水平划分为不同等级并被赋予不同分数组成危险分数表，根据该分数表查出危险因素对应的分值，将分值相加即获得个体的发病概率大小。Framingham冠心病模型是多因素模型法的典型代表，至今仍在不断发展，目前的发展趋势是为模型加入置信区间及营养状况、运动、家族史等新的危险因素，进一步提高慢病风险预测的精准度。

2. 缺血性心血管病（ischemic cardiovascular diseases，ICVD）10年发病危险预测模型　这一模型以中美心肺血管疾病流行病学合作研究为基线资料，以缺血性心血管病为预测变量，采用Cox比例风险模型筛选出年龄、性别、血压、总胆固醇、体重指数、吸烟和糖尿病7种独立风险因素，并分性别建立了ICVD事件（心肌梗死、卒中和心血管病死亡）10年发病危险预测模型。慢病风险预测步骤：首先根据评价个体的危险因素水平进行评分，并将所有评分相加求和后得出总分，进而查得对应的10年缺血性心血管病发病绝对危险；再将绝对危险与该个体所在年龄组的平均危险和最低危险比较，从而得出发病相对危险。在ICVD发病危险预测模型中，最低危险是根据收缩压<120 mmHg、体重指数<24 kg/m²、总胆固醇<140 mg/dL、不吸烟且无糖尿病的同龄群体所求得的危险。

第三节　效果评价常用的技术方法

在初级卫生保健的结构（投入）评价、过程（服务提供与利用；初级卫生保健特征）评价基础上，借助公共卫生与预防医学领域的学科交叉融合，通过运用流行病学的研究设计方法，采用横断面研究获取基线资料，通过前瞻性或实验性研究手段获取随访及结局（效果）评价资料，在初级卫生保健研究评价中愈发常见。基于及时、准确、可靠的慢病资料信息，分析初级卫生保健下的慢病健康管理干预结果、影响，以及引起的社会卫生状况变化，包括医务人员及居民对初级卫生保健服务工作的认知与态度，以及服务提供对社区人群健康状况及效益的改善情况等，可为促进慢病的初级卫生保健质量提升，提供科学依据与决策支撑[308-326]。

一、慢病防控综合评估的整体框架

慢病防控的综合评估是对国家或某地区一定范围内的慢病防控情况，包括慢病流行情况、防控工作情况和防控效果等开展的综合评估。综合评估的目的是对慢病的流行现状及变化趋势、应对策略及效果等进行综合评价，为指导慢病的预防控制工作、政策和规划的制订等提供科学依据。

（一）评价内容

1. 慢病流行情况　包括慢病的流行形势与慢病危险因素的流行形势。慢病的流行形势可包括：死亡率、死因构成；高血压、糖尿病等主要慢病的患病情况；冠心病、脑卒中、恶性肿瘤等发病情况。危险因素的流行形势可包括：吸烟、饮酒、膳食不合理、身体活动不足、超重或肥胖、血压升高、血糖升高、血脂异常等；慢病相关的社会决定因素等。

2. 慢病防控工作情况　包括政策制定与执行、工作项目实施、机构能力建设、慢病防控效果4个方面。

（1）政策制定与执行：慢病防控相关公共政策的出台实施及其对慢病发生的可能影响、政策的执行及多部门协作情况等。

（2）工作项目实施：慢病监测的内容及覆盖面、适宜干预技术的开发及应用、主要干预措施的实施情况、技术指南的制订与推广情况、学术研究等。

（3）机构能力建设：慢病防控机构的设置，人员配备，国家专项经费、地方政府拨款以及其他来源的经费在内的工作经费，能力培训等。

（4）慢病防控效果：危险因素流行水平、疾病与健康管理等。

（二）慢病流行情况的核心评价指标

1. 患病率　如高血压患病率、糖尿病患病率等。
2. 发病率　如恶性肿瘤发病率、脑卒中发病率、急性心肌梗死发生率等。
3. 死亡率　如慢病总死亡率及占居民总死亡的构成比、恶性肿瘤死亡率、心血管病死亡率、脑血管病死亡率、慢性呼吸系统疾病死亡率等。

（三）危险因素流行情况的核心评价指标

1. 健康知识与行为　如预防和控制慢病的核心知识知晓率、健康行为形成率等。
2. 社区设施　如新建居民小区安置健身器材和设施的比例、居民步行10 min内可到达健身场地的比例等。
3. 生活方式　包括烟草使用（如吸烟率、青少年尝试吸烟率、医务人员吸烟率、女性吸烟率）、膳食摄入（如人均每日钠盐摄入量、食用油摄入量、新鲜蔬菜水果摄入量）、体育活动（如城乡居民经常参加体育锻炼的人数比例）等。
4. 高风险人群　如成人超重和肥胖现患率、高血压前期现患率、糖尿病前期现患率、血脂异常现患率等。

（四）健康管理的核心评价指标

1. 高血压健康管理　如成人每年血压测量率，成人高血压知晓率、治疗率、控制率、规范管理率等。
2. 糖尿病健康管理　如35岁以上社区居民的每年血糖检测率，成人糖尿病知晓率、治疗率、控制率、规范管理率等。
3. 血脂异常健康管理　如35岁以上社区居民的每年血脂检测率等。

（五）慢病防控工作情况的核心评价指标

1. 政策制定与执行　如颁布、修订和执行与慢病防控有关的法律法规的数量和情况，慢病预防控制综合规划、部门规划、慢病预防控制专项行动计划等的制订与执行情况等。

2. 工作项目实施 如监测工作的覆盖人群、干预工作的开展情况、指南或规范的制订种类及执行情况等。

3. 机构能力建设 如疾病预防控制机构慢病防控科（所）的设置、人员数量及人员占单位人员总数的比例，接受和举办技术培训班的数量和培训的人（次）数、人员进修的人（次）数和比例等。

4. 慢病防控效果 如危险因素流行水平指标、疾病指标、健康管理和疾病管理指标、针对特定干预项目的指标等。

（六）信息及数据的收集、分析与报告

1. 收集信息 包括收集现有监测、患病报告数据（如死因与危险因素监测结果、患病或发病数据）、开展文献回顾（如专题调查结果、历年卫生健康统计年鉴），以及收集专题调查资料（如收集慢病相关政策，调研慢病预防控制工作开展情况）等。

2. 数据分析 综合运用流行病学、卫生统计学、卫生管理学等技术与分析方法，围绕目标与评估指标进行横向、纵向及与目标差距的综合分析。

3. 完成报告 产出慢病防控综合评估的结果及结论，形成综合评估报告。

二、认知与态度评价

认知与态度评价是一种主观评价，主要研究人们对基层医疗卫生机构开展的慢病健康管理干预的态度认知及其影响因素，其中围绕认知度和满意度的效果评价较为常见。

（一）认知度评价

认知度是慢病健康管理干预的服务对象（如社区居民），对初级卫生保健干预的提供者，如社区卫生服务中心、社区卫生服务站、乡镇卫生院等基层医疗卫生机构的主观认知的广度与深度。

1. 机构名称 包括基层医疗卫生机构的全称及规范化的简称等。

2. 所处位置 包括具体的市区、街道乃至门牌号码等。

3. 结构规模 工作人员数量、科室构成、业务用房面积等。

4. 家庭医生 社区居民能够准确地掌握家庭医生的一些简单情况，如专业特长、团队服务特点等。

（二）满意度评价

满意度反映了服务对象对初级卫生保健层面开展的社区慢病健康管理干预的情感体验，是体现以人为中心的初级卫生保健服务的社会效益的重要质量指标之一。医务人员和居民的满意度，通常受政治、经济、文化、行为、心理、卫生与健康教育等多种因素影响，反映了其对慢病健康管理的态度和支持程度。

1. 医务人员满意度 包括对个人收入的满意度、对健康管理内容的满意度、对业务开展得到的支持力度的满意度、对自身及所在团队业务能力的满意度和社会地位的满意度等。

2. 干预对象满意度 服务对象按照自己对健康管理的理解和对卫生保健的需求，对获得的慢病健康管理干预的服务内容、可及性、费用、随访结果，以及医护人员的技术水平、医患关系等进行主观的综合评价。例如，满意度的评价通常可用-5～5共11个级别来进行量化，其中-5表示对服务最不满意，5表示最满意。

三、过程与效果评价

过程评价主要指对基层医疗卫生机构的服务内容、服务模式、工作活动完成情况的分析，以及围绕初级卫生保健特征开展的评价。对基层医疗卫生机构提供的基本医疗及公共卫生服务的数量及覆盖程度、社区居民对服务的利用，以及对初级卫生保健特征（attributes of primary care）视角下"患者体验"（patients' experiences）的研究分析，是初级卫生保健服务过程评价技术的重要内容。评价结果既直接反映了初级卫生保健服务提供的状况，也从侧面反映了社区居民对服务的利用情况。结合效果评价的数据资料，可综合了解初级卫生保健体系的运行是否完善，以及健康管理等服务是否合理有序地开展。

（一）服务利用

服务利用是根据社区居民的卫生健康服务需要，由医疗卫生机构为社区居民提供各种卫生健康服务的数量和质量的统称。评价指标的选取应遵循代表性、可操作性、导向性、动态性，以及定量与定性相结合的原则。一是尽量避免将若干个指标进行简单堆砌，而应选择能够全面反映初级卫生保健下的健康管理服务过程的代表性指标。二是应根据数据资料获得的难易程度，加强指标的实际操作性、可检验性和可比性。三是选取的指标应有助于基层医疗卫生机构及家庭医生团队的工作规范化，对初级卫生保健实际工作起导向指引和监控作用。以评价居民的初级卫生保健就诊率常用的两周就诊率及未就诊率为例，前者为正性评价指标，指获取评价数据的前两周内居民因病或身体不适到基层医疗卫生机构就诊的人次数与调查人口数之比；后者为负性评价指标，指获取评价数据的前两周内居民患病而未就诊的人次数与两周患病人次数之比。正性指标可反映服务的利用程度，负性指标可反映现有服务不能满足需求的程度。通过进一步分析其原因，对改善初级卫生保健的首诊利用性及可及性具有重要意义。

（二）初级卫生保健特征

初级卫生保健特征立足于家庭医学的5个可量化核心特征，服务首诊性、持续性、协作性、综合性、以家庭为中心及社区导向性，从客观上反映了初级卫生保健的过程质量特点，且不易受患者教育程度、社会经济水平、健康信念背景等混杂因素的影响。

1. 初级卫生保健评价工具　美国约翰霍普金斯大学研究团队（Starfield B，Shi L）开发的初级卫生保健评价工具（primary care assessment tool，PCAT）是初级卫生保健特征评价技术的典型代表，通过结构化问卷条目形式，从服务的首诊性、持续性、协作性、综合性、以人及家庭为中心、以社区健康需要为导向、文化能力共7个方面，便捷地对初级卫生保健下的"患者体验"进行评价，分数高低反映初级卫生保健过程质量。该工具在美国、加拿大、澳大利亚、西班牙等国家，以及中国香港和台湾等地区已有广泛使用，并在我国社区医疗卫生服务体系及文化背景下，结合初级卫生保健现况，进行了汉化研究及信效度的系统性验证。

2. 技术实践与探索应用　以发表于《家庭医学年鉴》（*Annals of Family Medicine*）2013年第11卷第6期的一项原创性研究为例[43]，为了解"政府办政府管""医院办医院管""民营社会资本举办"等不同社区卫生服务中心模式（models of community health centers）下的服务提供过程质量差异，课题组团队在广东省珠三角地区选取了3个具有代表性的地级市为调查点。通过分阶段抽样，在纳入研究的各地级市各抽取4间社区卫生服务中心，在每个机构现场各邀请120名18岁及以上的服务使用者，收集并分析了初级卫生保健特征的相关数据。结果表明，不同举办模式与初级卫生保健特征的实现程度存在统计学显著性关联。在"政府办政府管"模式下，社区卫生服务在首诊利用及服务协作性方面可达到较高水平；在"民营社会资本举办"模式下则具有更好的服务可及与延续性；而在"医院办医院管"模式下，服务使用者在服务的综合性方面有较好的体验。多元线性回归分析表明：慢病患者在初级卫生保健的持续性、综合性、以人及家庭为中心等3个特征方面，具有更好的患者体验；在首诊及服务可及性、服务的协作性、面向社区等特征方面，则需进一步提升初级卫生保健过程质量，以更好地满足慢病管理的服务需求。此类研究可为基层医疗卫生机构开展的社区人群慢病预防及健康促进，提供基于服务过程质量评价的实证指导。这一在国内较早开展的初级卫生保健过程质量实证比较研究，获2013—2017年我国全科医学领域中青年科研高影响力评价得分第一（中国科学技术信息研究所创新研究基金–基础研究领域"中国声音"测度）。该研究也得到世界家庭医生组织（WONCA）的密切关注，如WONCA全球主席（2018起至今）李国栋医生在出席WONCA亚太地区大会时指出"在基于循证医学的方法评价家庭医生服务质量的过程中，有助于卫生服务最优化，PCAT评估工具很实用"（《中国医学论坛报·全科医学周刊》第19届WONCA亚太会议现场报道）；并被列入《WONCA新闻亚太地区研究报道》（http://www.globalfamilydoctor.com/News/Archive.aspx，第37卷第2期31页）。

（三）人群健康

1. 人口动态指标　通常包括期望寿命与死亡分析指标，以反映由于人口的出生、死亡引起的人口自然增减情况，包括人口数量、构成和在地域分布上的变化状态。期望寿命又称出生期望寿命或人均预期寿命，指某年某地区新出生的婴儿预期存活的平均年数，一般用"岁"表示。死亡分析包括粗死亡率、性别和年龄别死亡率、死因别死亡率、新生儿死亡率、孕产妇死亡率、婴儿死亡率、5岁以下儿童死亡率、前10位慢病分病种死亡谱构成等。

2. 疾病与伤残指标　包括疾病谱构成、主要疾病的发病率和患病率，以及某项服务或干预措施后的疾病结局或预后评定指标等。

（1）慢病患病率：按人数计算时，慢病患病率指调查前半年内慢病患病人数与调查人数之比；按例数计算时，慢病患病率指调查前半年内慢病患病例数（含一人多次患病）与调查人数之比。慢病患病包括调查前半年内经临床诊断明确患有慢病；或半年以前经临床诊断患有慢病，在调查前半年内时有发作，并采取了服药或理疗等治疗措施。

（2）每千人患病天数：调查前两周内患者患病天数之和÷调查人数×1000。

（3）治愈率：治愈的患者人数÷患该病接受治疗的患者人数×100%。

（4）缓解率：病情缓解至不再检出该病的患者数÷接受观察的患者总数×100%。

（5）复发率：疾病经过一定的缓解或痊愈后又重新发作的患者例数÷观察的总患者例数×100%。

（6）功能丧失率：发生肢体或器官功能丧失的患者数÷接受观察的患者总数×100%。

（7）生存率：从病程某时点诊疗开始，随访一定时期后尚存活的病例数÷该随访期的病例总数×100%。

3. 体格与辅助检查指标　包括常规体格检查（如体温、脉搏、呼吸、血压、身高、体重、腰围、心脏、肺部、腹部等）及辅助检查（如血常规、尿常规、肝功能、肾功能、空腹血糖、血脂和心电图监测等）的结果指标。

（四）社会效益与负担

1. 健康促进与健康行为指标　健康促进指标通常包括健康教育普及率、居民健康知识知晓率等；健康行为指标通常包括居民基本健康行为形成率，包括吸烟、过量饮酒、滥用药物、盐摄入量、健康信念模式、参加体育锻炼人口比例等。

2. 质量调整生命年（quality-adjusted life year，QALY） 指由于实施某项初级卫生保健服务或干预，延长了人的寿命。在计算时，根据不同的健康状况赋予不同的效用值权重。如果健康生活了一年则记为1，如果死亡则记为0，如果伤残则根据适当的标准记为0到1之间的数字。例如，某患者经诊断，可以以现在伴有疾病的状态生存15年，若假设该患者选择完全健康的生活则其生存时间将会相应减少为10年，即今后的15年相当于10个质量调整生命年。

3. 失能调整寿命年（disability-adjusted life year，DALY） 指从发病到死亡所损失的全部健康寿命年，包括因早逝所致的寿命损失年和疾病所致伤残（失能）引起的健康寿命损失年两部分，即将伤残所致的生命年损失转换成相当于死亡所致的生命年损失，再与真实死亡所致的生命年损失相加，计算得到某一疾病所造成的综合生命年损失。

4. 伤残调整期望寿命（disability-adjusted life expectancy，DALE） 以寿命表为基础，将在非完全健康状态下生活的年数，经过伤残严重性权重转化成相当于在完全健康（或等价完全健康）状态下生活的年数，从而进行人群健康状况的量化评价。

5. 健康相关生存质量（health-related quality of life，HRQOL） 反映了个体对其身体（生理）功能、心理功能、社会适应能力等与健康相关的自我感受的综合，在研究中通常分为生理功能、生理问题对功能的限制、心理问题对功能的限制、心理健康、精力疲惫或乏力、疼痛、社会功能、健康总体评价等8个维度，采用SF-36健康调查简表等工具进行研究。

四、家庭医生签约服务绩效评价

以广东地区为例，《广东省家庭医生签约服务绩效评价指导意见（试行）》（粤卫〔2016〕109号）提出通过签约数量、有效签约、有效履约、服务效果等4个维度，开展家庭医生签约服务绩效评价。评价结果可广泛应用，如上级卫生健康行政部门对下级卫生健康行政部门家庭医生签约服务工作的评价、县（市、区）卫生健康行政部门评价基层医疗卫生机构家庭医生签约服务工作、基层医疗卫生机构评价家庭医生服务团队等。对家庭医生团队的签约服务数量、服务质量、服务效果及签约居民满意度等的综合评价，可与签约服务费用分配的绩效挂钩。

（一）服务项目

1. 全科门诊诊疗 门诊形式处理常见病、多发病及一般急症，并对慢病患者进行长期随访、管理和干预。对就诊患者的病史询问、检查、病情评估、告知与沟通、治疗处理、健康教育，书写完整门诊病史，将就诊结果准确录入患者健康档案。

2. 签约家庭户/人次 为所管辖的居（村）委中有需求的居民提供宣传、解释、签约服务。

3. 常规上门查床诊疗 对确有上门查床诊疗需求的签约居民，根据病情与健康状况需要，开展常规上门查床诊疗、病情评估、告知与沟通、调整治疗、转诊或撤床、健康教育，书写完整家床病史及病程记录。

4. 上门一般门诊 对确有上门诊疗需求的签约居民，根据病情与健康状况需要，开展上门诊疗、病情评估、告知与沟通、治疗处理、转诊、健康教育，书写完整上门出诊病史。

5. 为签约居民进行健康评估 通过健康体检等收集签约居民健康相关资料，建立健康档案，并开展健康评估，掌握居民健康状况与需求。

6. 制定健康管理方案 根据健康评估结果，为签约居民制定有针对性的健康管理方案，并进行合理分类。

7. 实施健康管理并跟踪效果 根据健康管理方案，定期对签约居民规范开展持续的健康管理，并对健康管理效果进行及时评估。

8. 电话/网络/微信咨询　通过电话、网络或微信等多种方式，接受签约居民关于医疗服务咨询、就医指导咨询，帮助其寻求恰当的医疗卫生服务。

9. 面对面咨询　接受签约居民关于医疗服务咨询、就医指导咨询，帮助签约居民寻求恰当的医疗卫生服务。

10. 转诊　根据病情需要，协助签约居民开展转诊工作，详细病情描述，联系综合（专科）医院相应科室并开出转诊单，包括转诊医院（科室、专家等），转诊前后有联系沟通记录。

11. 就医预约　通过电话、网络或微信等方式，接受签约居民的预约挂号。

12. 回访　对综合（专科）医院转诊回社区的签约居民，根据病情与健康状况需要，进行电话或必要时的上门回访，随访记录规范完整。

（二）评价基本原则

1. 导向性　通过规范开展家庭医生签约服务绩效评价，引导基层医疗卫生机构为居民提供以首诊性、可及性、连续性、协作性、综合性为特征的家庭医生签约服务，逐步构建分级诊疗的基层卫生服务体系。

2. 指导性　依据不同地市经济发展水平、基层卫生事业发展水平、信息化水平、居民卫生服务需求的差异，各地结合本地区实际情况制定家庭医生签约服务的本地化评价方案。强调签约服务质量，签约一个，做实一个。

3. 实践性　绩效评价可综合应用于基层医疗卫生机构相关经费拨付、考核评价、激励分配等方面，推动基层医疗卫生机构家庭医生签约服务精细化、标准化管理，并在实践应用中不断调整，逐渐完善。

4. 过程与结果并重　对家庭医生签约服务的绩效评价既关注签约服务提供的过程，也关注签约及履约后产生的结果。在签约数量评价的基础上，基于有效履约的评价指标进一步反映了社区人群对家庭医生签约服务的实际利用与效果情况，在签约服务的绩效评价方面尤为重要。

（三）主要指标体系

1. 签约数量

（1）重点人群签约率：签约重点人群数量占该区域重点人群总人数的比重。

（2）全人群签约率：签约人数占该区域总人数的比重。

2. 有效签约

（1）签约协议完整率：协议书填写完整，数据真实可信，无缺项漏项，且有签约居民和家庭医生团队成员的签名（非代签）。

（2）签约居民服务知晓率：签约居民对是否签约、对签约医生和服务内容的知晓情况。如询问社区居民是否与社区卫生服务中心（或村卫生站）的家庭医生团队签约；是否知晓签约医生的姓名等信息；是否知晓签约服务的至少2个项目内容等。

3. 有效履约

（1）签约居民定点机构就诊率：签约患者在签约机构就诊的人次数占签约患者在不同医疗机构就诊的总人次数，可通过签约患者在签约机构就诊的人次数÷签约患者在不同医疗机构就诊的总人次数×100%进行计算。

（2）签约居民电子健康档案合格率：电子健康档案包括个人基本信息、健康体检、重点人群管理记录和其他医疗卫生服务记录等完整信息，无缺项、漏项。

（3）签约居民健康评估及指导合格率：每年为签约居民开展一次健康生活方式和健康状况评估，并进行健康指导及健康干预，包括对签约居民进行健康生活方式指导、将已确诊的慢病患者纳入慢病管理、告知或预约下次健康管理服务时间。

（4）签约居民预约门诊率：家庭医生应有一定数量的签约居民预约就诊，以重点保健人群为主要预约对象；通过电话、网络、医生或护士约定等方式，引导社区居民预约门诊。可通过签约居民预约门诊人次数÷签约居民就诊人次数×100%进行计算。

（5）签约居民预约履约率：签约居民预约后按约定时间前来就诊。可通过签约居民预约门诊到诊人次数÷预约门诊总人次数×100%进行计算。

（6）签约医生就诊率：签约居民到签约医生处就诊的比例。可通过签约居民至签约医生处就诊人次数÷同时期签约居民总就诊次数（或签约居民总人数）×100%进行计算。

（7）签约居民复诊率：签约慢病患者到机构年度就诊2次及以上（含签约当次的就诊）。可通过签约人群复诊2次及以上的人数÷签约居民总数×100%进行计算。

（8）转诊机制建设情况：制定转诊服务规范，明确转诊服务路径，为患者提供综合（专科）医院转诊服务。

（9）签约居民回访率：对医院或经专科医疗服务转诊回社区的签约居民，在得到转诊信息后一周内进行回访的比例。可通过回访的签约居民数÷经医院或专科医疗服务转诊回到社区的签约居民总数×100%进行计算。

（10）签约居民追踪率：对转诊至医院或接受专科医疗服务的签约患者，追踪服务情况，及时了解患者病情并记录。可通过签约居民转诊至医院（专科）的追踪例数÷签约居民转诊至医院或专科医疗服务的总例数×100%进行计算。

4. 服务效果

（1）签约居民健康状况改善率：社区家庭医生团队提供签约服务后，签约居民健康状况的改善情况。

（2）签约居民满意率：签约居民对签约服务基本满意和满意的人数占调查总人数的比例。

（3）医疗费用增长率：签约医疗卫生机构本年度提供非约定的医疗卫生服务，或向非签约居民提供医疗卫生服务的收入，占上年度相应收入的比例。

第九章

老龄化视角下的慢病挑战与国际应对

社会人口结构的变化与人均预期寿命的延长正在产生深远影响。随着人口老龄化进程的加快，老年人群的健康状况、卫生与社会支持需求，以及经济与社会负担的加剧等，已成为亟须解决的重要问题[327-331]。当前老年人的卫生健康问题多由慢病导致。随着慢病引起的身体机能状况衰退，老年人的社会参与度降低，且获得的人力支持、社会资源支持、社会机遇等也逐渐减少，这对老年人的生活和社会功能产生了诸多影响。我国预计到2025年老年人口数将达3亿，占总人口34.8%，老龄化已成为我国严峻的卫生与社会问题。如何通过慢病的初级卫生保健实现有效的慢病管理，促进健康老龄化，显得尤为重要。在国际经验的基础上，以慢病防治为切入点，在建立信息共享、互联互通的机制基础上，依托基层医疗卫生机构、专科和综合医院、专业公共卫生机构的"三位一体"协作整合，加强老年病康复、长期护理、安宁疗护等延续性服务，有助于实现慢病的初级卫生保健"医、防、治、管"融合发展。

第一节　健康老龄化概述

在卫生与健康领域，作为典型的"医学易感人群"，老年人由于身体机能下降，健康脆性和疾病风险加大，其中又以慢病为甚。尽管卫生健康问题在老年人群中十分突出，但老年人群的生活与社会活动参与不应受到不良健康状况的限制。在这一背景下，健康老龄化（healthy ageing）理念应运而生。世界卫生组织指出，健康老龄化是保持和发展可以使老年人幸福生活的功能得到发挥的过程[332]。研究证据表明，慢病的发生与进展可通过实施有效干预得到预防或延缓。对于未患慢病的老年人群，可采取适宜的身体活动和良好的营养补充促进个体健康，预防疾病发生；对于能力衰退的老年人群，可给予良好的支持环境帮助其完成相应的活动；对于健康状况较差的老年人群，通过开展长期照护与支持可以让他们的生活更富尊严。在慢病流行的背景下，如何在老龄化社会中使多数老年人处于生理、心理和社会功能的健康状态，成为健康老龄化亟须解决的重要问题[333-338]。

一、老年人健康状况改变

随着年龄增长与寿命延长，大脑功能与身体机能等各方面将发生复杂的动态生理变化，并伴随而来多种慢病，特别是多重慢病的患病风险的升高。老龄带来的听力、视力、行动能力的丧失，以及心脏病、脑卒中、慢性呼吸系统疾病、阿尔茨海默病、癌症等慢病，与老年人的失能及死亡有密切关联。衰老还可伴随包括社会地位和角色改变等在内的其他重要变化，对个体健康、医疗卫生控费、社会稳定等带来许多挑战。老年人在身心健康、社会活动、日常生活等方面产生的多样化卫生照护需求，既是健康问题也是社会问题。

（一）认知、运动与感官功能

1. 认知功能　认知功能随年龄增长而下降，并受社会经济状况、生活方式等多种因素影响，且存在个体差异。认知功能的下降可导致学习和工作能力下降，以及记忆力和信息处理速度的衰退。科学研究表明，基于个体积累的实践能力和经验，采取适宜的心理训练和身体活动，有助于减少认知功能的衰退和下降。

2. 运动功能　衰老通常涉及肌肉质量、骨骼和关节的明显变化，肌肉质量在成年早期达到峰值后随年龄增长而下降。世界卫生组织全球老龄化与成人健康研究（WHO Study on global AGEing and adult health，SAGE）指出，年龄增长伴随平均手握力的下降。骨量或骨密度下降而出现骨质疏松的情况也较为常见，特别是在绝经后的妇女群体中更为突出。骨质疏松可增加骨折风险，造成老年人的生活质量下降并可导致失能，其中以髋部骨折较为严重且常见。随着年龄增长，关节软骨在结构、分子、细胞、机械力学上也会发生明显改变，引起关节组织僵硬和脆弱性增加。采取适度规律的体力活动，有助于改善关节软骨的生物力学和生物学特征。

3. 视力功能　衰老通常伴随视力模糊等视力功能的衰退。常见的视力感官功能改变是晶状体浑浊度的增加并最终可致白内障。白内障的发病年龄、视力下降程度及相关病情进程，受遗传模式和环境暴露的双重影响。黄斑变性也与年龄高度相关，可引起视网膜损伤并迅速导致视力的严重受损，这一健康问题常见于70岁以上老年人群，也是老年人失明的主要原因之一。视力损伤限制了老年人的身体自由活动度，增加跌倒和事故风险，并影响人际交往，甚至引发抑郁症。通过改进照明和标识位置、使用高对比度且不反光的背景等环境改善措施有助于应对视力衰退。

4. 听力功能　衰老也常伴随听力受损等听力功能的衰退。全球65岁以上老年人中，超过1.8亿为听力损失患者。衰老伴随的听力下降和损失，原因可包括耳蜗老化、环境因素（如噪音）、遗传倾向、生理压力、生活行为方式等导致的脆弱性增加。听力受损失或老年性耳聋会影响老年人的理解与人际沟通能力，易造成社会隔离，甚至引发焦虑、抑郁和认知减退。通过简单易行的干预措施（如减少背景噪音干扰或使用助听设备）和增加沟通技巧（如使用简单的沟通技巧和在说话时做到吐字清晰等行为改变），对老年听力受损者有辅助作用。

（二）老年综合征

1. 虚弱　虚弱是一种重要的老年综合征。虚弱与年龄密切相关，是一种渐进式生理系统衰退，可由机体退行性改变和多种慢病引起内在能力受损，涉及多个系统，如神经肌肉系统、代谢及免疫系统改变等，造成面对压力源的极端脆弱性，进而增加一系列不良健康结局的风险。营养不良、疼痛、跌倒、睡眠障碍、焦虑、抑郁等均与虚弱相关。在低收入和中等收入国家、女性群体、社会经济地位较低的群体中，虚弱更为常见。通过开展老年健康评估，制定个性化干预措施，适度增加身体活动，有助于改善虚弱与不良健康结局。

2. 跌倒　跌倒可引起轻微擦伤、手腕撕裂伤、髋部骨折等不同程度的伤害。与骨矿物质密度下降或骨质疏松症相比，跌倒与骨折的关系更为密切，且造成的负面影响更大。65岁以上和85岁以上老年群体中，分别约有30%和50%的老年人每年至少发生一次跌倒；在老年人中，23%～40%的伤害相关死亡由跌倒造成。2015年WHO指出，老年人发生跌倒的危险因素常包括：①个人特征（如年龄、性别、文化教育程度、经济状况等）；②健康特征（如低血压、药物使用、饮酒、睡眠不足、身体活动不足、超重或肥胖等）；③内在能力（如体能、情绪和认知功能下降；听力和视力等感官功能下降；活动障碍等）；④环境设施与社区支持缺乏（如鞋子不合适、楼梯设计不合理、存在可能绊倒老年人的障碍物、灯光昏暗、路面湿滑或凹凸不平等）。

3. 尿失禁　尿失禁是老年人最常见的卫生健康问题之一，表现为无意识的排尿。尿失禁的发生常与紧急情况、用力、体力消耗、打喷嚏、咳嗽等相关，是表明老年人需要照护的重要指标。尿失禁的患病率随年龄增长而增加，女性患病率高于男性。尿失禁可导致老年人情绪低落，影响自评健康状况和生活质量，并增加照护人员的压力和负担。

（三）多重慢病

年龄增长与多重慢病（multimorbidity）的患病风险显著相关，且多重慢病的患病率在高龄老年人群中呈急剧上升趋势。我国南方地区的全人群研究发现，70岁及以上的社区老年人群中有一半以上患有多重慢病。英国苏格兰地区的一项大型全年龄段人群研究发现，与生活在最富裕地区的居民相比，生活在最贫困地区的居民提前10～15年患有多重慢病。多重慢病在社会经济地位较低的人群中更为普遍。多重慢病严重影响老年人群的日常生活，然而大多数医疗卫生系统尚未具备应对这些复杂健康情况所需的全面照护条件。现有的临床指南通常专注于单一疾病，推荐的治疗方法或生活方式改变对于患有合并症的老年患者可能存在风险。在多重慢病治疗过程中，药物之间的不良相互作用、老年人的虚弱状况等，均会影响药物的预期疗效。针对老年人这一特殊群体，应采取更为实用有效的全面初级卫生保健措施[339-340]。

二、健康老龄化的策略与任务

老龄化具有老年人数多、老龄化速度快、未富先老、地区差异性大等共同特点。快速老龄化及与之相伴的疾病谱系的转变，可导致疾病诊疗的经济负担、医疗服务利用、卫生健康与社会需求急剧增长。健康老龄化的核心目标是降低老年人失能、半失能发生的概率，提高老年人的生命质量，缩短带病生存期，延长老年人的自理期与健康预期寿命。采取有效的初级卫生保健措施促进健康老龄化，是一项重要和紧迫的任务。

（一）概述

1. 健康老龄化　指老年个体的身心健康与良好的社会适应性、老年群体的健康（即人群整体健康预期寿命的延长及与社会整体的协调）、社会环境的健康（即社会发展氛围良好，可持续和有序发展）的概念总和。

2. 功能发挥　世界卫生组织提出，应从功能发挥、内在能力与环境出发，制定基于全生命周期的老龄化公共卫生策略。功能发挥指个体能够按照自身观念和偏好生活和行动；内在能力指个体能动用的全部身体机能和脑力的组合；环境包括家庭、建筑环境、人际关系、价值观、卫生政策与服务体系、社区与社会等。因此，健康老龄化也是实现老年健康生活所需的功能发挥的过程。

（二）影响健康老龄化的关键行为

通过健康教育与健康促进改善不良健康行为、控制代谢危险因素以减少老年人失能和死亡负担。这些关键做法应在生命早期即开始实施，并持续整个生命周期历程。通过参加体育活动、降压、保证充足营养、戒烟等措施减少心血管疾病危险因素的暴露，可对老年人的内在能力产生积极影响，并可降低阿尔茨海默病的患病风险。这些健康措施也有助于延迟老年人能力下降、有效改善诸如虚弱等各类健康状况。

1. 体育活动　体育锻炼可带来许多益处，如维持体型、增强骨质、提高代谢、改善精神和心理状态等。对于老年人而言，运动有助于降低冠心病、糖尿病和脑卒中的患病风险；保持肌肉力量，减少抑郁和焦虑，改善身心状况；增加社会参与和维护社交关系。2010年，世界卫生组织《关于身体活动有益健康的全球建议》提出，老年人每周建议完成至少150 min有氧运动（中等强度）或至少75 min有氧运动（高强度），或中等和高强度两种活动相当量的组合。然而研究显示，运动量水平达到推荐值的人口所占比例随年龄增长而下降，在70～79岁和80岁以上人群中，体力活动量未达到推荐标准者分别约占1/3和1/2。因此，需重视包括有氧运动、力量运动、神经运动（平衡）等在内的多种体育活动。渐进式阻力训练可改善肌肉力量、体能和降低跌倒风险，同时还可改善心血管功能、促进新陈代谢、减少冠心病危险因素。在锻炼时也应注意运动方式的合理性和安全性，如先提高力量改善平衡，再进行有氧训练。

2. 营养　营养对支撑人体的身体活动、预防疾病均发挥着重要作用。衰老会影响人体的营养状况，如味觉和嗅觉的下降可导致食欲下降，继而引发营养不良；不良的口腔卫生和牙齿问题会导致咀嚼困难、牙龈发炎，降低饮食质量；胃酸分泌的减少也会导致铁和维生素B_{12}的吸收下降。衰老导致的社会心理变化也可影响饮食与营养的摄入。全球有相当大比例的老年人存在营养不良。因此，应全面评估老年人的营养状况，采取多方面干预措施，延迟老年人的照护依赖，帮助老年人从虚弱的不良健康状况中逐渐恢复。

（三）健康老龄化的重点任务

为更好应对人口老龄化带来的挑战，围绕多样性的老年人群及老龄相关的健康不平等问题，卫生健康系统应由"疾病治疗模式"转变为"综合性长期照护模式"。在多数国家，医疗卫生服务多为针对急性病患及症状的治疗，各类慢性健康问题往往被分割孤立处理，而随着老龄化趋势加深，卫生保健需求呈现长期性与复杂性，传统的卫生服务模式已难以满足健康需求。各级政府和部门应密切合作与协同响应，改善卫生系统的功能发挥及提升内在能力，加强对老年人群身体机能和健康水平的监测。

1. 以老年人群为中心　围绕老年人的喜好与服务需求，提供适合老年人特点的卫生健康服务，并与老年人及其家庭、社区密切联系，及时了解老年人的健康需求动态，确保老年人能得到有效的医疗卫生服务。在构建初级卫生保健体系的过程中，首先应保证老年人群得到综合性评估，并获得个体化的卫生保健方案。其次，建立可提供协同化卫生保健服务的多学科团队，尽可能就近老年人的居住场所提供服务；在条件允许的情况下，为有需要的老年人提供社区上门服务。支持老年人进行自我护理，促进老年人之间的相互支持。最后，应保证老年人能够及时公平地获得改善身体机能及健康的各类医疗卫生服务与社会支持。

2. 服务内在能力提升　确保老年卫生健康服务提供者的数量与质量能满足需求，并在社区设置老年人群的卫生保健服务机构。具体措施可包括改进电子病历与信息系统，实现数据的规范化收集、分析、报告；改善老年人卫生保健的服务提供、效果监测、激励机制；在研究证据基础上及时更新现有指南。包括医务人员在内的服务团队成员应具备及掌握基本的老年（病）学知识与技能技术、整体服务能力、良好沟通能力、团队协作能力和信息化技术能力等。

3. 建立与完善长期照护体系　建立综合性的高质量长期照护体系，能够向所有老年健康服务需求者提供长期照护服务。该体系的运行应具有可持续性与经济性，并与现有卫生健康体系有机整合。长期照护服务应被列为重要的社会福利工作内容并制定实施计划，明确政府、医疗卫生机构、社区等职权分工。制定老年人长期照护服务的规范指南，为长期照护体系提供公平和可持续的财政支持，为长期照护提供者给予法律层面的支持与保护，提高公众对老年人长期照护工作的重视与尊重，建立准入与认证机制以确保长期照护的服务质量。

4. 构筑关爱老年人的环境　自然环境和社会环境均可影响健康老龄化的实现。构筑关爱老年人的环境有利于提升老年人的身体机能与功能，并为老年人提供按照自我意志和价值观参与社会活动的机会。这一工作涉及多个领域，包括卫生保健、长期照护、居住、交通、社会保障、信息通信等。提高媒体、公众与政策制定者等不同群体对健康老龄化的认知，消除年龄歧视。同时，尊重老年人对自身相关事物的决策自主权，如居住、穿戴、社交、时间支配、治疗方案的选择等。对老年人的身心健康进行规律监测与评估，及时发现健康问题与需求的动态变化，维护老年人的身心健康与社会功能完好。

第二节　健康老龄化的国际经验

人口老龄化是社会与人口发展的必然结果，积极应对人口老龄化已成为全球共同的战略选择[331]。目前的国际共识主要包括：发挥政府的支持和主导作用、充分利用高等教育资源、重视发展社区教育和民间组织的作用。如日本政府直接参与老龄化管理，积极推进老年教育发展；美国则更重视法律法规在推动健康老龄化中的作用，通过制定及颁布法案等促进老年人接受教育与参与社区活动。因此，在积极推进健康老龄化进程中，我国应立足社会主义基本国情，因地制宜，扩大养老保险覆盖面；适当延长退休年龄，如实行弹性的退休政策等；在循证科学的基础上，全面吸纳群众意见，实行渐进式的改革原则，逐步推进健康老龄化进程。在老龄化趋势带来的变革背景下，许多国家（或地区）开展了观念转变与制度创新的探索，并积累了值得借鉴与推广的初级卫生保健实践证据。

一、政策与行动指引

（一）经济、社会、文化权利国际盟约

人权是受法律保护的个体和群体的普遍权利和自由。包括老年人在内，人人享有公民及政治权利、经济社会文化权利、自决权、工作谋生权、社会保障权、享受可能达到的最高标准的身体与精神健康权、教育权等权利（《经济、社会、文化权利国际公约》*International Covenant on Economic, Social and Cultural Rights*，1966年）。公民享有的权利相互依存、不可分割。

（二）积极老龄化

世界卫生组织先后于第五十二届世界卫生大会（1999年）和第五十八届世界卫生大会（2005年）分别通过《积极健康的老年生活》（WHO，WHA52.7）和《加强积极和健康的老龄化》（WHO，WHA58.16）的决议，强调老年人应尽可能长时间地维持健康和积极的生活。决议指出健康生活方式的重要性，提出促进以社区为基础的措施，加强在全球、地区及国家间开展有利于积极老龄化的健康生活方式的行动，从健康促进和全生命周期角度实施整合服务，并通过加强初级卫生保健能力建设，解决老年人群在疾病预防和服务提供方面的需求。在此基础上，世界卫生组织2002年发布的《积极老龄化：政策框架》（*Active Ageing: A Policy Framework*）报告提出，积极老龄化（active aging）是以提高老年人的生活质量为目的，尽可能优化老年人的健康、社会参与和保障机会的过程。该报告敦促应发展有益于老年人健康的初级卫生保健，并强调通过多部门协作，确保老年人始终是其家庭、所在社区和经济体的有益资源。积极老龄化受性别、文化、经济决定因素、社会决定因素、自然环境、个体决定因素、行为决定因素、卫生和社会服务等影响。积极老龄化的3个重要支撑内涵为健康（health）、参与（participation）、安全（security），对应的卫生政策建议包括4个部分：①预防和减少因过多失能、患有慢病、过早死亡导致的负担；②减少重大疾病的危险因素，增加全生命过程中的健康保护因素；③建立可负担、可及、优质和关爱老年人的持续性卫生和社会服务体系，满足老年人的需求，维护其权利；④为照护者提供教育和培训，使之有能力和技术应对老年人群的需求。2012年第六十五届世界卫生大会通过《加强非传染性疾病政策，促进积极老年生活》（WHA65.3）决议，重申了初级卫生保健的重要性，通过卫生保健与社会服务的紧密协作，将健康促进与慢病预防融入老龄化政策中。

（三）马德里老龄问题国际行动计划

第二次老龄问题世界大会（联合国，2002年）围绕应对人口老龄化进程需采取的行动措施、老龄化问题与发展的关系、促进代与代之间的和衷共济等问题，通过《马德里政治宣言》（*Political Declaration*）和《马德里老龄问题国际行动计划》（*Madrid International Plan of Action on Ageing*）。这一指引明确了3个优先行动领域，分别为老年人与发展、促进老年人健康与福祉、确保为老年人提供有利和支持性的环境。计划同时明确了一系列关键问题，包括促进全生命周期的

健康和福祉、确保人们普遍而平等地获得卫生保健服务、为老年艾滋病病毒感染者及患者提供恰当的服务、培养专业的照护和医疗人员、重视老年人的精神健康与需求、为失能老人提供相应康复服务、为照护人员提供关怀与支持、全面预防老年人被忽视与虐待，以及实现"就地养老"，即在老年人熟悉的家庭和社区环境下获得连续综合的初级卫生保健等服务。

（四）老龄化与健康的全球战略与行动计划

第六十九届世界卫生大会（2016年）通过的《2016—2020年老龄化与健康全球战略和行动计划：建设每个人都能健康长寿的世界》决议（WHO，WHA69.3）提出在全球层面，应通过提供充足和公平的服务和帮助以提高并支持老年人及其护理人员的福祉；支持研究和创新，关注健康问题的社会决定因素对老龄化的影响；积极开展宣传工作，促进从全生命周期出发推动健康老龄化，反对基于年龄的歧视。在国家层面，该决议指出应采取通过多部门协作方式实施老龄化和健康全球战略及行动计划建议的行动；支持对健康老龄化的监测和研究；促进发展关爱老人的环境，提高老年人自主意识和参与意识。在此基础上，世界卫生组织2017年发布的《老龄化与健康的全球战略与行动计划》（*Global Strategy and Action Plan on Ageing and Health*），以构建人人都可实现健康老龄化的世界为愿景，提出5项核心要素：①对健康老龄化行动的持续投入；②创建关爱老人的环境；③使卫生体系适应老年人群的需求；④建立公平、可持续的长期照护体系（家庭、社区和专业机构）；⑤完善健康老龄化的评价标准，开展监测和研究。

二、全方位多角度促进卫生服务的提供与获得

老年人获取卫生服务可受多方面因素的共同影响。为保障老年人在需要时能够及时获得相应的卫生服务，在政府与法律保障的同时，需要各部门的协作配合、社会及社区支持。在提高老年人群获得卫生服务的可及性与公平性方面，多个国家已积累了丰富的初级卫生保健经验。

（一）巴西经验

老年人的卫生服务是巴西国家老龄化和健康政策的重要组成部分。巴西全国家庭健康战略采取全民健康覆盖的方式，通过全国家庭健康计划改善老年人的卫生保健服务。家庭健康计划的特色是成立由医生、护士、理疗师、心理治疗师、运动教员、营养师、职业病治疗师等组成的多学科团队，提供卫生和社会照护、病例发现、家庭访视出诊等服务，并由社区家庭健康支持中心延伸至社区，覆盖一定的地域范围。对老年人群常见的健康问题，将预防要素整合在临床护理的一系列过程中，并针对目标人群实施个体化的创新措施。多学科团队也在老年人居住地提供社区干预措施，包括成立老年人自助小组、鼓励健康行为、组织体育活动等。干预措施的一个显著优势在于较高的社区参与水平，即许多社会服务由老年人和志愿者完成，这为干预的实施提供了重要保障。在巴西最大的贫民窟地区（Rocinha）开展的探索中，多学科团队通过与该地区的家庭健康诊所建立密切合作，为老年人群特别是身体虚弱的老人提供与其需要相适应的卫生保健。在合作过程中，诊所医务人员首先接受老年医学培训，之后根据标准化的纳入标准筛选目标老年人群，并将老年人转诊至多学科团队研究中心接受老年医学的多维度综合评估，形成个性化卫生保健方案。多学科团队再将评估结果和方案反馈给家庭健康诊所，医务人员如有任何问题可随时与多学科团队进行讨论。约半年后，该老年人将再次返回多学科团队所在的研究中心接受随访评估。目前已有众多家庭健康诊所加入该项目，且能够提供更为广泛的社区支持服务，如向不同的服务提供者（包括牙医、营养师、语言治疗师、职业病治疗师和理疗师）转诊老年患者、开展认知评估、为老年人家庭照护者提供小组协助、开展预防跌倒和确保足够营养摄入的健康宣教研讨等。

（二）科威特经验

科威特为老年人提供"优先通行证"，作为提高卫生服务可及性和改善服务提供的措施。老年人凭优先通行证可在通科诊所随时就诊，或在需预约就诊的慢病诊所优先预约。卫生部通过媒体向公众发布信息，以便更多的老年人在住所当地的初级卫生保健中心办理通行证。这一措施有助于显著缩短老年人的候诊时间，同时增加了老年人与医生的相处时间。优先通行证带来的便利也体现了国家层面对老年人的感恩和尊重。

（三）土耳其经验

土耳其通过整合性家庭健康和社会服务系统的建立，促进老年人的初级卫生保健服务获取。在这一体系下，由各级政府的预算和税收、雇主和职工缴纳的保险金等，为居家老年人可免费获得的服务和社会支持提供资金来源。卫生行政部门负责老年人群的居家卫生保健提供，提供者来自多学科专业人员；家庭与社会政策部负责老年人的社会支持、援助和关怀服务的提供；市政当局提供社会支持等一系列服务，包括家庭卫生保健、心理支持、住房修缮维护、协助老年人开展家务与个人保健等。在卫生信息化方面，由卫生部、家庭与社会政策部、内政部，以及土耳其城市联盟共同实施信息数据的整合共享方案，在提供居家卫生保健的各机构和组织间实现数据的电子化共享。基于数据整合的整体协作式服务在提高服务效率的同时，也减少了服务的重复提供。当老年人或其家庭成员申请获取某项具体服务时，信息被录入数据库。根据该服务提供的必要性，多学科团队通过共享数据平台告知相应的初级卫生保健提供者，及时满足老年人的健康需要。这一整合型家庭健康和社会服务系统的优势在于可加强对老年人的社会照护与支持、促进服务可及性；提供了以人为本、协作灵活、适应个体实际情况与需求的长期综合保健；尊重老年人的权利与尊严，帮助老年人参与个人健康需求的决策，可享受足不出户的卫生保健服务；对老年人的家庭亲属提供照护支持，提高老年人的社会参与度、幸福感、生活质量与安全水平；通过数据共享充分利用机构和人员等资源促进服务协作。土耳其的初级卫生保健经验表明了多部门协作的重要性。政府应采取积极措施促进组织和机构的合作，并明确政府在该体系中承担着建立协作机制的重要角色，确定卫生保健和社会支持与关怀的目标群体，努力满足老年人群的卫生服务与健康需求。

（四）加纳经验

加纳实施的国家老龄化政策，以"安全而有尊严"为理念，致力于发展与提升社区医务人员的潜力，促进老年人群卫生服务的获取。对医疗服务体系存在的老龄化相关服务缺口，将老年保健整合至当前的卫生服务提供体系中，并充分利用已具备较好基础的社区医务人员项目以满足老年人群的健康需求。老龄化相关服务与日常工作的整合过程包括在社区医务人员中开展健康老龄化的应对培训、制定与老龄化和健康相关的工作方案、加强社区和初级卫生保健提供者的协作、明确绩效目标和监测项目实施等。加纳的实践表明，在低收入或中等收入国家，社区医务人员是实施就地健康养老政策的重要推动力量，也是保证初级卫生保健需求得到满足的重要因素。社区医务人员在促进老年人获得卫生保健服务、鉴别社区中虚弱或有照护依赖的老年人、实施家庭评估及健康干预等方面，扮演着重要角色。

（五）澳大利亚经验

澳大利亚将药剂师纳入整合型卫生保健，通过开展居家用药评估，帮助老年人预防、发现和应对药物相关的健康问题。这一整合服务过程首先由全科医生根据规范标准评估老人的健康风险，例如是否需服用5种或以上药物，或正在服用治疗窗较窄的药物，并将这类老年人转诊至其首选的社区药房。药剂师随后对老年人进行访视，全面了解药物的使用情况，并将访视结果与建议形成书面报告，同时反馈给负责该老年人的全科医生。基于药剂师的报告，全科医生与该老年人在共同讨论下制定用药方案。居家用药评估服务是澳大利亚国家药物政策的重要组成部分，以确保药物的安全有效性为目标。澳大利亚的经验表明，在初级卫生保健层面开展老年人药物评估，有助于优化老年人的用药和减少药物副作用的发生。

三、长期照护服务的持续性与可行性

老年慢病患者的医疗卫生和健康养老的双重需求，不仅极大地增加了医疗卫生压力，也加重了照护者的时间负担和经济负担。为老年人提供长期而非单一照护，是政府与社会的共同责任。全球多个国家对长期照护服务的延续性与可行性的探索，已取得明显效果。

（一）日本经验

日本曾面临的问题是政府提供的长期照护有限，且主要由地方政府出资；在有限的筹资下，未通过收入调查认定的贫困老年人仍需全额支付照护费用。随着老年人群长期照护服务需求的缺口日益扩大，政府开始引入长期照护的保险体系，以减轻家庭照护者的负担，并为被保险人群提供卫生保健和福利服务的整合型方案。这一政策以需求评估为基础，照护费用由长期照护服务的使用者（承担10%；且低收入者还可享受支付上限）、保费和税收共同承担。在这一保险体系下，老年人可享受包括基于社区的居家照护在内的一系列丰富的服务内容，同时也可自由选择服务和服务提供者，从而使老年人获得专业长期照护服务的可及性得到显著提高。

（二）荷兰经验

荷兰为老年人群提供的卫生保健和长期照护服务，涵盖对住院患者的长期照护、社会支持和关怀，并通过国家福利制度为缺乏经济来源的老年人提供收入支持。根据荷兰的健康保险法案，所有居民均须参加基本健康保险。基本健康保险涵盖了老年人在日常生活中存在高需求水平的家庭照护服务，包括帮助起床、洗澡、穿衣和提供社区护理等，由主要为非营利性的私人健康保险公司提供。除健康保险外，居民还可选择参加其他自愿性的健康保险，如口腔保健和理疗等。这些自愿性的保险计划已覆盖大部分居民，其中老年人占较高比重。门诊患者的个人照护与护理纳入健康保险体系，并通过税收拨款的形式移交至市级政府提供社区长期照护支持服务。在上述各类计划中，老年人可根据自身的长期照护需求，编制和安排个人预算，并雇佣家庭成员或其他人提供长期照护。荷兰的初级卫生保健探索具有3个显著特征：①实施广覆盖的卫生保健和提供长期照护服务；②通过整合多种不同方案，整体协作式解决老年人群的多样化健康需求；③尊重老年人希望尽可能在家中长期生活的个人意愿。

（三）印度经验

印度是较缺乏正规长期照护服务的国家之一，主要由家庭成员自行承担患阿尔茨海默病的老年患者的照护责任，这往往给家庭带来巨大负担和精神压力，既难以保证老年人获得高质量的照护，又容易使家庭照护者发生健康问题。在印度典型地区（Goa），当地以社区为基础探索初级卫生保健干预，利用现有的当地卫生和人力资源，为阿尔茨海默病患者的家庭成员提供教育和支持。干预措施包括为老年人家属提供阿尔茨海默病的基本信息、患者可能表现的有害行为与应对措施，以及政府服务的获取等。健康教育信息涵盖照护者如何帮助患者完成日常生活、患者出现严重症状后的转诊，以及如何获得小组支持等。通过干预活动的实施，照护者的心理健康水平得到提高，精神压力得到减轻，阿尔茨海默病患者的功能状态也得到改善。这一相对简单而又经济的干预措施在老年人群长期照护资源较有限且基础设施不足的低收入或中等收入国家（地区）具有较好的推广应用价值。

（四）苏格兰经验

苏格兰围绕阿尔茨海默病患者的健康需求，制定了国家阿尔茨海默病策略。该策略包括7项主要目标：①让尽可能多的阿尔茨海默病患者维持较好的生活质量水平，延长在家中的生活时间；②提高社区对阿尔茨海默病患者的支持和包容，从而加强对阿尔茨海默病的认知和减少歧视；③确保诊断及时准确；④在确诊为阿尔茨海默病后，为患者及其家庭提供更好的支持；⑤阿尔茨海默病患者及其家庭和相关照护者均应被视作卫生保健人员的合作伙伴，并赋予他们更多参与照护的机会；⑥在各种场所及环境中均应尊重和保障阿尔茨海默病患者的权利，并给予符合规定的治疗；⑦阿尔茨海默病患者在医疗机构和其他照护机构接受治疗时应得到礼遇和尊重。苏格兰国家阿尔茨海默病策略的核心是确保患者及其照护者享有获得与其他居民同等待遇的权利并获得帮助，从而实现更好的生活及保持与社区、家庭和社会支持网络的长期联系。这一策略同时也是"苏格兰2020卫生保健愿景"的组成部分，帮助包括阿尔茨海默病患者在内的所有人，都能够在家中或类似家庭的环境中实现更好地长期生活。这一愿景的关键是建立卫生保健和社会照护的整合体系，实现支持性的自我管理和提供基于社区的卫生保健服务。在阿尔茨海默病患者及其家属的卫生服务体验、照护和治疗，以及健康相关结局改善方面，初级卫生保健的实践目标包括减少精神药物的使用和促进非药物治疗、制定积极的个性化方案、帮助阿尔茨海默病患者尽可能更好地长期生活等。

四、充分发挥老年人的自身能力

老年人作为社会群体中的特殊人群，具有重要的自我价值与社会价值。充分发挥和利用老年人的自身能力，是实现健康老龄化的重要组成部分。

（一）老年人社团

老年人社团是一类以社区为基础的创新举措，其目的是增强和充分发挥老年人的能力、角色和积极性，促进老年人主动参与社区活动并为社会服务。这一模式的重要性在于增进老年人，尤其是贫困和处于弱势地位的老年人的健康与福祉。社团通过与公共卫生机构的紧密合作，确保社区成员获得应享有的服务，同时倡导和促进服务资源的发展扩大。老年人社团具有多种功能，可开展有助于促进老年人身心健康的广泛活动，如为老年人提供卫生和保健服务、为需要照护的老年人提供社区关怀计划、通过开展社会和文化活动进行灾难准备、促进老年人的社会参与，以及通过各种形式为社区中最需帮助的群体提供社会支持。在促进健康老龄化的过程中，老年人社团组织开展的定期健康体检、健康教育活动和体育锻炼等，在预防和管理慢病方面发挥着巨大作用。在东南亚地区，老年人社团与社区照护服务整合，如从社区中招募和培训家庭照护志愿者，为有需要的老年人提供个人照护服务、支付就诊所需的交通费用、协助获取辅助设备和康复治疗服务等，为照护依赖程度较高的老年人群体提供帮助和支持。某些老年人社团还可动员物资和人力支持，帮助老年人修缮居家环境，并在灾害高风险地区为可能遭遇危险的老年人指派紧急联系人，当出现险情时确保可提供及时的帮助。老年人社团的经验在于通过充分有效利用老年人群的内在资源，动员全社会的力量共同促进健康老龄化。

（二）老年人友好型城市和社区

世界卫生组织全球老年人友好型城市和社区网络（The WHO Global Network of Age-friendly Cities and Communities）始创建于2010年，旨在促进健康积极的老龄化，延长老年人具有独立生活能力的时间，并为老年人提供必要的帮助和照护，消除老年人参与家庭、社区和社会生活的障碍，维护老年人的自主权和尊严，形成对老年人友好和使老年人可安享晚年的场所与环境。这一网络的建立为政府将"老年人友好型城市和社区网络"从理念转变为现实提供支持，并通过促进老年人参与该过程，尽可能提高地区老年人的安康水平。WHO全球老年人友好型城市和社区网络建立在3个要素基础上：①激发（inspiring），即展示这一网络可以做什么及如何做；②联合（connecting），即在世界范围内的城市和社区，促进信息和经验的相互交流；③支持（supporting），即通过提供创新和基于证据的技术指导支持，帮助城市和社区寻找解决问题的办法。至2015年，该网络已覆盖全球28个国家超过250个城市和社区。

老年人友好型城市和社区网络的建设经验表明：①应与包括老年人在内的各个利益相关方及部门开展协作；②对所在城市给予老年人群的关爱程度进行评估，并根据该结果确定优先行动的领域，及以证据为基础、涵盖多领域制订计划和制定政策；③改善城市和社区服务结构，提高服务的可及性以覆盖不同需求与能力水平的老年人群。同时，干预措施需密切结合当地的老年人群实际需求。在美国纽约实施的"老年人道路安全"项目、加拿大温尼伯市实施的"便捷交通"项目、澳大利亚和爱尔兰实施的"男性工棚"项目，在帮助老年人安全行走于特定危险路口或区域、为公共交通不便或无法自驾的老年人提供交通服务、帮助老年人群克服社会隔离和孤独问题等方面，提供了可供借鉴的实践范例。

（三）老年人代际社团与多世代中心

代际社团起源于国际助老会（HelpAge International）在2005—2012年间开展的一系列旨在解决社区老年人群需求的试点项目。在越南典型地区（Thanh Hoa），当地借助老年人代际社团的建立，探索实施越南"老龄化国家行动计划2012—2020"，改善为老年人提供的照护和支持。社团的建立为当地民间社会组织的发展提供了支持，并同时提升了这些组织的能力，使其能够参与社区发展过程并代表社区成员的利益，促进社区老年人群的卫生保健利用、信息与服务的获取等多方面需求得到解决，从而帮助老年人建立和维持各种关系并积极参与社区生活。社团鼓励老年人开展定期体育活动、进行自我照护和体检，提高其对慢病和自我保健的知识与自信心水平，以及提高获取自身权益信息的意识和能力。多世代中心（multigenerational centres）是在互惠关系理念基础上建立形成的另一种常见模式，通过引入专门设施、开展特定活动和课程、设立聚会场所等，创造社会互动的机会以促进各代人之间的联系，打破社会的负面陈旧观念和消除年龄歧视，加强老年人与社会的联系。德国社区多世代中心的探索建立是这一模式的典型范例。通过在年轻人和老年人居住地建立"公共会客厅"，帮助各代人营造轻松愉悦的聚集环境，建立和保持相互联系，并通过互相学习和帮助，使各代人均可从不同的能力、经历和兴趣中获益。多世代中心提供形式多样的服务和活动，例如老年人传授工艺技术或食谱，年轻人指导智能手机和电脑的使用；同时，对有照护依赖的老年人提供照护和教育，帮助他们获得居家服务和进行志愿服务的机会。多世代中心通过充分发挥和利用老年人的知识与经验，为年轻人提供培训、咨询、建立社会关系网络等机会，是老年人实现老有所用、积极回归劳动力市场的重要渠道。多世代中心提供的支持与帮助可覆盖生命历程的各个阶段，尤其是为老年人提供日常生活帮助和与社会（社区）活动参与相关的信息及支持服务，帮助老年人尽可能生活在家中与社区。

（四）老年人志愿者团体

通过建立老年人志愿者团体参与儿童教育、科学研究等一系列活动，有助于社区老年人群内在能力的加强。例如，在美国探索实施的"经验队"项目中，老年志愿者通过参与帮助儿童阅读学习的志愿活动实现自身价值，既丰富了老年人的社交活动，又减少了抑郁症状的出现。在思维能力、肢体协调性、视觉-空间学习能力、问题解决能力等方面，老年志愿者可获得技能培训，进而帮助儿童提高对阅读和发掘好书的兴趣、改善读写能力和提高解决问题的能力；与此同时，儿童在学校的出勤率也得到了提高。这类干预模式同时着眼于老年人群和年幼一代的健康，对老年人及其所在社区具有双赢的社会效益。在老龄化与健康相关的初级卫生保健研究中，通过改变过去将老年人作为被动研究或试验对象的做法，赋予老年人以研究合作者的角色，参与研究的计划、设计和实施全过程，使其经验和知识成为研究的重要组成部分，有助于提高老年人的自信心与积极性，充分发挥和体现了老年人的能力与价值。

五、对我国的启示及慢病应对策略

年龄是我国慢病患病率增长的主要影响因素之一。新中国卫生健康事业发展70年以来，我国疾病谱发生了巨大转变，慢病流行与人口老龄化的叠加效应成为当前的主要问题。我国自1999年起进入"老龄社会"，也是人口老龄化发展速度最快的国家之一。至2018年底我国60岁及以上人口已达2.49亿，占总人口的17.9%；预计至2025年我国老年人口数将达3亿，占总人口的34.8%。老龄化趋势的加剧，也使慢病的防治形势愈加严峻。2014年中国老年社会追踪调查结果显示，我国约3/4的老年人患有慢病。根据世界银行数据预测，到2030年人口老龄化将使我国的慢病负担增长40%。这给我国的养老、医疗等社会保障体系带来压力的同时，也给初级卫生保健下的养老照护、慢病防治等带来了健康管理的新挑战[341-367]。

（一）医养结合理念

在老年慢病患者呈现医疗卫生需求的同时，其对健康养老的需求也逐渐显现，医养结合的理念也随之兴起。2011年国务院颁布《中国老龄事业发展"十二五"规划》（国发〔2011〕28号），为医养结合型养老机构的发展指明了方向。同年，《社会养老服务体系建设规划（2011—2015年）》（国办发〔2011〕60号）鼓励在老年养护机构中内设医疗机构。继2013年《国务院关于加快发展养老服务业的若干意见》（国发〔2013〕35号）提出积极推进医疗卫生和养老服务相结合之后，国家发展改革委等九部委共同发布《关于加快推进健康与养老服务工程建设的通知》（发改投资〔2014〕2091号），要求加快建设包括养老和医养结合服务设施在内的养老服务体系，并正式出现了医养结合的表述。2015年《关于推进医疗卫生与养老服务相结合的指导意见》（国办发〔2015〕84号）提出基本建立"符合国情的医养结合体制机制和政策法规体系"的发展目标，我国医养结合政策步入深化发展阶段。2016年原国家卫计委联合民政部启动国家级医养结合试点工作，颁布了"国家级医养结合试点单位"名单（国卫办家庭函〔2016〕644号、1004号），随后《关于印发"十三五"健康老龄化规划的通知》（国卫家庭发〔2017〕12号）进一步促进了全国多地对医养结合健康服务体系的实践探索。2019年国务院《关于推进养老服务发展的意见》（国办发〔2019〕5号）提出打造"居家为基础、社区为依托、机构为补充、医养相结合"的养老服务体系。同年，国家卫生健康委员会等八部门联合印发的《关于建立完善老年健康服务体系的指导意见》（国卫老龄发〔2019〕61号），明确了以维护老年人健康权益为中心，以满足老年人健康服务需求为导向的老年健康服务体系指导思想；着力构建包括健康教育、预防保健、疾病诊治、康复护理、长期照护、安宁疗护的综合连续、覆盖城乡的老年健康服务体系，努力提高老年人健康水平，实现健康老龄化，建设健康中国。

（二）老龄化背景下的健康管理

围绕疾病诊治、康复保健、慢病管理与健康检查，集"医疗、康复、照护"为一体的整合型照护，逐渐发展成为老龄化背景下新的健康管理思路。这一模式将医疗服务与照护服务有机结合，以老年慢病人群的健康需求为导向，秉承有病治病、无病疗养的原则，由专业人员提供持续性的生活照料、医疗保健和临终关怀服务，实现医疗资源与养老需求的融合。该理念目前已形成4种较为成熟的实施形式。国家卫生健康委资料显示，我国目前已有近4 000家医养结合机构，医疗机构与养老机构签约合作达20 000多对，65岁以上老年人健康管理率超过65%。

1. "养老机构＋医疗服务"模式　在传统的养老机构中配备专业医疗护理团队与设备，在日常照料基础上提供常见慢病的诊疗随访、疾病康复管理等服务，足不出户实现一体化健康管理。

2. "医疗机构＋照护服务"模式　医院整体转型为老年康复院和老年护理院，或开设老年病科或老年康复中心，另聘请日常照护人员，在医疗环境下实现院内的医养结合。

3. "养老机构＋医疗机构"模式　在独立机构之间整合资源，如医疗机构安排医疗人员定期上门或长期派驻医疗人员到养老机构开展医疗保健，实现多部门合作下的健康管理。

4. "社区医养结合"模式　发挥老年人熟悉的社区环境具有的情感支持优势，以社区家庭医生签约服务为基础，依托完善的社区健康档案，引入护工团队等其他社区资源并借助互联网信息平台及区域医联体，提供全面、连续的整合医疗健康管理服务。在社区层面，以老年人群及慢病管理作为初级卫生保健干预的突破口，提供基本医疗服务如门诊咨询、药物管理、全科医生技术指导、双向转诊、家庭病床服务等，以及基本公共卫生服务如定期随访、健康评估、健康教育、康复指导、远程健康监测等，有效实现基层医防融合。

（三）存在的挑战

慢病的快速增长和持续的人口老龄化，是当前面临的基本国情和严峻挑战；同时，城乡及区域间的发展不平衡问题仍日益突出。在农村与非一线城市地区，医疗卫生与养老资源紧缺、信息化建设缺乏根基，围绕慢病医养结合与健康管理的支持环境尚未完全形成；加之部分试点项目因政府部门协作机制尚未健全，缺乏持续性，且覆盖面有限。在一线城市地区，面对老年人口数量持续上升带来的压力，慢病防治的重心往往偏向既患人群的治疗，对高风险及一般人群的预防资源投入相对有限。同时，慢病防治的基层人力资源不足，"全科医学"服务理念薄弱，团队分工协作机制也尚在探索中。在老龄化人群的慢病健康管理方面，医养结合服务机构的可持续发展模式尚未充分构建，且行业标准及服务项目尚不明确，如服务对象的选择标准不清晰易造成资源浪费；或服务对象的健康状况复杂超出医务人员的服务能力，进而因健康管理需求无法得到满足而带来负面反馈。在信息化建设方面，不同部门间的数据库资源难以实现共享和充分利用，且缺乏公共卫生与基本医疗的整合绩效考核平台；包括老年慢病人群在内的健康管理信息普遍存在"孤岛现象"；现有的电子健康档案、随访记录、年度体检和历史就诊信息数据等未能为健康管理的服务优化与改善提供循证支持。

（四）应对思路与建议

1. 完善行业规范与指南　应围绕人口老龄化及慢病防治需求，参考国际经验制定具体、实际、有可操作性的行业规范与实施指南，减少老龄化带来的负面效应。在"健康中国2030"倡导将健康融入所有政策，全方位、全周期保障人民健康的背景下，落实政府各职能部门权责划分，建立统筹协作的联动机制。

2. 开发精准化评估工具　以循证医学为基础，开发基于卫生健康与社会照护的服务过程评估工具，充分考虑老年慢病患者的个体情况，如家庭状况、生活自理能力、既往史等，实现健康管理与养老服务的精准化与全覆盖，并基于阶段性评估结果，为绩效激励的实施提供科学客观的依据。

3. 加强学科与人才建设　慢病综合防控战略的重点在于社区卫生服务质量的提升。立足全科医学开展多样化、多层次、多学科的初级卫生保健立体干预是慢病防治的发展趋势。在加强学历教育的同时，一方面可通过继续教育缓解人才短缺问题，另一方面应从中长期角度，建立及完善成熟的技能培训和在职进修体系，并充分发挥省市各类基层卫生学会等行业组织在学科建设及初级卫生保健人才培养中的积极作用。

4. 健全医疗与社会保障　确保政府资金投入，加固慢病防治的体系根基。在服务主体层面，应给予及落实政策、资金、设备等扶持，促进医养结合转型与健康管理服务升级。在服务对象层面，应扩大医保覆盖面及提高保障水平，将养老服务纳入社会保障体系，如增加纳入医保定点的养老机构数量、实现跨区养老的医保异地结算等。

5. 提升服务信息化水平　结合"互联网+"等新兴科技创新成果，推进区域卫生与健康信息共享平台的建设，打破"信息孤岛"现象，借助"全方位、多层次、立体式"慢病干预网络实现健康管理与智慧养老，并着力帮扶偏远地区基层医疗卫生机构提升信息基础建设水平。

（五）健康老龄化的初级卫生保健展望

新中国卫生健康事业发展70年间，我国慢病的防控体系逐渐建设形成，在促进积极的健康老龄化趋势下应运而生的医养结合服务模式，积累了丰富的探索与创新经验。《"健康中国2030"规划纲要》《"十三五"健康老龄化规划》《关于建立完善老年健康服务体系的指导意见》等推进全民健康的政策和举措陆续实施，强化慢病防控体系、促进健康老龄化仍将是我国当前及中远期内的社会发展目标。《中华人民共和国基本医疗卫生与健康促进法》规定，国务院和省、自治区、直辖市人民政府应当将老年人健康管理和常见病预防等纳入基本公共卫生服务项目；国家制订并实施老年人健康工作计划，加强重点人群健康服务。结合我国的初级卫生保健发展经验及已取得的成就，我国有望在多个方面形成独具特色的亮点。在"互联网+"与慢病防治的深度创新融合方面，依托大数据、人工智能等现代信息化科技成果打破机构与行业壁垒，构建"互联网+"社区健康管理的整合型服务体系，在人群健康层面实现智慧医疗与智慧养老。在医疗保障体系与社会协作机制的协同发展方面，通过民政、社保、教育等多部门的分工配合，构建立体、交叉的协作运行网络，实现社区医疗卫生与养老服务资源有效衔接和有序共享。在大健康产业的蓬勃发展背景下，通过政府主导和社会资本的市场引导，探索慢病管理及养老模式的多元形式，夯实全科医学的初级卫生保健根基，实现"健康中国"建设的宏伟蓝图。

附录

1~7

附录1　个人基本信息表

编号：□□□-□□□□□　　　　　　　　　　　　　　　身份证号：

姓名		性别		1 男□　2 女□ 3 未知的性别□ 4 未说明的性别□	出生日期	□□□□ □□ □□
联系人姓名		联系人电话			本人电话	
民族	1 汉族　2 少数民族　　　　　　　　　　　□				常住类型	1户籍　2非户籍□
血型	1 A 型　2 B 型　3 O 型　4 AB 型　5 不详 / RH：1阳性　2阴性　3不详　　　□/□					
文化程度	1 研究生　　　3 大学专科和专科学校　5 技工学校　　7 初中　　9 文盲或半文盲 2 大学本科　4 中等专业学校　　　　6 高中　　8 小学　　10 不详　　　　□					
职业	1 国家机关、党群组织、企业、事业单位负责人　6生产、运输设备操作人员及有关人员 2 专业技术人员　　　　　　　　　　　　　　7 军人 3 办事人员和有关人员　　　　　　　　　　　8 不便分类的其他从业人员 4 商业、服务业人员　　　　　　　　　　　　9 无职业　　　　　　　　　　　□ 5 农、林、牧、渔、水利业生产人员					
婚姻状况	1 未婚　2 已婚　3 丧偶　4 离婚　5 未说明的婚姻状况　　　　　　□					
医疗费用 支付方式	1 城镇职工基本医疗保险　3 新型农村合作医疗　5 商业医疗保险　7 全自费 2 城镇居民基本医疗保险　4 贫困救助　　　　　6 全公费　　　　8 其他_____□/□/□					
暴露史	1 无　2 化学品　3 毒物　4 射线　　　　　　　　　　　□/□/□					
药物过敏史	1 无　2 青霉素　3 磺胺　4 链霉素　5 其他　　　　　　□/□/□/□					

既往史	疾病		外伤	输血	手术
	1 无　　　　　　　　8 严重精神障碍 2 高血压　　　　　　9 结核病 3 糖尿病　　　　　　10 肝炎 4 冠心病　　　　　　11 其他法定传染病 5 慢性阻塞性肺疾病　12 职业病 6 恶性肿瘤　　　　　13 其他 7 脑卒中 □　　确诊时间　　年　月 □　　确诊时间　　年　月 □　　确诊时间　　年　月 □　　确诊时间　　年　月 □　　确诊时间　　年　月		1 无 2 有： 名称①_____ 　时间_____ 名称②_____ 　时间_____ 　　　□	1 无 2 有： 名称①_____ 　时间_____ 名称②_____ 　时间_____ 　　　□	1 无 2 有： 名称①_____ 　时间_____ 名称②_____ 　时间_____ 　　　□

家族史	1 无　2 高血压　3 糖尿病　4 冠心病　5 慢性阻塞性肺疾病　6 恶性肿瘤　7 脑卒中　8 严重精神障碍　9 结核病　10 肝炎　11 先天畸形　12 其他____	父亲 □/□/□/ □/□/□	母亲 □/□/□/ □/□/□	子女 □/□/□/ □/□/□	兄弟姐妹 □/□/□/ □/□/□

遗传病史	1 无　2 有，疾病名称　　　　　　　　　　　□				
残疾情况	1 无　2 视力　3 听力　4 言语　5 肢体　6 智力　7 精神　8 其他　□/□/□/□/□				

生活环境	厨房排风设施	燃料类型	饮水	厕所	禽畜栏
	1 无 2 油烟机 3 换气扇 4 烟囱　　□	1 液化气 2 煤 3 天然气 4 沼气 5 柴火 6 其他　　□	1 自来水 2 经净化过滤的水 3 井水 4 河湖水 5 塘水 6 其他　　□	1 卫生厕所 2 一格或两格粪池式 3 马桶 4 露天粪坑 5 简易棚厕□	1 无 2 单设 3 室内 4 室外　□

填表说明：

（1）个人基本信息表用于居民首次建立健康档案时填写。如果居民的个人信息有所变动，可在原条目处修改，并注明修改时间或重新填写。若失访，在空白处写明失访原因；若死亡，写明死亡日期和死亡原因；若迁出，记录迁往地点基本情况、档案交接记录。

（2）性别：按照国标分为男、女、未知的性别及未说明的性别。

（3）出生日期：根据居民身份证的出生日期，按照年（4位）、月（2位）、日（2位）顺序填写，如19490101。

（4）工作单位：应填写目前所在工作单位的全称。离退休者填写最后工作单位的全称；下岗待业或无工作经历者需具体注明。

（5）联系人姓名：填写与建档对象关系紧密的亲友姓名。

（6）民族：少数民族应填写全称，如彝族、回族等。

（7）血型：在前一个"□"内填写与ABO血型对应编号的数字；在后一个"□"内填写与"RH"血型对应编号的数字。

（8）文化程度：指截至建档时间，接受国内外教育所取得的最高学历或现有水平所相当的学历。

（9）药物过敏史：表中药物过敏主要列出青霉素、磺胺或者链霉素过敏，如有其他药物过敏，请在其他栏中写明名称。

（10）既往史：

①疾病：填写现在和过去曾经患过的某种疾病，包括建档时还未治愈的慢病或某些反复发作的疾病，并写明确诊时间，如有恶性肿瘤，请写明具体的部位或疾病名称，如有职业病，请填写具体名称。对于经医疗单位明确诊断的疾病都应以一级及以上医院的正式诊断为依据，有病史卡的以卡上的疾病名称为准，没有病史卡的应有证据证明是经过医院明确诊断的。可以多选。②手术：填写曾经接受过的手术治疗。如有，应填写具体手术名称和手术时间。③外伤：填写曾经发生的后果比较严重的外伤经历。如有，应填写具体外伤名称和发生时间。④输血：填写曾经接受过的输血情况。如有，应填写具体输血原因和发生时间。

（11）家族史：指直系亲属（父亲、母亲、兄弟姐妹、子女）中是否患过所列出的具有遗传性或遗传倾向的疾病或症状。有则选择具体疾病名称对应编号的数字，可以多选。没有列出的请在"其他"中写明。

（12）生活环境：农村地区在建立居民健康档案时可根据实际情况选填此项。

资料来源：《国家基本公共卫生服务规范（第三版）》（国卫基层发〔2017〕13号）

附录2 健康体检评估表

编号：□□□－□□□□□

姓名：

体检日期	年 月 日			责任医生	

第一部分 症状、一般情况、生活方式					

| 症状 | 1 无症状
2 头痛
3 头晕
4 心悸
5 胸闷 | 6 胸痛
7 慢性咳嗽
8 咳痰
9 呼吸困难
10 多饮 | 11 多尿
12 体重下降
13 乏力
14 关节肿痛
15 视力模糊 | 16 手脚麻木
17 尿急
18 尿痛
19 便秘
20 腹泻 | 21 恶心呕吐
22 眼花
23 耳鸣
24 乳房胀痛
25 其他_____ |
| | | | | | □/□/□/□/□/□/□/□/□ |

一般情况	体温		℃	脉率		次/分钟		
	呼吸频率			次/分钟	血压	左侧		/ mmHg
	腰围			cm		右侧		/ mmHg
	身高		cm	体重		kg	体质指数（BMI）	kg/m²
	老年人健康状态 自我评估*	老年人生活自理能力 自我评估*		老年人认知功能*		老年人情感状态*		
	1 满意 2 基本满意 3 说不清楚 4 不太满意 5 不满意　□	1 可自理（0~3分） 2 轻度依赖（4~8分） 3 中度依赖（9~18分） 4 不能自理（≥19分）　□		1 粗筛阴性 2 粗筛阳性，简易智力状态检查 总分____		1 粗筛阴性 2 粗筛阳性，老年人抑郁评分检查 总分____		□

生活方式	体育锻炼				吸烟情况			
	锻炼频率	锻炼方式	每次锻炼时间	坚持锻炼时间	吸烟状况	日吸烟量	开始吸烟年龄	戒烟年龄
	1 每天 2 每周≥1次 3 偶尔 4 不锻炼　□		分钟	年	1 从不吸烟 2 已戒烟 3 吸烟　□	平均____支	岁	岁
	饮酒情况						饮食习惯	
	是否戒酒	饮酒频率	日饮酒量： 平均____两	近一年内是否曾醉酒		饮酒种类	1 荤素均衡　□ 2 荤食为主　□ 3 素食为主　□ 4 嗜盐　□ 5 嗜油　□ 6 嗜糖　□	
	1 未戒酒 2 已戒酒，戒酒年龄：___岁　□	1 从不 2 偶尔 3 经常 4 每天　□	开始饮酒年龄：_____岁	1 是 2 否　□		1 白酒　□ 2 啤酒　□ 3 红酒　□ 4 黄酒　□ 5 其他____□		
	职业病危害因素接触史							
	1 无　2 有（工种_____从业时间_____年）							□
	毒物种类　粉尘_____　防护措施　1 无　2 有____							□
	放射物质_____　防护措施　1 无　2 有____							□
	物理因素_____　防护措施　1 无　2 有____							□
	化学物质_____　防护措施　1 无　2 有____							□
	其他_____　防护措施　1 无　2 有____							□

第二部分	脏器功能、查体		

	口唇	齿列	咽部
脏器功能	1 红润 2 苍白 3 发绀 4 皲裂 5 疱疹　　　□	1 正常 2 缺齿 ＋ 3 龋齿 ＋ 4 义齿（假牙）＋ 　　　□/□/□	1 无充血 2 充血 3 淋巴滤泡增生　　□

	视力	听力	运动功能
	左眼_____ 右眼_____ （矫正视力： 左眼_____ 右眼_____）	1 听见 2 听不清或无法听见　　□	1 可顺利完成 2 无法独立完成任何一个动作　□

	肺			心脏		
	桶状胸	呼吸音	啰音	心率	心律	杂音
	1 否 2 是　□	1 正常 2 异常_____ □	1 无　　3 湿啰音 2 干罗音 4 其他_____ □	_____次/分钟	1 齐 2 不齐 3 绝对不齐 □	1 无 2 有___ □
	眼底*	巩膜	淋巴结	皮肤		
查体	1 正常 2 异常_____ □	1 正常 2 黄染 3 充血 4 其他_____ □	1 未触及 2 锁骨上 3 腋窝 4 其他_____ □	1 正常　　5 黄染 2 潮红　　6 色素沉着 3 苍白　　7 其他___ 4 发绀　　　　　□		
	下肢水肿	足背动脉搏动*	肛门指检*	乳腺*		
	1 无 2 单侧 3 双侧不对称 4 双侧对称　□	1 未触及 2 触及双侧对称 3 触及左侧弱或消失 4 触及右侧弱或消失 □	1 未及异常 2 触痛 3 包块 4 前列腺异常 5 其他_____ □	1 未见异常 2 乳房切除 3 异常泌乳 4 乳腺包块 5 其他_____ □/□/□/		

腹部				
压痛	包块	肝大	脾大	移动性浊音
1 无 2 有_____ □	1 无 2 有_____ □	1 无 2 有_____ □	1 无 2 有_____ □	1 无 2 有_____ □

妇科*				
外阴	阴道	宫颈	宫体	附件
1 未见异常 2 异常　　□	1 未见异常 2 异常　　□	1 未见异常 2 异常　　□	1 未见异常 2 异常　　□	1 未见异常 2 异常　　□

其他*

续表

第三部分	辅助检查、住院治疗情况				
辅助检查	空腹血糖*	尿微量白蛋白*	糖化血红蛋白*	血常规*	
	______ mmol/L 或______ mg/dL	______mg/dL	______%	白细胞______$\times10^9$/L 血小板______$\times10^9$/L 血红蛋白______g/L 其他______	
	尿常规*	肝功能*		肾功能*	
	尿糖______ 尿蛋白______ 尿酮体______ 尿潜血______ 其他______	白蛋白______g/L 总胆红素______μmol/L 结合胆红素______μmol/L 血清谷丙转氨酶______U/L 血清谷草转氨酶______U/L		血尿素氮______mmol/L 血清肌酐______μmol/L 血钾浓度______mmol/L 血钠浓度______mmol/L	
	血脂*		心电图*	大便潜血*	胸部X线片*
	总胆固醇 ______mmol/L 甘油三酯 ______mmol/L 血清低密度脂蛋白胆固醇 ______mmol/L 血清高密度脂蛋白胆固醇 ______mmol/L		1 正常 2 异常 ______ □	1 阴性 2 阳性 □	1 正常 2 异常 ______ □
	乙型肝炎表面抗原*	B超*		宫颈涂片*	其他*
		腹部B超	其他		
	1 阴性 2 阳性 □	1 正常 2 异常 ______ □	1 正常 2 异常 ______ □	1 正常 2 异常 ______ □	
住院治疗情况	住院史				
	入/出院日期		原因	医疗机构名称	病案号
	/				
	/				
	/				
	家庭病床史				
	建/撤床日期		原因	医疗机构名称	病案号
	/				
	/				
	/				

续表

第四部分	现有主要健康问题、主要用药情况、健康评价、健康指导

	脑血管疾病	肾脏疾病
现有主要健康问题	1 未发现　　　4 蛛网膜下腔出血 2 缺血性卒中　5 短暂性脑缺血发作 3 脑出血　　　6 其他_____ □/□/□/□/□	1 未发现　　　　4 急性肾炎 2 糖尿病肾病　　5 慢性肾炎 3 肾功能衰竭　　6 其他_____ □/□/□/□/□
	心脏疾病	眼部疾病
	1 未发现　　　　　5 充血性心力衰竭 2 心肌梗死　　　　6 心前区疼痛 3 心绞痛　　　　　7 其他_____ 4 冠状动脉血运重建　□/□/□/□/□/□	1 未发现　　　　　4 白内障 2 视网膜出血或渗出　5 其他_____ 3 视盘水肿　　　　　□/□/□/□

	血管疾病	神经系统疾病	其他系统疾病
	1 未发现 2 夹层动脉瘤 3 动脉闭塞性疾病 4 其他_____　□/□/□	1 未发现 2 有_____ 　　　　　　□	1 未发现 2 有_____ 　　　　　　□

	药物名称	用法	用量	用药时间	服药依从性 1 规律　2 间断　3 不服药
主要用药情况	1				
	2				
	3				
	4				
	5				
	6				

健康评价	1 体检无异常　　　　　　　　　　　　　　　　　　　　　　　　□ 2 有异常： 　　1 _____　　　　3 _____ 　　2 _____　　　　4 _____

健康指导	危险因素控制： 1 戒烟　　　　　5 减重（目标体重为_____ kg） 2 健康饮酒　　　6 建议接种疫苗_____ 3 饮食　　　　　7 其他_____ 4 锻炼　　　　　　　　　　　　　　□/□/□/□/□/□/□
	评估建议： 　1 纳入慢病患者健康管理 　2 建议复查 　3 建议转诊　　　　　　　　　　　　　　　　　　□/□/□

填表说明：

（1）本表用于老年人、高血压、2型糖尿病和严重精神障碍患者等的年度健康检查。一般居民的健康检查可参考使用，肺结核患者、孕产妇和0～6岁儿童无须填写该表。

（2）表中带有*号的项目，在为一般居民建立健康档案时不作为免费检查项目，不同重点人群的免费检查项目按照各专项服务规范的具体说明和要求执行。对于不同的人群，完整的健康体检表指按照相应服务规范要求做完相关检查并记录的表格。

（3）一般状况。

体质指数（BMI）＝体重（kg）÷身高的平方（m²）。

老年人生活自理能力评估：65岁及以上老年人需填写此项，详见老年人健康管理服务规范附件。

老年人认知功能粗筛方法：告诉被检查者"我将要说3件物品的名称（如铅笔、卡车、书），请您立刻重复"；1 min后请其再次重复。如被检查者无法立即重复，或1 min后无法完整回忆3件物品名称为粗筛阳性，需进一步行"简易智力状态检查量表"检查。

老年人情感状态粗筛方法：询问被检查者"你经常感到伤心或抑郁吗"或"你的情绪怎么样"。如回答"是"或"我想不是十分好"，为粗筛阳性，需进一步行"老年抑郁量表"检查。

（4）生活方式。

体育锻炼：指主动锻炼，即有意识地为强体健身而进行的活动。不包括因工作或其他需要而必需进行的活动，如为上班骑自行车、做强体力工作等。锻炼方式填写最常采用的具体锻炼方式。

吸烟情况："从不吸烟者"不必填写"日吸烟量""开始吸烟年龄""戒烟年龄"等，已戒烟者填写戒烟前相关情况。

饮酒情况："从不饮酒者"不必填写其他有关饮酒情况项目，已戒酒者填写戒酒前相关情况，"日饮酒量"折合成白酒量（啤酒/10=白酒量，红酒/4=白酒量，黄酒/5=白酒量）。

职业病危险因素接触史：指因患者职业原因造成的粉尘、放射物质、物理因素、化学物质的接触情况。如有，需填写具体粉尘、放射物质、物理因素、化学物质的名称或填不详。

（5）脏器功能。

视力：填写采用对数视力表测量后的具体数值（5分记录），对佩戴眼镜者，可戴其平时所用眼镜测量矫正视力。

听力：在被检查者耳旁轻声耳语"你叫什么名字"（注意检查时检查者的脸应在被检查者视线之外），判断被检查者听力状况。

运动功能：请被检查者完成以下动作，"两手摸后脑勺""捡起这支笔""从椅子上站起，走几步，转身，坐下"，判断被检查者运动功能。

（6）查体。

如有异常请在横线上具体说明，如可触及的淋巴结部位、个数；心脏杂音描述；肝脾肋下触诊大小等。建议有条件的地区开展眼底检查，特别是针对高血压或糖尿病患者。

①眼底：异常结果需具体记录描述。②足背动脉搏动：糖尿病患者必须进行此项检查。③乳腺：检查外观有无异常，有无异常泌乳及包块。④外阴：记录发育情况及婚产式（未婚、已婚未产或经产式），如有异常情况请具体描述。⑤阴道：记录是否通畅，黏膜情况，分泌物量、色、性状及有无异味等。⑥宫颈：记录大小、质地、有无糜烂、撕裂、息肉、腺囊肿；有无接触性出血、举痛等。⑦宫体：记录位置、大小、质地、活动度、有无压痛等。⑧附件：记录有无块物、增厚或压痛；若扪及肿块，记录其位置、大小、质地；表面光滑与否、活动度、有无压痛，以及与子宫及盆壁关系。左右两侧分别记录。

（7）辅助检查

该项目根据各地实际情况及不同人群情况，有选择地开展。老年人，高血压、2型糖尿病和严重精神障碍患者的免费辅助检查项目按照各项规范要求执行。

尿常规中的"尿蛋白、尿糖、尿酮体、尿潜血"可以填写定性检查结果，阴性填"—"，阳性根据检查结果填写"＋""＋＋""＋＋＋"或"＋＋＋＋"，也可以填写定量检查结果，定量结果需写明计量单位。

大便潜血、肝功能、肾功能、胸部X线片、B超检查结果若有异常，请具体描述异常结果。其中B超写明检查的部位。65岁及以上老年人腹部B超为免费检查项目。

其他：表中列出的检查项目以外的辅助检查结果填写在"其他"一栏。

（8）住院治疗情况：指最近1年内的住院治疗情况。应逐项填写。日期填写年月，年份应写4位。如因慢病急性发作或加重而住院/家庭病床，请特别说明。医疗机构名称应写全称。

（9）现有主要健康问题：指曾经出现或一直存在，并影响目前身体健康状况的疾病。可以多选。若有高血压、糖尿病等现患疾病或者新增的疾病需同时填写在个人基本信息表既往史一栏。

（10）主要用药情况：对长期服药的慢病患者了解其最近1年内的主要用药情况，西药填写化学名及商品名，中药填写药品名称或中药汤剂，用法、用量按医嘱填写，用法指给药途径，如口服、皮下注射等。用量指用药频次和剂量，如：每日三次，每次5 mg等。用药时间指在此时间段内一共服用此药的时间，单位为年、月或天。服药依从性是指对此药的依从情况，"规律"为按医嘱服药，"间断"为未按医嘱服药，频次或数量不足，"不服药"即为医生开了处方，但患者未使用此药。

（11）非免疫规划预防接种史：填写最近1年内接种的疫苗的名称、接种日期和接种机构。

（12）健康评价：无异常是指无新发疾病或原有疾病控制良好无加重或进展，否则为有异常，填写具体异常情况，包括高血压、糖尿病、生活能力、情感筛查等身体和心理的异常情况。

（13）健康指导：纳入慢病患者健康管理是指高血压、糖尿病、严重精神障碍患者等重点人群定期随访和健康体检。减重的目标是指根据居民或患者的具体情况，制定下次体检之前需要减重的目标值。

资料来源：《国家基本公共卫生服务规范（第三版）》（国卫基层发〔2017〕13号）

附录3 高血压患者随访评估表

编号：□□□-□□□□□ 　　　　　　　　　　　　　　　　姓名：

随访日期		年　月　日	年　月　日	年　月　日	年　月　日
随访方式		1门诊随访 2家庭随访 3电话随访　□	1门诊随访 2家庭随访 3电话随访　□	1门诊随访 2家庭随访 3电话随访　□	1门诊随访 2家庭随访 3电话随访　□
体征	血压/mmHg				
	体重/kg	/	/	/	/
	体质指数 （BMI）/kg·m⁻²	/	/	/	/
	心率/次·分钟⁻¹				
	其他				
症状		1 无症状　　4 眼花耳鸣　　7 鼻衄出血不止 2 头痛头晕　5 呼吸困难　　8 四肢发麻 3 恶心呕吐　6 心悸胸闷　　9 下肢水肿			
		□/□/□/□/□/□/□ 其他：	□/□/□/□/□/□/□ 其他：	□/□/□/□/□/□/□ 其他：	□/□/□/□/□/□/□ 其他：
生活方式指导	日吸烟量/支	/	/	/	/
	日饮酒量/两	/	/	/	/
	运动	次/周　　分钟/次 次/周　　分钟/次	次/周　　分钟/次 次/周　　分钟/次	次/周　　分钟/次 次/周　　分钟/次	次/周　　分钟/次 次/周　　分钟/次
	摄盐情况 （咸淡）	轻、中、重/ 轻、中、重	轻、中、重/ 轻、中、重	轻、中、重/ 轻、中、重	轻、中、重/ 轻、中、重
	心理调整	1良好 2一般 3差　　□	1良好 2一般 3差　　□	1良好 2一般 3差　　□	1良好 2一般 3差　　□
	遵医行为	1良好 2一般 3差　　□	1良好 2一般 3差　　□	1良好 2一般 3差　　□	1良好 2一般 3差　　□
用药情况	药物名称1				
	用法用量	每日　次，每次	每日　次，每次	每日　次，每次	每日　次，每次
	药物名称2				
	用法用量	每日　次，每次	每日　次，每次	每日　次，每次	每日　次，每次
	药物名称3				
	用法用量	每日　次，每次	每日　次，每次	每日　次，每次	每日　次，每次
	其他药物				
	用法用量	每日　次，每次	每日　次，每次	每日　次，每次	每日　次，每次
辅助检查*					
服药依从性		1规律 2间断 3不服药　□	1规律 2间断 3不服药　□	1规律 2间断 3不服药　□	1规律 2间断 3不服药　□

续表

药物不良反应	1无 2有____□	1无 2有____□	1无 2有____□	1无 2有____□
此次随访分类	1 控制满意 2 控制不满意 3 不良反应 4 并发症 □	1 控制满意 2 控制不满意 3 不良反应 4 并发症 □	1 控制满意 2 控制不满意 3 不良反应 4 并发症 □	1 控制满意 2 控制不满意 3 不良反应 4 并发症 □
转诊 原因				
机构及科别				
下次随访日期				
随访医生签名				

填表说明：

（1）本表为高血压患者在接受随访服务时由医生填写。每年的健康体检后填写健康体检表。若失访，在随访日期处写明失访原因；若死亡，写明死亡日期和死亡原因。

（2）体征：体质指数（BMI）=体重（kg）/身高的平方（m²），体重和体质指数斜线前填写目前情况，斜线后填写下次随访时应达到的目标。对于超重或肥胖的高血压患者，要求每次随访时测量体重并指导患者控制体重；正常体重人群可每年测量一次体重及体质指数。如有其他阳性体征，请填写"其他"一栏。

（3）生活方式指导：在询问生活方式时，同时进行生活方式指导，与患者共同制定下次随访目标。

①日吸烟量：斜线前填写目前吸烟量，不吸烟填"0"，吸烟者写出每天的吸烟量"××支"，斜线后填写吸烟者下次随访目标吸烟量"××支"。②日饮酒量：斜线前填写目前饮酒量，每天饮酒量相当于白酒"××两"，斜线后填写饮酒者下次随访目标饮酒量相当于白酒"××两"（啤酒/10=白酒量，红酒/4=白酒量，黄酒/5=白酒量）；不饮酒填"0"。③运动：填写每周几次，每次多少分钟。即"××次／周，××分钟／次"。横线上填写目前情况，横线下填写下次随访时应达到的目标。④摄盐情况：斜线前填写目前摄盐的咸淡情况。根据患者饮食的摄盐情况，按咸淡程度在列出的"轻、中、重"之一上划"√"分类，斜线后填写患者下次随访目标摄盐情况。⑤心理调整：根据医生印象选择对应的选项。⑥遵医行为：指患者是否遵照医生的指导去改善生活方式。

（4）辅助检查：记录患者上次随访到这次随访之间在各医疗机构进行的辅助检查结果。

（5）服药依从性："规律"为按医嘱服药，"间断"为未按医嘱服药，频次或数量不足，"不服药"即为医生开了处方，但患者未使用此药。

（6）药物不良反应：如果服用降压药物有明显的药物不良反应，具体描述哪种药物，何种不良反应。

（7）此次随访分类：根据此次随访的分类结果，由随访医生在4种分类结果中选择一项在"□"中填上相应数字。"控制满意"指血压控制满意，无其他异常；"控制不满意"指血压控制不满意，无其他异常；"不良反应"指存在药物不良反应；"并发症"指出现新的并发症或并发症出现异常。如果患者同时并存几种情况，填写最严重的一种情况，同时结合上次随访情况确定患者下次随访时间，并告知患者。

（8）用药情况：根据患者整体情况，为患者开具处方，并填写在表格中，写明用法、用量。同时记录其他医疗卫生机构为其开具的处方药。

（9）转诊：如果转诊要写明转诊的医疗机构及科室类别，如××市人民医院心内科，并在原因一栏写明转诊原因。

（10）下次随访日期：根据患者此次随访分类，确定下次随访日期，并告知患者。

（11）随访医生签名：随访完毕，核查无误后随访医生签署其姓名。

资料来源：《国家基本公共卫生服务规范（第三版）》（国卫基层发〔2017〕13号）

附录4　2型糖尿病患者随访评估表

编号：□□□-□□□□□　　　　　　　　　　　　　　　　　　　　姓名：

	随访日期	年　月　日	年　月　日	年　月　日	年　月　日
体征	方式	1 门诊随访 2 家庭随访 3 电话随访　□	1 门诊随访 2 家庭随访 3 电话随访　□	1 门诊随访 2 家庭随访 3 电话随访　□	1 门诊随访 2 家庭随访 3 电话随访　□
	血压/mmHg				
	体重/kg	/	/	/	/
	体质指数/ kg·m⁻²	/	/	/	/
	足背 动脉 搏动	1 触及正常 2 减弱 （双侧　左侧　右侧） 3 消失 （双侧　左侧　右侧） □	1 触及正常 2 减弱 （双侧　左侧　右侧） 3 消失 （双侧　左侧　右侧） □	1 触及正常 2 减弱 （双侧　左侧　右侧） 3 消失 （双侧　左侧　右侧） □	1 触及正常 2 减弱 （双侧　左侧　右侧） 3 消失 （双侧　左侧　右侧） □
	其他				
	症　状	1 无症状　　3 多食　　　5 视力模糊　　7 手脚麻木　　9 体重明显下降 2 多饮　　　4 多尿　　　6 感染　　　8 下肢浮肿			
		□/□/□/□/□ 其他：	□/□/□/□/□ 其他：	□/□/□/□/□ 其他：	□/□/□/□/□ 其他：
生活方式指导	日吸烟量/支	/	/	/	/
	日饮酒量/两	/	/	/	/
	运动	次/周　　分钟/次 次/周　　分钟/次	次/周　　分钟/次 次/周　　分钟/次	次/周　　分钟/次 次/周　　分钟/次	次/周　　分钟/次 次/周　　分钟/次
	主食/ 克·天⁻¹	/	/	/	/
	心理调整	1 良好 2 一般 3 差　□	1 良好 2 一般 3 差　□	1 良好 2 一般 3 差　□	1 良好 2 一般 3 差　□
	遵医行为	1 良好 2 一般 3 差　□	1 良好 2 一般 3 差　□	1 良好 2 一般 3 差　□	1 良好 2 一般 3 差　□
辅助检查	空腹血糖值	mmol/L	mmol/L	mmol/L	mmol/L
	其他检查*	糖化血红蛋白___% 检查日期： _____月_____日 _____ _____	糖化血红蛋白___% 检查日期： _____月_____日 _____ _____	糖化血红蛋白___% 检查日期： _____月_____日 _____ _____	糖化血红蛋白___% 检查日期： _____月_____日 _____ _____

续表

用药情况	药物1				
	用法用量	每日 次，每次	每日 次，每次	每日 次，每次	每日 次，每次
	药物2				
	用法用量	每日 次，每次	每日 次，每次	每日 次，每次	每日 次，每次
	药物3				
	用法用量	每日 次，每次	每日 次，每次	每日 次，每次	每日 次，每次
	胰岛素种类				
	胰岛素用法和用量				
服药依从性		1 规律 2 间断 3 不服药 □	1 规律 2 间断 3 不服药 □	1 规律 2 间断 3 不服药 □	1 规律 2 间断 3 不服药 □
药物不良反应		1无 2有 □	1无 2有 □	1无 2有 □	1无 2有 □
低血糖反应		1 无 2 偶尔 3 频繁 □	1 无 2 偶尔 3 频繁 □	1 无 2 偶尔 3 频繁 □	1 无 2 偶尔 3 频繁 □
此次随访分类		1 控制满意 2 控制不满意 3 不良反应 4 并发症 □	1 控制满意 2 控制不满意 3 不良反应 4 并发症 □	1 控制满意 2 控制不满意 3 不良反应 4 并发症 □	1 控制满意 2 控制不满意 3 不良反应 4 并发症 □
转诊	原因				
	机构及科别				
下次随访日期					
随访医生签名					

填表说明：

（1）本表为2型糖尿病患者在接受随访服务时由医生填写。每年的健康体检后填写健康体检表。若失访，在随访日期处写明失访原因；若死亡，写明死亡日期和死亡原因。

（2）体征：体质指数（BMI）=体重（kg）/身高的平方（m^2），体重和体质指数斜线前填写目前情况，斜线后填写下次随访时应调整到的目标。如果是超重或是肥胖的患者，要求每次随访时测量体重并指导患者控制体重；正常体重人群可每年测量一次体重及体质指数。如有其他阳性体征，请填写在"其他"一栏。

（3）生活方式指导：在询问患者生活方式时，同时对患者进行生活方式指导，与患者共同制定下次随访目标。

日吸烟量：斜线前填写目前吸烟量，不吸烟填"0"，吸烟者写出每天的吸烟量"××支"，斜线后填写吸烟者下次随访目标吸烟量"××支"。

日饮酒量：斜线前填写目前饮酒量，不饮酒填"0"，饮酒者写出每天的饮酒量相当于白酒"××两"，斜线后填写饮酒者下次随访目标饮酒量相当于白酒"××两"（啤酒/10=白酒量，红酒/4=白酒量，黄酒/5=白酒量）。

运动：填写每周几次，每次多少分钟。即"××次／周，××分钟／次"。横线上填写目前情况，横线下填写下次随访时应达到的目标。

主食：根据患者的实际情况估算主食（米饭、面食、饼干等淀粉类食物）的摄入量。为每天各餐的合计量。

心理调整：根据医生印象选择对应的选项。

遵医行为：指患者是否遵照医生的指导去改善生活方式。

（4）辅助检查：为患者进行空腹血糖检查，记录检查结果。若患者在上次随访到此次随访之间到各医疗机构进行过糖化血红蛋白（控制目标为7%，随年龄增长标准可适当放宽）或其他辅助检查，应如实记录。

（5）服药依从性："规律"为按医嘱服药，"间断"为未按医嘱服药，频次或数量不足，"不服药"即为医生开了处方，但患者未使用此药。

（6）药物不良反应：如果患者服用的降糖药物有明显的药物不良反应，具体描述哪种药物，何种不良反应。

（7）低血糖反应：上次随访到此次随访之间患者出现的低血糖反应情况。

（8）此次随访分类：根据此次随访时的分类结果，由责任医生在4种分类结果中选择一项在"□"中填上相应的数字。"控制满意"是指血糖控制满意，无其他异常；"控制不满意"是指血糖控制不满意，无其他异常；"不良反应"是指存在药物不良反应；"并发症"是指出现新的并发症或并发症出现异常。如果患者同时并存几种情况，填写最严重的一种情况，同时结合上次随访情况确定患者下次随访时间，并告知患者。

（9）用药情况：根据患者整体情况，为患者开具处方，并填写在表格中，写明用法、用量。同时，记录其他医疗卫生机构为其开具的处方药。

（10）转诊：如果转诊要写明转诊的医疗机构及科室类别，如××市人民医院内分泌科，并在原因一栏写明转诊原因。

（11）下次随访日期：根据患者此次随访分类，确定下次随访日期，并告知患者。

（12）随访医生签名：随访完毕，核查无误后随访医生签署其姓名。

资料来源：《国家基本公共卫生服务规范（第三版）》（国卫基层发〔2017〕13号）

附录5　中国人群糖尿病风险评分表 [157]

变量	分值	评分指标	
		男性	女性
年龄/岁	0	20～24	20～24
	4	25～34	25～34
	8	35～39	35～39
	11	40～44	40～44
	12	45～49	45～49
	13	50～54	50～54
	15	55～59	55～59
	16	60～64	60～64
	18	65～74	65～74
收缩压/mmHg	0	<110	<110
	1	110～119	110～119
	3	120～129	120～129
	6	130～139	130～139
	7	140～149	140～149
	8	150～159	150～159
	10	≥160	≥160
体质指数/kg·m⁻²	0	<22.0	<22.0
	1	22.0～23.9	22.0～23.9
	3	24.0～29.9	24.0～29.9
	5	≥30.0	≥30.0
腰围/cm	0	<75.0	<70.0
	3	75.0～79.9	70.0～74.9
	5	80.0～84.9	75.0～79.9
	7	85.0～89.9	80.0～84.9
	8	90.0～94.9	85.0～89.9
	10	≥95.0	≥90.0
糖尿病家族史	0	无	无
	6	父母/同胞/子女	父母/同胞/子女
性别	0/2	2	0

注：本表适用于对20～74岁普通人群进行糖尿病风险评估。评分依据源自2007至2008年全国14省、自治区及直辖市的糖尿病流行病学调查数据，评分值的范围为0～51分，总分≥25分者应进行口服葡萄糖耐量试验（OGTT）。

引自：《中国2型糖尿病防治指南（2017年版）》。

附录6 缺血性心血管病（ICVD）10年发病危险评估表[150]

	指标		男性得分
第一步：评分	年龄/岁	35～39	0
		40～44	1
		45～49	2
		50～54	3
		55～59	4
		60岁及以上，每增加5岁	+1
	收缩压/mmHg	<120	−2
		120～129	0
		130～139	1
		140～159	2
		160～179	5
		≥180	8
	总胆固醇/mg·dL^{-1}	<200	0
		≥200	1
	体质指数/kg·m^{-2}	<24	0
		24～27.9	1
		≥28	2
	糖尿病	是	1
	吸烟	是	2
	指标		女性得分
	年龄/岁	35～39	0
		40～44	1
		45～49	2
		50～54	3
		55～59	4
		60岁及以上，每增加5岁	+1
	收缩压/mmHg	<120	−2
		120～129	0
		130～139	1
		140～159	2
		160～179	3
		≥180	4
	总胆固醇/mg·dL^{-1}	<200	0
		≥200	1
	体质指数/kg·m^{-2}	<24	0
		24～27.9	1
		≥28	2
	糖尿病	是	2
	吸烟	是	1
第二步：计算总得分（所有得分相加）			

	总分	10年ICVD绝对危险/%	
		男性	女性
第三步: 查绝对危险	−2	0.3	0.1
	−1	0.3	0.2
	0	0.5	0.2
	1	0.6	0.2
	2	0.8	0.3
	3	1.1	0.5
	4	1.5	1.5
	5	2.1	2.1
	6	2.9	2.9
	7	3.9	3.9
	8	5.4	5.4
	9	7.3	7.3
	10	9.7	9.7
	11	12.8	12.8
	12	16.8	16.8
	13	21.7	21.7
	14	27.7	21.7
	15	35.3	21.7
	16	44.3	21.7
	≥17	≥52.6	21.7

	10年ICVD绝对危险 参考标准/%				
	年龄/岁	男性		女性	
		平均危险	最低危险*	平均危险	最低危险*
第四步: 与参考标准比 较,得相对危险	35 ~ 39	1.0	0.3	0.3	0.1
	40 ~ 44	1.4	0.4	0.4	0.1
	45 ~ 49	1.9	0.5	0.6	0.2
	50 ~ 54	2.6	0.7	0.9	0.3
	55 ~ 59	3.6	1.0	1.4	0.5

注:最低危险是根据收缩压<120 mmHg,体质指数<24 kg/m^2,总胆固醇<140 mg/dL,不吸烟且无糖尿病的同龄人所求得的危险。

引自:《中国心血管病预防指南》。

附录7　严重精神障碍患者随访评估表 [139]

编号：□□□-□□□□□　　　　　　　　　　　　　　　　　　姓名：

随访日期	年　　　月　　　日	
本次随访形式	1 门诊　　2 家庭访　3 电话	□
若失访，原因	1 外出打工　2 迁居他处　3 走失　4 连续三次未到访　5 其他	□
如死亡，日期和原因	死亡日期　　　　年　　　月　　　日	
	死亡原因 1 躯体疾病 （1）传染病和寄生虫病　　　　　（4）脑血管病　　　　　（7）其他疾病 （2）肿瘤　　　　　　　　　　　（5）呼吸系统疾病　　　（8）不详 （3）心脏病　　　　　　　　　　（6）消化系统疾病	□
	2 自杀　　　　　　　4 意外　　　　　　　6 其他 3 他杀　　　　　　　5 精神疾病相关并发症	□
第一部分	危险性评估	
危险性评估	0（0级）　　　　　　　　　　　　3（3级） 1（1级）　　　　　　　　　　　　4（4级） 2（2级）　　　　　　　　　　　　5（5级）	□
目前症状	1 幻觉　　　　　　5 行为怪异　　　　　9 无故外走 2 交流困难　　　　6 兴奋话多　　　　　10 自语自笑 3 猜疑　　　　　　7 伤人毁物　　　　　11 孤僻懒散 4 喜怒无常　　　　8 悲观厌世　　　　　12 其他_____ 　　　　　　　　　　　　　　　□/□/□/□/□/□/□/□/□/□/□/□	
自知力	1 自知力完全　　　2 自知力不全　　　3 自知力缺失	□
睡眠情况	1 良好　　　　　　2 一般　　　　　　3 较差	□
饮食情况	1 良好　　　　　　2 一般　　　　　　3 较差	□

社会功能情况	个人生活料理	家务劳动	生产劳动及工作	学习能力	社会人际交往
	1 良好 2 一般 3 较差 □	1 良好 2 一般 3 较差 □	1 良好 2 一般 3 较差 9 此项不适用　□	1 良好 2 一般 3 较差 □	1 良好 2 一般 3 较差 □

危险行为	1 轻度滋事 _____ 次　　　　　5 自伤 _____ 次 2 肇事 _____ 次　　　　　　　6 自杀未遂 _____ 次 3 肇祸 _____ 次　　　　　　　7 无 4 其他危害行为_____ 次	□

两次随访期间	关锁情况	住院情况	
	1 无关锁 2 关锁 3 关锁已解除 　　　　　　　　□	0 未住院 1 目前正在住院 2 曾住院，现未住院 末次出院时间 ____年____月____日	□

第二部分	实验室检查与治疗			
实验室检查	1 无　　2 有_____			☐
用药依从性	1 按医嘱规律用药　2 间断用药　3 不用药　4 医嘱无需用药			☐
药物不良反应	1 无　　2 有_____　　　　9 不适用			☐
治疗效果	1 痊愈　2 好转　3 无变化　4 加重　9 不适用			☐
是否转诊	1 否　　2 是，转诊至机构及科室：_____ 转诊原因：_____			☐
用药情况	药物	用法	剂量	
	1	每日（月）　　　次	每次　　　mg	
	2	每日（月）　　　次	每次　　　mg	
	3	每日（月）　　　次	每次　　　mg	
用药指导	药物	用法	剂量	
	1	每日（月）　　　次	每次　　　mg	
	2	每日（月）　　　次	每次　　　mg	
	3	每日（月）　　　次	每次　　　mg	
康复措施	1 生活劳动能力　　　3 学习能力　　　　5 其他_____ 2 职业训练　　　　　4 社会交往			☐/☐/☐/☐
本次随访分类	1 不稳定　2 基本稳定　3 稳定			☐
下次随访日期	年　　　月　　　日			
随访医生签名				

填表说明：

（1）目前症状：填写从上次随访到本次随访期间发生的情况。

（2）自知力：是患者对其自身精神状态的认识能力。自知力完全：患者精神症状消失，真正认识到自己有病，能透彻认识到哪些是病态表现，并认为需要治疗。自知力不全：患者承认有病，但缺乏正确认识和分析自己病态表现的能力。自知力缺失：患者否认自己有病。

（3）危险行为：填写从上次随访到本次随访期间发生的情况。若未发生过，填写"0"；若发生过，填写相应的次数。

（4）实验室检查：记录上次随访至今的实验室检查结果，包括在上级医院或其他医院的检查。

（5）用药依从性："规律"为按医嘱用药；"间断"为未按医嘱用药，用药频次或数量不足；"不用药"即为医生开了处方，但患者未使用此药；"医嘱无需用药"为医生认为不需要用药。

（6）药物不良反应：如有明显的药物不良反应，应具体描述哪种药物，以及何种不良反应。

（7）本次随访分类：根据从上次随访到此次随访期间患者的总体情况进行选择。

（8）是否转诊：根据患者此次随访的情况，确定是否要转诊，若给出患者转诊建议，填写转诊医院的具体名称。

（9）用药情况：填写患者实际使用的抗精神病药物名称、用法和用量。

（10）用药指导：根据患者总体情况，填写医生开具的抗精神病药物名称、用法和用量。

（11）康复措施：根据患者此次随访的情况，给出应采取的康复措施，可以多选。

（12）下次随访日期：根据患者的情况确定下次随访时间，并告知患者和家属。

资料来源：《国家基本公共卫生服务规范（第三版）》（国卫基层发〔2017〕13号）。

参 考 文 献

［1］新华社. 中国在日内瓦分享初级卫生保健经验［EB/OL］.［2019-05-21］. http://www.gov.cn/ xinwen/2019-05/21/content_5393251.htm.

［2］新华社. 中国将于世卫大会期间分享初级卫生保健经验［EB/OL］.［2019-05-19］. http://www. gov. cn/ xinwen/2019-05/19/content_5392942. htm.

［3］WORLD HEALTH ORGANIZATION. Global status report on noncommunicable diseases 2010［R］. Geneva, Switzerland：WHO, 2010.

［4］WORLD HEALTH ORGANIZATION. Global status report on noncommunicable diseases 2014［R］. Geneva, Switzerland：WHO, 2014.

［5］WORLD HEALTH ORGANIZATION. Global strategy for the prevention and control of noncommunicable diseases［R］. Report by the Director-General. The Fifty-third World Health Assembly：A53/14, 2000.

［6］WORLD HEALTH ORGANIZATION. Prevention and control of noncommunicable diseases［Agenda item 12.11］ ［R］. The Fifty-third World Health Assembly, 2000：WHA53.17.

［7］WORLD HEALTH ORGANIZATION. WHO Framework Convention on Tobacco Control［M］. Geneva, Switzerland： WHO, 2003.

［8］WORLD HEALTH ORGANIZATION. Global strategy on diet, physical activity and health［M］. Geneva, Switzerland：WHO, 2004.

［9］WORLD HEALTH ORGANIZATION. 2008-2013 Action Plan for the Global Strategy for the Prevention and Control of Noncommunicable Diseases：Prevent and Control Cardiovascular Diseases, Cancers, Chronic Respiratory Diseases and Diabetes［M］. Geneva, Switzerland：WHO, 2008.

［10］WORLD HEALTH ORGANIZATION. Global action plan for the prevention and control of noncommunicable diseases 2013-2020［M］. Geneva, Switzerland：WHO, 2013.

［11］WORLD HEALTH ORGANIZATION. Global strategy to reduce the harmful use of alcohol［M］. Geneva, Switzerland：WHO, 2010.

［12］WORLD HEALTH ORGANIZATION. Prevention and control of noncommunicable diseases［R］. The Sixty-fourth World Health Assembly：A64/21, 2011.

［13］WORLD HEALTH ORGANIZATION. Global Action Plan for the Prevention and Control of Noncommunicable Diseases 2013-2020［ANNEX］［R］//Follow-up to the Political Declaration of the High-level Meeting of the General Assembly on the Prevention and Control of Non-communicable Diseases［Agenda item 13.1］［Agenda item 13.2］. THE SIXTY-SIXTH WORLD HEALTH ASSEMBLY, 2013：WHA66. 10.

［14］WORLD BANK AND WORLD HEALTH ORGANIZATION. Deepening Health Reform in China：Building High-Quality and Value-Based Service Delivery［M］. Washington, DC：World Bank, 2019.

［15］国家卫生健康委办公厅关于印发《乡镇卫生院服务能力评价指南（2019年版）》和《社区卫生服务中心服务 能力评价指南（2019年版）》的通知. 国卫办基层函〔2019〕287号［EB/OL］.［2019-3-19］. http://www. nhc.gov.cn/jws/s2908/201904/523e5775cdba451a81ab2fbc0628d9f0. shtml.

［16］国家卫生计生委办公厅关于印发《中国公民健康素养——基本知识与技能（2015年版）》的通知. 国卫办宣 传函〔2015〕1188号［EB/OL］.［2015-12-30］. http://www.nhc.gov.cn/xcs/s3581/201601/e02729e6565a47fea 0487a212612705b.shtml.

［17］WORLD HEALTH ORGANIZATION. Primary Health Care Now More Than Ever［M］//The World Health Report 2008. Geneva, Switzerland：WHO, 2008.

［18］王家骥，徐国平. 全科医学概论（英汉双语）［M］. 北京：人民卫生出版社, 2017.

［19］王皓翔，王家骥. 加强社区健康管理，应对多重慢病挑战［J］. 医师在线，2016，6（35）：34-35.

［20］王皓翔，王家骥. 从七大方面评价社区卫生服务［J］. 医师在线，2016，6（35）：35.

［21］王家骥. 全科医学基础［M］. 北京：科学出版社，2010.

［22］中共中央、国务院关于卫生改革与发展的决定. 中发〔1997〕3号［EB/OL］.〔1997-1-15〕. http://www. gov.cn/zhengce/content/2016-10/09/content_5116379.htm.

［23］关于疾病预防控制体制改革的指导意见. 卫办发〔2001〕112号［EB/OL］.〔2001-4-13〕. http://govinfo. nlc.cn/shanxsfz/sxzb/200120/201104/t20110413_653655.shtml.

［24］卫生部办公厅关于印发《慢性非传染性疾病综合防控示范区工作指导方案》的通知. 卫办疾控发〔2010〕172号［EB/OL］.〔2010-11-8〕. http://www.gov.cn/gzdt/2010-11/16/content_1746847.htm.

［25］国务院办公厅关于印发中国防治慢性病中长期规划（2017—2025年）的通知（国办发〔2017〕12号）［EB/OL］.〔2017-1-22〕. http://www.gov.cn/zhengce/content/2017-02/14/content_5167886.htm.

［26］吴小亚，王皓翔. 新形势下如何做好基本公共卫生工作［J］. 医师在线，2017，7（30）：3.

［27］WANG H H X，WANG J J，WONG S Y S，et al. The development of urban community health centres for strengthening primary care in China：a systematic literature review［J］. Br Med Bull，2015，116（1）：139-153.

［28］国务院关于建立全科医生制度的指导意见. 国发〔2011〕23号［EB/OL］.〔2011-7-1〕. http://www.gov.cn/zhengce/content/2011-07/06/content_6123.htm.

［29］国务院办公厅关于改革完善全科医生培养与使用激励机制的意见. 国办发〔2018〕3号［EB/OL］.〔2018-1-24〕. http://www.gov.cn/zhengce/content/2018-01/24/content_5260073.htm.

［30］国务院办公厅关于推进分级诊疗制度建设的指导意见. 国办发〔2015〕70号［EB/OL］.〔2015-9-1〕. http://www. gov. cn/zhengce/content/2015-09/11/content_10158. htm.

［31］关于印发推进家庭医生签约服务指导意见的通知. 国医改办发〔2016〕1号［EB/OL］.〔2016-6-6〕. http://www.gov.cn/xinwen/2016-06/06/content_5079984.htm.

［32］关于规范家庭医生签约服务管理的指导意见. 国卫基层发〔2018〕35号［EB/OL］.〔2018-10-8〕. http://www.nhc.gov.cn/jws/s7874/201810/be6826d8d9d14e849e37bd1b57dd4915.shtml.

［33］国家卫生健康委办公厅关于做好2019年家庭医生签约服务工作的通知. 国卫办基层函〔2019〕388号［EB/OL］.〔2019-4-23〕. http://www.gov.cn/fuwu/2019-04/26/content_5386445.htm.

［34］吴华锋，温彩银，孔肖樱，等. 基于家庭医生服务的自我管理对城乡结合地区糖尿病患者干预效果的随机对照研究［J］. 中国全科医学，2018，21（26）：3212-3216.

［35］吴华锋，王怡，胡秀静，等. 2016—2017年广东佛山地区某镇社区老年慢性病人群血糖与血压水平的变化分析研究［J］. 中国社区医师，2019，35（27）：177-178.

［36］吴小亚，罗汀，李秋红，等. 我国社区全科医生团队签约服务下的慢性病防治与实践模式分析［J］. 中国慢性病预防与控制，2018，26（11）：877-880.

［37］吴小亚，胡秀静，王家骥，等. 自主处方在社区老年人群慢病管理中的实践与思考［J］. 慢性病学杂志，2018，19（6）：678-680.

［38］SHANI M，WANG H H X，WONG S Y S，et al. International primary care snapshots：Israel and China［J］. Br J Gen Pract，2015，65（634）：250-251.

［39］CAMPOS-OUTCALT D. 预防保健［M］. 王皓翔，王家骥，译//RAKEL R E，RAKEL D P. 全科医学. 9版. 曾益新译著. 北京：人民卫生出版社，2018：97-117.

［40］TOTH P P，SHAMMAS N W，FOREMAN B，et al. 心血管疾病［M］. 王皓翔，王家骥，译//RAKEL R E，RAKEL D P. 全科医学. 9版. 曾益新译著. 北京：人民卫生出版社，2018：616-721.

［41］ZAZA S，BRISS P A. 社区健康促进和疾病预防［M］//WALLACE R B. Maxcy-Rosenau-Last公共卫生与预防医学. 15版. 尹力，王陇德，译著. 北京：人民卫生出版社，2012，1151-1156.

［42］ROPEIK D P. 风险交流——一个被忽视了的改善大众健康的工具［M］. 王皓翔，赵倩，译//WALLACE R B. Maxcy-Rosenau-Last公共卫生与预防医学. 15版. 尹力，王陇德，译著. 北京：人民卫生出版社，2012：1157-1165.

［43］WANG H H X, WONG S Y S, WONG M C S, et al. Patients' experiences in different models of community health centers in southern China［J］. Ann Fam Med, 2013, 11（6）：517-526.

［44］WANG H H X, WONG S Y S, WONG M C S, et al. Attributes of primary care in community health centres in China and implications for equitable care：a cross-sectional measurement of patients' experiences［J］. QJM-Int J Med, 2015, 108（7）：549-560.

［45］WANG H H X, WANG J J, WONG S Y S, et al. Patients' experiences in community health centres under the health-care reform：research findings from a cross-sectional study using the Primary Care Assessment Tool in China［J/OL］. Lancet, 2015, 386（Suppl 1）：S69-S69. DOI：10. 1016/S0140-6736（15）00650-9.

［46］WANG H H X, WANG J J, WONG S Y S, et al. Effect of employment and social medical insurance on hospital admissions for people living with multimorbidity in China：analysis of a large community household survey［J/OL］. Lancet, 2015, 386（Suppl 1）：S19-S19. DOI：10. 1016/S0140-6736（15）00597-8.

［47］WANG H H X, WANG J J. Developing Primary Care in China［M/OL］//GRIFFITHS S M, TANG J L, YEOH E K. Routledge Handbook of Global Public Health in Asia. London：Routledge, 2014, 584-600. DOI：10.4324/9781315818719.ch40.

［48］WANG H H X, MERCER S W. Perspective from China［M］//WATT G C M. The Exceptional Potential of General Practice. London：CRC Press, 2018, 189-192.

［49］新华社. 中共中央、国务院印发《"健康中国2030"规划纲要》［EB/OL］. ［2016-10-25］. http://www.gov.cn/xinwen/2016-10/25/content_5124174.htm.

［50］国务院办公厅关于推进养老服务发展的意见. 国办发〔2019〕5号［EB/OL］. http://www.gov.cn/zhengce/content/2019-04/16/content_5383270.htm.

［51］胡秀静，吴小亚，王家骥，等. 慢性病防治视角下的我国医养结合与健康管理发展回顾［卫生健康事业发展70年巡礼］［J］. 中国慢性病预防与控制，2019，27（8）：561-564.

［52］王皓翔，黎宇婷，王怡，等. 基于社区多重慢病防治教学与实践的初级卫生保健人才培养探索［J］. 中国慢性病预防与控制，2019，27（11）：879-881.

［53］WORLD HEALTH ORGANIZATION. Primary health care, including health system strengthening［Agenda item 12.4］［R］. The Sixty-second World Health Assembly：WHA62.12, 2009.

［54］WORLD HEALTH ORGANIZATION. Sustainable health financing structures and universal coverage［Agenda item 13.4］［R］. The Sixty-fourth World Health Assembly：WHA64.9, 2011.

［55］WORLD HEALTH ORGANIZATION. Declaration of Alma-Ata. Primary Health Care：Report of the International Conference on Primary Health Care［R］. 1978.

［56］WORLD HEALTH ORGANIZATION. Declaration of Astana. Global Conference on Primary Health Care：From Alma-Ata towards universal health coverage and the Sustainable Development Goals［R］. Astana, Kazakhstan, 2018：WHO/HIS/SDS/2018.61.

［57］Seoul Declaration of the World Organization of Family Doctors（WONCA）on Primary Health Care Strengthening. Seoul［R］. South Korea, 2018.

［58］WORLD HEALTH ORGANIZATION. Primary health care［EB］. 2019：EB144.R9.

［59］WORLD HEALTH ORGANIZATION. Community health workers delivering primary health care：opportunities and challenges［EB］. 2019：EB144.R4.

［60］WORLD HEALTH ORGANIZATION. Primary health care：closing the gap between public health and primary care through integration ［R］//Technical Series on Primary Health Care. WHO, 2018：WHO/HIS/SDS/2018.49.

［61］WORLD HEALTH ORGANIZATION AND THE UNITED NATIONS CHILDREN'S FUND （UNICEF）. Primary health care：transforming vision into action – Operational framework. Draft for consultation ［R］// Technical Series on Primary Health Care. Geneva, 2018：WHO/HIS/SDS/2018.16.

［62］WORLD HEALTH ORGANIZATION AND THE UNITED NATIONS CHILDREN'S FUND （UNICEF）. A vision for primary health care in the 21st century：towards universal health coverage and the Sustainable Development Goals ［R］// Technical Series on Primary Health Care. Geneva, 2018：WHO/HIS/SDS/2018.15.

［63］WORLD HEALTH ORGANIZATION. Quality in primary health care ［R］// Technical Series on Primary Health Care, 2018：WHO/HIS/SDS/2018.54.

［64］关于印发《关于加快发展城市社区卫生服务的意见》的通知. 卫基妇发〔2002〕186号［EB/OL］.［2002-8-20］. http://www.nhc.gov.cn/wjw/gfxwj/201304/5d6de93afb4b45e0b180b0b47976f1a5.shtml.

［65］国务院关于发展城市社区卫生服务的指导意见. 国发〔2006〕10号［EB/OL］.［2006-2-21］. http://www.gov.cn/zhengce/content/2008-03/28/content_6229.htm.

［66］住房城乡建设部 国家发展改革委关于批准发布《社区卫生服务中心、站建设标准》的通知. 建标〔2013〕62号. 建标163—2013［EB/OL］.［2013-4-10］. http://www.mohurd.gov.cn/wjfb/201304/t20130426_213550.html.

［67］卫生部关于印发城市社区卫生服务机构设置原则等三个文件的通知［EB/OL］.［2000-12-19］. http://www.nhc.gov.cn/wjw/ gfxwj/201304/499177a487ac4cbaac1a28dbf80123cb.shtml.

［68］关于印发《城市社区卫生服务机构设置和编制标准指导意见》的通知. 中央编办发〔2006〕96号［EB/OL］.［2006-8-24］. http://www.gov.cn/zwgk/2006-09/04/content_377067.htm.

［69］关于加强城市社区卫生人才队伍建设的指导意见. 国人部发〔2006〕69号［EB/OL］.［2006-6-30］. http://www.nhc.gov.cn/bgt/pw10607/200611/eefdc7d87bdc4f6e92e4134382e394ad.shtml.

［70］中共中央国务院关于深化医药卫生体制改革的意见. 中发〔2009〕6号［EB/OL］.［2009-3-17］. http://www.gov.cn/jrzg/2009-04/06/content_1278721.htm.

［71］国务院办公厅转发发展改革委卫生部等部门关于进一步鼓励和引导社会资本举办医疗机构意见的通知. 国办发〔2010〕58号［EB/OL］.［2010-11-26］. http://www.gov.cn/zhengce/content/2010-12/03/content_7260.htm.

［72］国务院办公厅关于支持社会力量提供多层次多样化医疗服务的意见. 国办发〔2017〕44号［EB/OL］.［2017-5-16］. http://www.gov.cn/zhengce/content/2017-05/23/content_5196100.htm.

［73］国务院办公厅关于进一步加强乡村医生队伍建设的指导意见. 国办发〔2011〕31号［EB/OL］.［2011-5-30］. http://www.gov.cn/zhengce/content/2011-07/14/content_6113.htm.

［74］国务院办公厅关于进一步加强乡村医生队伍建设的实施意见. 国办发〔2015〕13号［EB/OL］.［2015-3-6］. http://www.gov.cn/zhengce/content/2015-03/23/content_9546.htm.

［75］国务院关于印发"十二五"期间深化医药卫生体制改革规划暨实施方案的通知. 国发〔2012〕11号［EB/OL］.［2012-3-14］. http://www.gov.cn/zhengce/content/2012-03/21/content_6094.htm.

［76］国务院关于印发"十三五"深化医药卫生体制改革规划的通知. 国发〔2016〕78号［EB/OL］.［2016-12-27］. http://www.gov.cn/zhengce/content/2017-01/09/content_5158053.htm.

［77］国务院办公厅关于印发全国医疗卫生服务体系规划纲要（2015—2020年）的通知. 国办发〔2015〕14号［EB/OL］.［2015-3-6］. http://www.gov.cn/zhengce/content/2015-03/30/content_9560.htm.

［78］卫生部关于印发《医药卫生中长期人才发展规划（2011—2020年）》的通知. 卫人发〔2011〕15号［EB/OL］.［2011-2-12］. http://www.nhc.gov.cn/zwgkzt/wsbysj/201104/51436.shtml.

［79］卫生和计划生育委员会. "十三五"全国卫生计生人才发展规划［EB/OL］.［2017-1-4］. http://www.nhc.gov.cn/renshi/s3573/201701/0f72e6ee8af444d5b42a431e9fe03ecb.shtml.

［80］国务院办公厅关于推进医疗联合体建设和发展的指导意见. 国办发〔2017〕32号［EB/OL］.［2017-4-

26〕. http://www.gov.cn/zhengce/content/2017-04/26/content_5189071.htm.

〔81〕关于做好2019年基本公共卫生服务项目工作的通知. 国卫基层发〔2019〕52号〔EB/OL〕.〔2019-8-30〕. http://www.nhc.gov.cn/jws/s7881/201909/83012210b4564f26a163408599072379.shtml.

〔82〕关于印发全国基层医疗卫生机构信息化建设标准与规范（试行）的通知. 国卫规划函〔2019〕87号〔EB/OL〕.〔2019-4-12〕. http://www.nhc.gov.cn/guihuaxxs/s10741/201904/9d346a5ef0134e6a82c79c5c9ab96b77.shtml.

〔83〕中华人民共和国基本医疗卫生与健康促进法.（2019年12月28日第十三届全国人民代表大会常务委员会第十五次会议通过；自2020年6月1日起施行）〔EB/OL〕.〔2020-6-21〕. http://www.gov.cn/xinwen/2019-12/29/content_5464861.htm.

〔84〕WONG M C S, WANG H H X, WONG S Y S, et al. Performance comparison among the major healthcare financing systems in six cities of the Pearl River Delta region, mainland China〔J〕. PLos One, 2012, 7（9）: e46309.

〔85〕WANG H H X, WANG J J, ZHOU Z H, et al. General practice education and training in southern China: recent development and ongoing challenges under the health care reform〔J〕. Malays Fam Physician, 2013, 8（3）: 2-10.

〔86〕WORLD HEALTH ORGANIZATION. WHO Framework Convention on Tobacco Control〔R〕. The Fifty-sixth World Health Assembly: WHA56.1, 2003.

〔87〕WORLD HEALTH ORGANIZATION. Global strategy on diet, physical activity and health〔R〕. The Fifty-seventh World Health Assembly: WHA57.17, 2004.

〔88〕WORLD HEALTH ORGANIZATION. Prevention and control of noncommunicable diseases: implementation of the global strategy. Report by the Secretariat〔R〕. The Sixty-first World Health Assembly: A61/8, 2008.

〔89〕WORLD HEALTH ORGANIZATION. Prevention and control of noncommunicable diseases: implementation of the global strategy〔Agenda item 11.5〕〔R〕. The Sixty-first World Health Assembly: WHA61.14, 2008.

〔90〕WORLD HEALTH ORGANIZATION. Global strategy to reduce the harmful use of alcohol〔Agenda item 11.10〕〔R〕. The Sixty-third World Health Assembly: WHA63.13, 2010.

〔91〕Prevention and control of non-communicable diseases〔Agenda item 114〕〔R〕. The Sixty-fourth session, General Assembly, United Nations, 2010: A/RES/64/265.

〔92〕Political declaration of the High-level Meeting of the General Assembly on the Prevention and Control of Non-communicable Diseases〔Agenda item 117〕〔R〕. The Sixty-sixth session, General Assembly, United Nations, 2011: A/RES/66/2.

〔93〕Prevention and control of non-communicable diseases〔R〕// Report of the Secretary-General. Sixty-sixth session, General Assembly, United Nations, 2011: A/66/83.

〔94〕WORLD HEALTH ORGANIZATION. Implementation of the global strategy for the prevention and control of noncommunicable diseases and the action plan〔R〕// Report by the Secretariat, 2011: EB130/7.

〔95〕WORLD HEALTH ORGANIZATION. Prevention and control of noncommunicable diseases: follow-up to the High-level Meeting of the United Nations General Assembly on the Prevention and Control of Non-communicable Diseases〔R〕. 2012: EB130.R7.

〔96〕Transforming our world: the 2030 Agenda for Sustainable Development〔Agenda items 15 and 116〕〔R〕. The Seventieth session, General Assembly, United Nations, 2015: A/RES/70/1.

〔97〕WORLD HEALTH ORGANIZATION. Innovative care for chronic conditions: building blocks for action〔M〕. Geneva, Switzerland: WHO, 2002.

〔98〕WORLD HEALTH ORGANIZATION. Preventing Chronic Diseases: A Vital Investment〔M〕. WHO Global Report. Geneva, Switzerland: WHO, 2005.

［99］WORLD HEALTH ORGANIZATION. Noncommunicable diseases country profiles 2011［M］. Geneva, Switzerland：WHO, 2011.

［100］WORLD HEALTH ORGANIZATION. Noncommunicable diseases country profiles 2014［M］. Geneva, Switzerland：WHO, 2014.

［101］WORLD HEALTH ORGANIZATION. Noncommunicable diseases country profiles 2018［M］. Geneva, Switzerland：WHO, 2018.

［102］HUMAN DEVELOPMENT UNIT, EAST ASIA AND PACIFIC REGION, THE WORLD BANK. Toward a Healthy and Harmonious Life in China：Stemming the Rising Tide of Non-Communicable Diseases［R］. Report Number 62318-CN, 2011：7-12.

［103］Moscow Declaration［R］. First Global Ministerial Conference on Healthy Lifestyles and Noncommunicable Disease Control. Moscow, 2011.

［104］孔灵芝, 常继乐. 中国慢性病防治最佳实践核心案例［M］. 北京：人民卫生出版社, 2016：18-48.

［105］李安乐, 张勇, 白雅敏, 等. 社区慢性病防控相关重要政策的发展历程分析［J］. 中国慢性病预防与控制, 2017, 25（4）：305-308.

［106］严迪英. 中国卫生Ⅶ健康促进项目干预活动的进展［J］. 中国预防医学杂志, 2001, 2（2）：147-150.

［107］王皓翔, 王家骥. 广州分级诊疗制度建设研究报告［M］//张跃国, 尹涛. 广州蓝皮书：广州社会发展报告 （2019）. 北京：社会科学文献出版社, 2019：66-81.

［108］WORLD HEALTH ORGANIZATION. World Health Statistics 2018：Monitoring Health for the SDGs, Sustainable Development Goals［M］. Geneva, Switzerland：WHO, 2018.

［109］卢祖洵, 姜润生. 社会医学［M］. 北京：人民卫生出版社, 2013.

［110］WORLD HEALTH ORGANIZATION. Health Promotion Glossary［S］. WHO/HPR/HEP/98.1.Geneva：1998.

［111］WILKINSON R, MARMOT M. Social determinants of health：the solid facts［M］. 2nd edition. WHO Regional Office for Europe：2003.

［112］WORLD HEALTH ORGANIZATION. WHO Healthy Cities：a programme framework, a review of the operation and future development of the WHO Healthy Cities Programme［R］. Geneva：1995, WHO/EOS/95.11.

［113］WORLD HEALTH ORGANIZATION. Ten Signs of a Healthy City［EB/OL］// World Health Day 1996, 1996. https://www.who.int/docstore/world-health-day/en/documents1996/whd3int.pdf.

［114］WORLD HEALTH ORGANIZATION. Regional Office for the Western Pacific. WHO-Macao （China） healthy city leadership programme for the prevention and control of noncommunicable diseases：progress report 2012-2013［R/ OL］. Manila：WHO Regional Office for the Western Pacific, 2014. https://apps.who.int/iris/handle/10665/207776.

［115］全国爱卫办关于开展健康城市试点工作的通知. 全爱卫办发〔2016〕4号［EB/OL］.〔2016-11-1〕. http://www.nhc.gov.cn/jkj/s5898/201611/f1cb9ed675274c0fab49a87410ce9e20.shtml.

［116］全国爱卫会关于印发全国健康城市评价指标体系（2018版）的通知. 全爱卫发〔2018〕3号［EB/OL］.〔2018-3-28〕. http://www.nhc.gov.cn/jkj/s5899/201804/fd8c6a7ef3bd41aa9c24e978f5c12db4.shtml.

［117］Shanghai Declaration on promoting health in the 2030 Agenda for Sustainable Development［R］. The Ninth Global Conference on Health Promotion, 2016.

［118］申珂, 郭娜娜, 邓健, 等. 中国近40年慢性病疾病谱变化情况［J］. 山西医药杂志, 2017, 46（8）：903-905.

［119］INTERNATIONAL DIABETES FEDERATION IDF Diabetes Atlas［M］. 8th. Brussels：IDF, 2017.

［120］曹毛毛, 陈万青. 中国恶性肿瘤流行情况及防控现状［J］. 中国肿瘤临床, 2019, 46（3）：145-149.

［121］中华医学会, 中华医学会杂志社, 中华医学会全科医学分会, 等. 慢性阻塞性肺疾病基层诊疗指南（2018 年）［J］. 中华全科医师杂志, 2018, 17（11）：856-870.

［122］中华人民共和国卫生部. 国家卫生服务研究——1993年国家卫生服务总调查分析报告［R］. 1994：16-17.

［123］国家卫生和计划生育委员会. 2017中国卫生和计划生育统计年鉴［M］. 北京：中国协和医科大学出版社，2017：239.

［124］中国疾病预防控制中心. 2018年中国成人烟草调查结果［EB/OL］.［2019-05-30］. http://www.chinacdc.cn/yw_9324/201905/t20190530_202932.html.

［125］中华人民共和国国家卫生和计划生育委员会.《中国居民营养与慢性病状况报告（2015）》新闻发布会文字实录［J］. 中国实用乡村医生杂志，2015，22（15）：1-5.

［126］卫生部等15部门关于印发《中国慢性病防治工作规划（2012—2015年）》的通知. 卫疾控发〔2012〕34号［EB/OL］.［2012-5-8］. http://www.nhc.gov.cn/jkj/s5878/201205/167d45ff9ec7492bb9a4e2a5d283e72c.shtml.

［127］李鲁. 社会医学［M］. 5版. 北京：人民卫生出版社，2017.

［128］陈君石，黄建始. 健康管理师［M］. 北京：中国协和医科大学出版社，2007.

［129］韦莉萍. 健康管理师［M］. 广州：广东高等教育出版社，2013.

［130］卫生部关于印发《全国慢性病预防控制工作规范》（试行）的通知. 卫疾控发〔2011〕18号［EB/OL］.［2011-3-3］. http://www.nhc.gov.cn/wjw/gfxwj/201304/33e48e2a19774ef1abaf78e1c1c74565.shtml.

［131］FANG Y, WANG H H X, LIANG M Y, et al. The adoption of hypertension reference framework：An investigation among primary care physicians of Hong Kong［J］. PLoS One，2018，13（10）：e0205529.

［132］WONG M C S, WANG H H X, KWAN M W M, et al. The adoption of the Reference Framework for diabetes care among primary care physicians in primary care settings：A cross-sectional study［J］. Medicine，2016，95（31）：e4108.

［133］WONG M C S, GOGGINS W B, WANG H H X, et al. Global incidence and mortality for prostate cancer：analysis of temporal patterns and trends in 36 countries［J］. Eur Urol，2016，70（5）：862-874.

［134］WANG H H X, WANG J J. Implications of evidence-based understanding of benefits and risks for cancer prevention strategy［J］. Hong Kong Med J，2019，25（5）：346-348.

［135］YANG H J, HUANG X, ZHOU Z H, et al. Determinants of initial utilization of community healthcare services among patients with major non-communicable chronic diseases in South China［J］. PLos One，2014，9（12）：e116051.

［136］CHUNG V C H, MA P H X, WANG H H X, et al. Integrating Traditional Chinese Medicine services in community health centers：insights into utilization patterns in the Pearl River Region of China［J］. Evid Based Complement Alternat Med，2013：426360.

［137］CHUNG V C H, WONG S Y S, WANG H H X, et al. Use of traditional and complementary medicine as self-care strategies in community health centers：cross-sectional study in urban Pearl River Delta region of China［J］. Medicine，2016，95（23）：e3761.

［138］YEOH E K, WONG M C S, WONG E L Y, et al. Benefits and limitations of implementing Chronic Care Model（CCM）in primary care programs：A systematic review［J］. Int J Cardiol，2018，258：279-288.

［139］国家卫生计生委关于印发《国家基本公共卫生服务规范（第三版）》的通知. 国卫基层发〔2017〕13号［EB/OL］.［2017-2-28］. http://www.nhc.gov.cn/jws/s3578/201703/d20c37e23e1f4c7db7b8e25f34473e1b.shtml.

［140］卫生部统计信息中心. 第五次国家卫生服务调查方案［EB/OL］.［2013-08-13］. http://www.nhc.gov.cn/mohwsbwstjxxzx/s8211/201308/cecaaee775f849cea0186cd23a4fbcba.shtml.

［141］邹宇华. 社区卫生服务管理学［M］. 北京：人民卫生出版社，2010.

［142］李学信. 社区卫生服务导论［M］. 南京：东南大学出版社，1999.

［143］李学信，陈永年. 社区卫生服务导论［M］. 3版. 南京：东南大学出版社，2007.

［144］王建生，姜垣，金水高. 老年人6种常见慢性病的疾病负担［J］. 中国慢性病预防与控制，2005，13（4）：148-151.

［145］栗克清. 常见重性精神疾病社区防治手册［M］. 北京：人民卫生出版社，2011.

［146］杨甫德，刘哲宁. 社区精神病学［M］. 2版. 北京：人民卫生出版社，2017.

［147］杨珍，谢虹. 血脂异常流行现状及其影响因素的研究进展［J］. 护理研究，2017，31（27）：3364-3366.

［148］顾秀英，胡一河. 慢性非传染性疾病预防与控制［M］. 北京：中国协和医科大学出版社，2003.

［149］中国心血管病预防指南（2017）写作组，中华心血管病杂志编辑委员会. 中国心血管病预防指南（2017）［J］. 中华心血管病杂志，2018，46（1）：10-25.

［150］中华医学会心血管病学分会，中华心血管病杂志编辑委员会. 中国心血管病预防指南［J］. 中华心血管病杂志，2011，39（1）：3-22.

［151］中国成人血脂异常防治指南修订联合委员会. 中国成人血脂异常防治指南（2016年修订版）［J］. 中华心血管病杂志，2016，44（10）：833-853.

［152］陈红. 血脂异常规范化防治——从指南到实践［M］. 北京：北京大学医学出版社，2017.

［153］中华医学会心血管病学分会，中国老年学学会心脑血管病专业委员会. 血脂相关性心血管剩留风险控制的中国专家共识［J］. 中华心血管病杂志，2012，40（7）：547-553.

［154］中国高血压防治指南修订委员会，高血压联盟（中国），中华医学会心血管病学分会，等，中国高血压防治指南（2018年修订版）［J］. 中国心血管杂志，2019，24（1）：24-56.

［155］国家基本公共卫生服务项目基层高血压管理办公室基层高血压管理专家委员会. 国家基层高血压防治管理指南［J］. 中国循环杂志，2017，32（11）：1041-1048.

［156］中华医学会糖尿病学分会，国家基层糖尿病防治管理办公室. 国家基层糖尿病防治管理指南（2018）［J］. 中华内科杂志，2018，57（12）：885-893.

［157］中华医学会糖尿病学分会. 中国2型糖尿病防治指南（2017年版）［J］. 中华糖尿病杂志，2018，10（1）：4-67.

［158］中华医学会糖尿病学分会. 中国2型糖尿病防治指南（基层版）［J］. 中华全科医师杂志，2013，12（8）：675-696.

［159］关于做好高血压、糖尿病分级诊疗试点工作的通知. 国卫办医函〔2015〕1026号［EB/OL］.［2015-11-17］. http://www.nhc.gov.cn/yzygj/s3593g/201512/073b50bd7d2b44854872126f2bc830410.shtml.

［160］JACOBSON T A, ITO M K, MAKI K C, et al. National lipid association recommendations for patient-centered management of dyslipidemia：part 1-full report［J］. J Clin Lipidol, 2015, 9（2）：129-169.

［161］HUANG X, YANG H J, WANG H H X, et al. The association between physical activity, mental status, and social and family support with five major non-communicable chronic diseases among elderly people：a cross-sectional study of a rural population in southern China［J］. Int J Environ Res Public Health, 2015, 12（10）：13209-13223.

［162］LIN W Q, WANG H H X, YUAN L X, et al. The unhealthy lifestyle factors associated with an increased risk of poor nutrition among the elderly population in China［J］. J Nutr Health Aging, 2017, 21（9）：943-953.

［163］XU X L, GONG T, ZHANG Y, et al. Evaluation of anti-smoking television advertising on tobacco control among urban community population in Chongqing, China［J］. Tob Induc Dis, 2015, 13（31）：13.

［164］HAN T S, WANG H H X, WEI L, et al. Impacts of undetected and inadequately treated hypertension on incident stroke in China［J］. BMJ Open, 2017, 7（10）：e016581, 10.

［165］HUANG J L W, WANG Y H, JIANG J Y, et al. The association between distal findings and proximal colorectal neoplasia：a systematic review and meta-analysis［J］. Am J Gastroenterol, 2017, 112（8）：1234-1245.

［166］CHEN P, HUANG J L W, YUAN X Q, et al. Capability of four sigmoidoscopy-based screening strategies to predict proximal neoplasia in an asymptomatic Chinese population ［J］. J Gastroenterol Hepatol, 2019, 34（4）: 707-712.

［167］中华人民共和国卫生部. 2011年中国卫生统计提要［EB/OL］. ［2011-05-27］. http://www.nhc.gov.cn/mohwsbwstjxxzx/s7967/201105/51862.shtml.

［168］WANG H H X, MERCER S W. Primary care models of managing patients with multimorbidity in Scotland and Hong Kong/China: comparisons and lessons for healthcare reform ［J］. Research Grants Council of Hong Kong and the Scottish Government; S-CUHK402/12.

［169］王皓翔, 王家骥, 黄仰山, 等. 社区多重慢病与健康管理［专述］［J］. 医师在线, 2015, 1（1）: 29-33.

［170］WORLD HEALTH ORGANIZATION. Global health risks: mortality and burden of disease attributable to selected major risks ［M］. Geneva, Switzerland: WHO, 2009.

［171］MERCER S W, SMITH S M, WYKE S, et al. Multimorbidity in primary care: developing the research agenda ［J］. Fam Pract 2009, 26（2）: 79-80.

［172］BOYD C M, LEFF B, WOLFF J L, et al. Informing clinical practice guideline development and implementation: prevalence of coexisting conditions among adults with coronary heart disease ［J］. J Am Geriatr Soc, 2011, 59（5）: 797-805.

［173］FORTIN M, BRAVO G, HUDON C, et al. Prevalence of multimorbidity among adults seen in family practice ［J］. Ann Fam Med, 2005, 3（3）: 223-228.

［174］ABAD-DÍEZ J M, CALDERÓN-LARRAÑAGA A, PONCEL-FALCÓ A, et al. Age and gender differences in the prevalence and patterns of multimorbidity in the older population ［J］. BMC Geriatr, 2014, 14: 75.

［175］WOLFF J L, STARFIELD B, ANDERSON G. Prevalence, expenditures, and complications of multiple chronic conditions in the elderly ［J］. Arch Intern Med, 2002, 162（20）: 2269-2276.

［176］WONG M C S, WANG H H X, CHEUNG C S K, et al. Factors associated with multimorbidity and its link with poor blood pressure control among 223, 286 hypertensive patients ［J］. Int J Cardiol, 2014, 177（1）: 202-208.

［177］WANG H H X, WANG J J, WONG S Y S, et al. Epidemiology of multimorbidity in China and implications for the healthcare system: cross-sectional survey among 162, 464 community household residents in southern China ［J］. BMC Med, 2014, 12（1）: 188.

［178］WANG H H X, WANG J J, LAWSON K D, et al. Relationships of multimorbidity and income with hospital admissions in 3 health care systems ［J］. Ann Fam Med, 2015, 13（2）: 164-167.

［179］MERCER S W, WATT G C. The inverse care law: clinical primary care encounters in deprived and affluent areas of Scotland ［J］. Ann Fam Med, 2007, 5（6）: 503-510.

［180］MERCER S W, GUNN J, BOWER P, et al. Managing patients with mental and physical multimorbidity ［J］. BMJ, 2012, 345: e5559.

［181］MERCER S W, WANG H H X. Long-term Conditions ［M］// STATEN A, STATEN P. Practical General Practice: Guidelines for Effective Clinical Management. 7th ed. Edinburgh: Elsevier, 2019.

［182］WANG H H X. Call for Papers - Global Health Care for Long-Term Conditions and Multimorbidity ［Special Issue］［J］. J Int Med Res 2016.

［183］WANG H H X. Call for Papers - Chronic Diseases and Multimorbidity in Primary Care ［Special Issue］［J］. Int J Environ Res Public Health 2017.

［184］WONG M C S, YAN B P, DYCK C, et al. Call for Papers - Compliance with Prevention and Treatment for Hypertension and Related Cardiovascular Diseases ［Special Issue］［J］. Int J Hypertens 2013.

［185］WONG M C S, YIP B H K, WANG H H X. Call for Papers - Pharmacological Approaches to Chronic Diseases in the Primary Care Settings：Prevention，Treatment，and Care［Special Issue］［J］．Biomed Res Int 2014.

［186］王陇德．健康管理师基础知识（卫生健康行业职业技能培训教程）［M］．2版．北京：人民卫生出版社，
2019.

［187］吕姿之．健康教育与健康促进［M］．2版．北京：北京医科大学出版社，2002.

［188］常春．健康教育与健康促进［M］．2版．北京：北京大学医学出版社，2010.

［189］魏荃，米光明．社区健康教育与健康促进手册［M］．北京：化学工业出版社，2005.

［190］WORLD HEALTH ORGANIZATION（WHO），FOOD AND AGRICULTURE ORGANIZATION OF THE UNITED
NATIONS（FAO）．Diet, Nutrition and the Prevention of Chronic Diseases：Report of a Joint WHO/FAO Expert
Consultation［R］//WHO Technical Report Series（TRS），No. 916. Geneva：2003.

［191］OTTAWA CHARTER FOR HEALTH PROMOTION. First International Conference on Health Promotion：WHO/
HPR/HEP/95.1［R］．World Health Organization，1986.

［192］WHO REGIONAL COMMITTEE FOR THE WESTERN PACIFIC. New Horizons in Health［R］．Manila：WHO
Regional Office for the Western Pacific Government Document #WPR/RC47/5 Rev. 1，1996.

［193］Advisory Board of the International Heart Health Conference. Victoria Declaration on Heart Health［R］．CMAJ，
1992，147（12）：1794–1795.

［194］第五十七届世界卫生大会．Health promotion and healthy lifestyles［R］．The Fifty–seventh World Health
Assembly：WHA57.16. World Health Organization，2004.

［195］营养名词术语［S］．中华人民共和国卫生行业标准WS/T476—2015，［2015–12–29发布］［2016–07–01实
施］．

［196］中国居民膳食营养素参考摄入量第1部分：宏量营养素［S］．中华人民共和国卫生行业标准WS/T 578. 1—
2017，［2017–09–14发布］［2018–04–01实施］．

［197］中国居民膳食营养素参考摄入量第2部分：常量元素［S］．中华人民共和国卫生行业标准WS/T 578. 2—
2018，［2018–04–27发布］［2018–11–01实施］．

［198］中国居民膳食营养素参考摄入量第3部分：微量元素［S］．中华人民共和国卫生行业标准WS/T 578. 3—
2017，［2017–09–14发布］［2018–04–01实施］．

［199］中国居民膳食营养素参考摄入量第4部分：脂溶性维生素［S］．中华人民共和国卫生行业标准WS/T 578.
4—2018，［2018–04–27发布］［2018–11–01实施］．

［200］中国居民膳食营养素参考摄入量第5部分：水溶性维生素［S］．中华人民共和国卫生行业标准WS/T 578.
5—2018，［2018–04–27发布］［2018–11–01实施］．

［201］成人体重判定［S］．中华人民共和国卫生行业标准WS/T 428—2013，［2013–04–18发布］［2013–10–01实
施］．

［202］中国营养学会．中国居民膳食指南（2016）［M］．北京：人民卫生出版社，2016.

［203］高血压患者膳食指导［S］．中华人民共和国卫生行业标准WS/T 430—2013，［2013–04–18发布］［2013–
10–01实施］．

［204］成人糖尿病患者膳食指导［S］．中华人民共和国卫生行业标准WS/T 429—2013，［2013–04–18发布］
［2013–10–01实施］．

［205］WONG M C S，WANG H H X，KWAN M W M, et al. Dietary counselling has no effect on cardiovascular risk
factors among Chinese Grade 1 hypertensive patients：a randomized controlled trial［J］．Eur Heart J，2015，36
（38）：2598–2607.

［206］WANG H H X，WONG M C S，MOK R Y, et al. Factors associated with grade 1 hypertension：implications for
hypertension care based on the Dietary Approaches to Stop Hypertension（DASH）in primary care settings［J］．
BMC Fam Pract，2015，16：26.

［207］KWAN M W M, WONG M C S, WANG H H X, et al. Compliance with the Dietary Approaches to Stop Hypertension（DASH）diet：a systematic review［J］. PLos One, 2013, 8（10）：e78412.

［208］WONG M C S, ZHANG D X, WANG H H X. Rapid emergence of atherosclerosis in Asia：a systematic review of coronary atherosclerotic heart disease epidemiology and implications for prevention and control strategies［J］. Curr Opin Lipidol, 2015, 26（4）：257-269.

［209］JAMES P A, OPARIL S, CARTER B L, et al. 2014 evidence-based guideline for the management of high blood pressure in adults：report from the panel members appointed to the Eighth Joint National Committee（JNC 8）［J］. JAMA, 2014, 311（5）：507-520.

［210］JAMES P A, OPARIL S, CARTER B L, et al. Supplement to 2014 Evidence - Based Guideline for the Management of High Blood Pressure in Adults：Report from the Panel Members Appointed to the Eighth Joint National Committee（JNC 8）［J］. JAMA, 2014, DOI：10.1001/jama.2013.284427.

［211］WHELTON P K, CAREY R M, ARONOW W S, et al. 2017 ACC/AHA/AAPA/ABC/ACPM/AGS/APhA/ASH/ASPC/NMA/PCNA Guideline for the Prevention, Detection, Evaluation, and Management of High Blood Pressure in Adults：A Report of the American College of Cardiology/American Heart Association Task Force on Clinical Practice Guidelines［J］. J Am Coll Cardiol, 2018, 71（19）：e127-e248.

［212］中华人民共和国卫生部疾病控制司. 中国成人超重和肥胖症预防控制指南［M］. 北京：人民卫生出版社, 2006.

［213］中华人民共和国卫生部疾病预防控制局. 中国成人身体活动指南（试行）［M］. 北京：人民卫生出版社, 2011.

［214］HOWLEY E T. Type of activity：resistance, aerobic and leisure versus occupational physical activity［J］. Med Sci Sports Exerc, 2001, 33（6 Suppl）：S364-369.

［215］WORLD HEALTH ORGANIZATION. Global recommendations on physical activity for health［R］. Geneva：WHO, 2010.

［216］WORLD HEALTH ORGANIZATION. Global action plan on physical activity 2018‒2030：more active people for a healthier world［M］. Geneva：WHO, 2018.

［217］World Health Organization Regional Office for the Western Pacific. The Bill China Cannot Afford：Health, Economic and Social Costs of China's Tobacco Epidemic［M］. Manila, Philippines：WHO, 2017.

［218］WORLD HEALTH ORGANIZATION. World No Tobacco Day 2018：Tobacco breaks hearts‒choose health, not tobacco［R］. Geneva：WHO, 2018：WHO/NMH/PND/18.4.

［219］WORLD HEALTH ORGANIZATION. Global strategy to accelerate tobacco control：advancing sustainable development through the implementation of the WHO FCTC 2019-2025［R］. Geneva：WHO, 2019, WHO/CSF/2019.1.

［220］WORLD HEALTH ORGANIZATION. MPOWER：a policy package to reverse the tobacco epidemic［M］. Geneva, Switzerland：WHO, 2008.

［221］WORLD HEALTH ORGANIZATION. WHO Report on the Global Tobacco Epidemic, 2019［M］. Geneva, Switzerland：WHO, 2019.

［222］WORLD HEALTH ORGANIZATION. Global status report on alcohol and health 2018［M］. Geneva：WHO, 2018.

［223］WORLD HEALTH ORGANIZATION. A guide for tobacco users to quit［M］. Geneva：WHO, 2014.

［224］WORLD HEALTH ORGANIZATION. The SAFER technical package：five areas of intervention at national and subnational levels［M］. Geneva：WHO, 2019.

［225］WORLD HEALTH ORGANIZATION. Safer：a world free from alcohol related harms［brochure］［R］.

Geneva：WHO，2018：WHO/MSD/MSB/18.1.

［226］国家卫生计生委关于印发"十三五"全国健康促进与教育工作规划的通知．国卫宣传发〔2017〕2号［EB/OL］．［2017-1-11］．http://www.nhc.gov.cn/xcs/s3581/201701/092e31f90ea649b1ba300528ea2cef9c.shtml.

［227］WORLD HEALTH ORGANIZATION．WHO global action plan on physical activity 2018-2030［Agenda item 12.2］［R］．The Seventy-first World Health Assembly：WHA71.6，2018.

［228］WORLD HEALTH ORGANIZATION．Strategies to reduce the harmful use of alcohol：draft global strategy．Report by the Secretariat［R］．The Sixty-third World Health Assembly：A63/13，2010.

［229］WORLD HEALTH ORGANIZATION．Mental health：responding to the call for action［Agenda item 13.13］［R］．The Fifty-fifth World Health Assembly：WHA55.10，2002.

［230］WORLD HEALTH ORGANIZATION．Comprehensive mental health action plan 2013-2020［Agenda item 13.3］［R］．The Sixty-sixth World Health Assembly：WHA66. 8，2013.

［231］WORLD HEALTH ORGANIZATION．WHO Expert Committee on Problems Related to Alcohol Consumption：second report．WHO Technical Report Series（TRS），No. 944［M］．Geneva：WHO，2007.

［232］WHO．Monographs on the Identification of Carcinogenic Hazards to Humans［EB/OL］．The International Agency for Research on Cancer（IARC），2012，https://monographs. iarc. fr/list-of-classifications.

［233］国家卫生计生委疾病预防控制局．中国居民营养与慢性病状况报告（2015年）［M］．北京：人民卫生出版社，2015.

［234］WORLD HEALTH ORGANIZATION．Constitution of the World Health Organization．Basic Documents［M］．48th ed．Geneva：WHO，2014.

［235］FRIEDMAN M，ROSENMAN R H．Overt behavior pattern in coronary disease．Detection of overt behavior pattern A in patients with coronary disease by a new psychophysiological procedure［J］．JAMA，1960，173（12）：1320-1325.

［236］STEPTOE A，MOLLOY G J．Personality and heart disease［J］．Heart，2007，93（7）：783-784.

［237］TEMOSHOK L．Personality，coping style，emotion and cancer：toward an integrative model［J］．Cancer Surv，1987，6（3）：545-567.

［238］WORLD HEALTH ORGANIZATION．mhGAP Intervention Guide for mental，neurological and substance use disorders in non-specialized health settings：Mental Health Gap Action Programme（mhGAP）［M］．Geneva，Switzerland：WHO，2010.

［239］WORLD HEALTH ORGANIZATION．The Mental Health Context（Mental Health Policy and Service Guidance Package）［M］．Geneva，Switzerland：WHO，2003.

［240］WORLD HEALTH ORGANIZATION．Quality Improvement for Mental Health.（Mental Health Policy and Service Guidance Package）［M］．Geneva，Switzerland：WHO，2003.

［241］WORLD HEALTH ORGANIZATION．Mental Health：New Understanding，New Hope（The World Health Report 2001）［M］．Geneva，Switzerland：WHO，2001.

［242］WORLD HEALTH ORGANIZATION．Role of the pharmacist in support of the WHO revised drug strategy［Agenda item 19］［R］．The Forty-seventh World Health Assembly：WHA47.12，1994.

［243］WORLD HEALTH ORGANIZATION．Progress in the rational use of medicines［R］．The Sixtieth World Health Assembly：A60/24，2007.

［244］SABATÉ，EDUARDO，WORLD HEALTH ORGANIZATION．Adherence to long-term therapies：policy for action［R］．Meeting report．WHO，2001：WHO/MNC/CCH/01.02.

［245］WORLD HEALTH ORGANIZATION．Adherence to Long-Term Therapies：Evidence for Action［M］．Geneva，Switzerland：WHO，2003.

［246］CHERRY S B, BENNER J S, HUSSEIN M A, et al. The clinical and economic burden of nonadherence with antihypertensive and lipid-lowering therapy in hypertensive patients ［J］. Value Heal, 2009, 12（4）: 489-497.

［247］MENNINI F S, MARCELLUSI A, VON DER SCHULENBURG J M, et al. Cost of poor adherence to anti-hypertensive therapy in five European countries ［J］. Eur J Health Econ, 2015, 16（1）: 65-72.

［248］CORRAO G, ZAMBON A, PARODI A, et al. Discontinuation of and changes in drug therapy for hypertension among newly-treated patients: a population-based study in Italy ［J］. J Hypertens, 2008, 26: 819-824.

［249］COSTA F V, DEGLI ESPOSTI L, CERRA C, et al. Trends in prescription and determinants of persistence to antihypertensive therapy: The PAPEETE study ［J］. High Blood Press Cardiovasc Prev, 2009, 16（4）: 167-176.

［250］NEWBY L K, LAPOINTE N M, CHEN A Y, et al. Long-Term adherence to evidence-based secondary prevention therapies in coronary artery disease ［J］. Circulation, 2006, 113（2）: 203-212.

［251］李亚男, 孙志岭, 严腊梅, 等. 中青年高血压患者治疗依从性的影响因素分析 ［J］. 护理学报, 2014, 21（8）: 1-5.

［252］伏静. 浅谈原发性高血压患者服药依从性的影响因素及对策 ［J］. 中西医结合心血管病杂志, 2016, 4（19）: 32-33.

［253］赵冬, 刘群. 中国冠心病二级预防架桥工程进展——初步调查结果分析报告 ［J］. 中华医学信息导报, 2007, 22（1）: 19.

［254］LI Y T, WANG H H X, LIU K Q L, et al. Medication adherence and blood pressure control among hypertensive patients with coexisting long-term conditions in primary care settings: a cross-sectional analysis ［J］. Medicine, 2016, 95（20）: e3572, 10 pages.

［255］WONG M C S, WU C H M, WANG H H X, et al. Association between the 8-item Morisky Medication Adherence Scale （MMAS-8） score and glycaemic control among Chinese diabetes patients ［J］. J Clin Pharmacol, 2015, 55（3）: 279-287.

［256］LEE G K Y, WANG H H X, LIU K Q L, et al. Determinants of medication adherence to antihypertensive medications among a Chinese population using Morisky Medication Adherence Scale ［J］. PLos One, 2013, 8（4）: e62775.

［257］WONG M C S, CHAN D K L, WANG H H X, et al. The incidence of all-cause, cardiovascular and respiratory disease admission among 20 252 users of lisinopril vs. perindopril: A cohort study ［J］. Int J Cardiol, 2016, 219: 410-416.

［258］WORLD HEALTH ORGANIZATION. World Health Organization Model List of Essential Medicines ［R］. 21st List. Geneva: WHO, 2019: WHO/MVP/EMP/IAU/2019. 06.

［259］国家卫生计生委等3部门关于加强合理用药健康教育工作的通知. 国卫办宣传函〔2013〕288号 ［EB/OL］.〔2013-9-22］. http://www.nhc.gov.cn/xcs/s3581/201310/321ac9f2b1c24302a8b4ebde1280c54e.shtml.

［260］WORLD HEALTH ORGANIZATION. Report of the International Conference for the Tenth Revision of the International Classification of Diseases ［Agenda item 21］ ［R］. The Forty-third World Health Assembly: WHA43.24, 1990.

［261］WORLD HEALTH ORGANIZATION. Eleventh revision of the International Classification of Diseases ［Agenda item 12.7］ ［R］. The Seventy-second World Health Assembly: WHA72.15, 2019.

［262］杜栋. 信息管理学教程 ［M］. 4版. 北京: 清华大学出版社, 2014.

［263］金新政. 卫生信息系统 ［M］. 2版. 北京: 人民卫生出版社, 2014.

［264］梁万年. 卫生事业管理学 ［M］. 北京: 人民卫生出版社, 2003.

［265］崔树起, 杨文秀. 社区卫生服务管理 ［M］. 2版. 北京: 人民卫生出版社, 2006.

［266］赵军平，任连仲．区域卫生信息系统设计与应用［M］．北京：人民军医出版社，2012．

［267］NATALIE L，REBECCA S，KIRSTY B，et al. Improving treatment adherence for blood pressure lowering via mobile phone SMS-messages in South Africa：a qualitative evaluation of the SMS-text Adherence Support（Star）trial［J］．BMC Family Practice，2015，16（5）：80-89．

［268］周威东．上海市黄浦区电子健康档案在疾病防控中的应用［J］．健康教育与健康促进，2015（4）：315-317．

［269］孟群，尹新，陈禹．互联网+慢病管理的研究与实践［J］．中国卫生信息管理杂志，2016，13（2）：119-123．

［270］陈伯生．北京朝阳：慢病管理迈向信息化［J］．健康报，2017-08-26（002）．

［271］邓晓燕，陈虾，陈昕，等．基于家庭医生模式的深圳市社区慢非传健康管理路径的实践与思考［J］，医学与社会，2015，28（8）：52-55．

［272］张巍．基于云计算的区域医疗信息平台的设计与实现［D］．湖南大学，2016．

［273］盛权为．区域医疗信息共享中数据交换平台的设计与实现［J］．科技展望，2017，27（4）：16-17．

［274］何琳．区域医疗信息共享平台构建理论与实践的研究［D］．天津医科大学，2010．

［275］牛晓暐．基于医疗联合体的区域医疗信息平台建设与应用探讨［J］．中医药管理杂志，2017，25（22）：124-127．

［276］秦欢欢，周郁秋，王月枫，等．高血压信息化健康管理模式的研究进展［J］．中国慢性病预防与控制，2017，25（7）：553-556．

［277］云南省玉溪市卫生计生委．云南玉溪市"互联网+医疗健康"打造区域卫生信息化［J］．人口与计划生育，2016（4）：56．

［278］李辉，陈奇，林鸿波，等．信息化和大数据应用助推示范区建设精准发力——浙江省宁波市鄞州区慢性病综合防控示范区建设经验［J］．中国慢性病预防与控制，2018，26（3）：212-213．

［279］李宝森．"互联网+医疗"慢病管理一键直达［N］．黑龙江日报，2015-06-29．

［280］刘沛．大数据环境下开放信息资源共享平台构建［J］．电子技术与软件工程，2018（18）：151．

［281］Electronic Health Record（EHR）Standards For India，Q-11011/3/2015-eGov［R］．Government of India，Ministry of Health and Family Welfare，eHealth Section，New Delhi，2016．

［282］肖瑞雪，吕国，王雅楠，等．基于物联网与云计算的居民电子健康档案系统设计研究［J］．河北建筑工程学院学报，2018，36（4）：114-117．

［283］STEEL D，CYLUS J. United Kingdom（Scotland）Health system review［R］．Health Systems in Transition，2012，14（9）：1-150．

［284］国务院关于积极推进"互联网+"行动的指导意见．国发〔2015〕40号［EB/OL］．〔2015-7-4〕．http://www.gov.cn/zhengce/content/2015-07/04/content_10002.htm．

［285］国务院办公厅关于促进和规范健康医疗大数据应用发展的指导意见．国办发〔2016〕47号［EB/OL］．〔2016-6-21〕．http://www.gov.cn/zhengce/content/2016-06/24/content_5085091.htm．

［286］国家卫生计生委关于印发"十三五"全国人口健康信息化发展规划的通知．国卫规划发〔2017〕6号［EB/OL］．〔2017-1-24〕．http://www.nhc.gov.cn/guihuaxxs/s10741/201702/ef9ba6fbe2ef46a49c333de32275074f.shtml．

［287］卫生部关于印发《健康档案基本架构与数据标准（试行）》的通知．卫办发〔2009〕46号［EB/OL］．〔2009-12-1〕．http://www.nhc.gov.cn/guihuaxxs/s10741/200905/788dde00d0b74bcf991c34a7dcaf6d75.shtml．

［288］卫生部关于规范城乡居民健康档案管理的指导意见．卫妇社发〔2009〕113号［EB/OL］．〔2009-12-1〕．http://www.nhc.gov.cn/wjw/gfxwj/201304/e08ccbfccc9740a6891b4c4c0c97e637.shtml．

［289］卫生部办公厅关于印发《基于健康档案的区域卫生信息平台建设指南（试行）》的通知．卫办综发

〔2009〕89号〔EB/OL〕．〔2009-12-31〕．http://www.nhc.gov.cn/guihuaxxs/s10741/200906/d15e616ef81d4815babc7c9fd4636a09.shtml.

［290］卫生部办公厅关于印发《基于健康档案的区域卫生信息平台建设技术解决方案（试行）》的通知．卫办综发〔2009〕230号〔EB/OL〕．〔2009-12-31〕．http://www.nhc.gov.cn/mohwsbwstjxxzx/s8553/200912/45413.shtml.

［291］卫生部关于印发《电子病历系统功能规范（试行）》的通知．卫医政发〔2010〕114号〔EB/OL〕．〔2010-12-30〕．http://www.nhc.gov.cn/yzygj/s3585u/201012/c7e5e7d432f9417d92f52b0e7d215768.shtml.

［292］关于印发电子病历应用管理规范（试行）的通知．国卫办医发〔2017〕8号〔EB/OL〕．〔2017-2-15〕．http://www.nhc.gov.cn/yzygj/s3593/201702/22bb2525318f496f846e8566754876a1.shtml.

［293］三部委关于印发《智慧健康养老产业发展行动计划（2017—2020年）》的通知．工信部联电子〔2017〕25号〔EB/OL〕．〔2017-2-6〕．http://www.miit.gov.cn/n1146285/n1146352/n3054355/n3057643/n3057649/c5489620/content.html.

［294］国务院办公厅关于促进"互联网+医疗健康"发展的意见．国办发〔2018〕26号〔EB/OL〕．〔2018-4-28〕．http://www.gov.cn/zhengce/content/2018-04/28/content_5286645.htm.

［295］张曼，林盛强，杨玉明，等．社区高血压患者血管病变情况及影响因素研究〔J〕．中国全科医学，2019，22（13）：1571-1576.

［296］杨志鹏，王皓翔，欧文森，等．基于Ordinal Logistic回归分析的慢性非传染性疾病患者治疗负担的现状研究〔J〕．中国全科医学，2019，22（5）：559-563.

［297］黄志杰，胡恺萍，刘凤芹，等．高校男教师良性前列腺增生合并脂肪肝状况及影响因素研究〔J〕．中国全科医学，2019，22（3）：292-295.

［298］王怡，胡秀静，王皓翔．中西合璧视角下的高校授课与卫生保健：香港交流学习体会〔J〕．青年时代，2019（1）：193-194.

［299］胡秀静，王怡，王家骥，等．慢性病管理的信息化建设研究与实践探讨〔J〕．慢性病学杂志，2018，19（12）：1625-1628.

［300］张曼，王皓翔，杨志鹏，等．珠江三角洲地区社区高血压患者服药依从性及其影响因素分析〔J〕．中华健康管理学杂志，2018，12（2）：97-102.

［301］黄志杰，王皓翔，周志衡，等．远程动态血压监测下综合干预在社区高血压管理中的应用效果及影响因素研究〔J〕．中国全科医学，2018，21（19）：2343-2347.

［302］WONG M C S, WANG H H X, KWAN M W M, et al. The effectiveness of Dietary Approaches to Stop Hypertension（DASH）counselling on estimated 10-year cardiovascular risk among patients with newly diagnosed grade 1 hypertension：A randomised clinical trial〔J〕．Int J Cardiol, 2016, 224：79-87.

［303］HARGROVE J L. Dynamic Modeling in the Health Sciences〔M〕．New York：Springer-Verlag New York, 1998.

［304］COLDITZ G A, ATWOOD K A, EMMONS K, et al. Harvard report on cancer prevention volume 4：Harvard Cancer Risk Index. Risk Index Working Group, Harvard Center for Cancer Prevention〔J〕．Cancer Causes Control, 2000, 11（6）：477-488.

［305］KIM D J, ROCKHILL B, COLDITZ G A. Validation of the Harvard Cancer Risk Index：a prediction tool for individual cancer risk〔J〕．J Clin Epidemiol, 2004, 57（4）：332-340.

［306］WILSON P W, D'AGOSTINO R B, LEVY D, et al. Prediction of coronary heart disease using risk factor categories〔J〕．Circulation, 1998, 97（18）：1837-1847.

［307］中国疾病预防控制中心．中国慢性病及其危险因素监测报告2013〔M〕．北京：军事医学出版社，2016：4-5.

［308］张丽，霍敏俐，谢延，等．家庭医生在社区老年人慢性病防治中的效果分析〔J〕．中国慢性病预防与控

制，2015，23（2）：159-160.

［309］范丽敏，张波，吴晓飞，等. 以家庭医生为主导的糖尿病精细化管理和传统管理模式的效果分析［J］. 中国慢性病预防与控制，2016，24（12）：953-955.

［310］唐国宝，林民强，李卫华. 分级诊疗"厦门模式"的探索与评价［J］. 中国全科医学，2016，19（22）：2624-2627.

［311］广东省卫生计生委. 广东省中医药局关于印发广东省家庭医生签约服务包（第一批）的通知. 粤卫函〔2016〕1279号［EB/OL］.［2016-9-30］. http://wsjkw.gd.gov.cn/gkmlpt/content/2/2130/post_2130688.html.

［312］祁文辉. 中医"治未病"理论在慢性病防治中的应用［J］. 临床医学研究与实践，2016，1（7）：57.

［313］朱松亚. 门诊慢病社区签约管理打包服务的探索——基于盐城市大丰区的实践［J］. 中国医疗保险，2017（5）：42-45.

［314］沈晓初. 上海市构建分级诊疗制度的改革与探索［J］. 中国卫生资源，2016，19（1）：1-3.

［315］尹红燕，谢瑞瑾，马玉龙，等. 安徽省医共体模式的探索和实践［J］. 中国卫生政策研究，2017，10（7）：28-32.

［316］广州市卫生和计划生育委员会、市发展和改革委员会、市财政局、市人力资源和社会保障局关于印发广州市家庭医生签约服务包及其收付费标准的指导意见. 穗卫〔2017〕18号［EB/OL］.［2017-8-31］. http://www.gz.gov.cn/GZ21/2.2/201709/df000632fd2e414b925109c639c174d9.shtml.

［317］广州市深化医药卫生体制改革领导小组办公室等部门关于印发广州市加快推进家庭医生签约服务制度工作方案的通知. 穗医改办〔2017〕36号［EB/OL］.［2017-8-31］. http://zwgk.gz.gov.cn/GZ21/2.2/201709/0efee665f20c42128438144b1a4db15d.shtml.

［318］江萍，王洁，赵琦，等. 基于家庭医生工作室标化工作量的绩效管理应用研究［J］. 中国卫生政策研究，2017，10（10）：16-22.

［319］罗力，白鸽，张天天，等. 分级诊疗制度的上海模式及推进建议［J］. 中国医院管理，2017，37（12）：1-3.

［320］林珍启. 健康管理运用于慢性病防治工作中的难点与对策［J］. 中国慢性病预防与控制，2015，23（2）：150-152.

［321］吕兰婷，邓思兰. 我国慢性病管理现状、问题及发展建议［J］. 中国卫生政策研究，2016，9（7）：1-7.

［322］蔡巧，蔡永铭，李巍巍，等. 大数据基础上的慢性病"四位一体"管理模式［J］. 医学信息学杂志，2017，38（8）：49-52.

［323］蒋美云. 我国社区慢性病健康管理模式的现状与思考［J］. 广东职业技术教育与研究，2015（3）：195-197.

［324］关于印发广东省家庭医生签约服务绩效评价指导意见（试行）的通知. 粤卫〔2016〕109号［EB/OL］.［2016-10-25］. http://wsjkw.gd.gov.cn/gkmlpt/content/2/2130/post_2130678.html.

［325］王皓翔. 初级卫生保健服务评价研究［M］//施榕，郭爱民. 全科医生科研方法. 2版. 北京：人民卫生出版社，2017：270-284.

［326］王皓翔. 健康管理［M］//施榕，郭爱民. 全科医生科研方法. 2版. 北京：人民卫生出版社，2017：311-329.

［327］WORLD HEALTH ORGANIZATION. Active ageing［Agenda item 18］［R］. The Fifty-second World Health Assembly：WHA52.7，1999.

［328］WORLD HEALTH ORGANIZATION. Strengthening active and healthy ageing［R］. The Fifty-eighth World Health Assembly：WHA58.16，2005.

［329］WORLD HEALTH ORGANIZATION. Strengthening noncommunicable disease policies to promote active ageing［Agenda item 13.1］［R］. The Sixty-fifth World Health Assembly：WHA65.3，2012.

［330］WORLD HEALTH ORGANIZATION. The Global strategy and action plan on ageing and health 2016-2020：towards a world in which everyone can live a long and healthy life［Agenda item 13.4］［R］．The Sixty-ninth World Health Assembly：WHA69. 3, 2016.

［331］WORLD HEALTH ORGANIZATION. World report on ageing and health［R］．Geneva, Switzerland：WHO, 2015.

［332］WORLD HEALTH ORGANIZATION. Global strategy and action plan on ageing and health［R］．Geneva, Switzerland：WHO, 2017.

［333］UNITED NATIONS. Political Declaration and Madrid International Plan of Action on Aging［R］．Second World Assembly on Aging. Madrid, Spain, New York：2002.

［334］UNITED NATIONS. International Covenant on Economic, Social and Cultural Rights［R］．General Assembly of the United Nations, 1966.

［335］WORLD HEALTH ORGANIZATION. Active aging：a policy framework［R］．Geneva, Switzerland：WHO, 2002：WHO/NMH/NPH/02.8.

［336］WORLD HEALTH ORGANIZATION. Global Age-friendly Cities：A Guide［M］．Geneva, Switzerland：WHO, 2007.

［337］WORLD HEALTH ORGANIZATION. Age-friendly Primary Health Care Centres Toolkit［M］．Geneva, Switzerland：WHO, 2008.

［338］WORLD HEALTH ORGANIZATION. The Global Network for Age-friendly Cities and Communities：Looking back over the last decade, looking forward to the next［R］．Geneva, Switzerland：WHO, 2018：WHO/FWC/ALC/18.4.

［339］BARNETT K, MERCER S W, NORBURY M, et al. Epidemiology of multimorbidity and implications for health care, research, and medical education：a cross-sectional study［J］．Lancet, 2012, 380（9836）：37-43.

［340］MARENGONI A, ANGLEMAN S, MELIS R, et al. Aging with multimorbidity：a systematic review of the literature［J］．Ageing Res Rev, 2011, 10（4）：430-439.

［341］新华社. 我国将推动建立综合连续的老年健康服务体系［EB/OL］．［2019-04-28］．http://www.gov.cn/xinwen/2019-04/28/content_5387195.htm.

［342］杜鹏，孙鹃娟，张文娟，等. 中国老年人的养老需求及家庭和社会养老资源现状——基于2014年中国老年社会追踪调查的分析［J］．人口研究，2016，40（6）：49-61.

［343］石智雷，杨雨萱，蔡毅. 大健康视角下我国医养结合发展历程及未来选择［J］．人口与计划生育，2016（12）：30-32.

［344］崔璨. 我国人口老龄化背景下医养结合养老模式的发展［J］．劳动保障世界，2019（5）：16-17.

［345］张涛，张华玲，褚湜婧，等. 我国医养结合政策发展历程分析［J］．中国医院，2018，22（6）：35-38.

［346］刘诗洋，刘梦，桂玥，等. 北京市医养结合养老机构的发展问题与对策［J］．中国全科医学，2016，19（33）：4034-4038.

［347］沈婉婉，鲍勇. 上海市养老机构"医养结合"优化模式及对策研究［J］．中华全科医学，2015，13（6）：863-865.

［348］任柳，沈军. 医养结合养老模式在重庆地区的应用［J］．中国老年学杂志，2017，37（7）：1782-1783.

［349］朱国员. 部门协同政策配套类型多样项目支撑——广东省江门市推进医养结合国家级试点取得阶段性成效［J］．中国社会工作，2017（26）：36-37.

［350］杨伊宁，励建安. 应对老龄化社会：协同构建医养融合的养老新模式［J］．南京社会科学，2019（2）：73-78.

［351］刘文俊，孙晓伟，张亮. 构建全民健康覆盖视角下"医养结合"养老服务模式的必要性［J］．中国卫生经济，2016，35（1）：35-37.

［352］赵晓芳. 健康老龄化背景下"医养结合"养老服务模式研究［J］. 兰州学刊，2014（9）：129-136.

［353］苏昕，陈静姝. 我国养老机构发展医养结合模式环境研究［J］. 山西高等学校社会科学学报，2017，29（1）：30-33.

［354］高贤良，谢佳丽. 新型基层卫生机构医养结合服务模式探讨［J］. 中国医院，2019，23（4）：9-11.

［355］成秋娴，冯泽永，冯婧，等. 我国发展社区医养结合的必要性、可行性、困境及建议［J］. 中国卫生事业管理，2016，33（5）：334-336，380.

［356］国务院关于印发中国老龄事业发展"十二五"规划的通知. 国发〔2011〕28号［EB/OL］.〔2011-9-17〕. http://www.gov.cn/zwgk/2011-09/23/content_1954782.htm.

［357］国务院办公厅关于印发社会养老服务体系建设规划（2011—2015年）的通知. 国办发〔2011〕60号［EB/OL］.〔2011-12-27〕. http://www.gov.cn/zwgk/2011-12/27/content_2030503.htm.

［358］国务院关于加快发展养老服务业的若干意见. 国发〔2013〕35号［EB/OL］.〔2013-9-6〕. http://www.gov.cn/zwgk/2013-09/13/content_2487704.htm.

［359］关于加快推进健康与养老服务工程建设的通知. 发改投资〔2014〕2091号［EB/OL］.〔2014-9-12〕. http://www.gov.cn/zhengce/2016-05/22/content_5075605.htm.

［360］国务院办公厅转发卫生计生委等部门关于推进医疗卫生与养老服务相结合指导意见的通知. 国办发〔2015〕84号［EB/OL］.〔2015-11-18〕. http://www.gov.cn/zhengce/content/2015-11/20/content_10328.htm.

［361］关于确定第一批国家级医养结合试点单位的通知. 国卫办家庭函〔2016〕644号［EB/OL］.〔2016-6-16〕. http://www.gov.cn/xinwen/2016-06/22/content_5084357.htm.

［362］关于确定第二批国家级医养结合试点单位的通知. 国卫办家庭函〔2016〕1004号［EB/OL］.〔2016-9-14〕. http://www.gov.cn/xinwen/2016-09/23/content_5110943.htm.

［363］国家卫生计生委办公厅关于印发"十三五"健康老龄化规划重点任务分工的通知. 国卫办家庭函〔2017〕1082号［EB/OL］.〔2017-11-2〕. http://www.nhc.gov.cn/jtfzs/s7872/201711/9b032c93f6a94d7fb80b832155ea8d89.shtml.

［364］国家卫生健康委员会. 我国全面推进养老服务发展，满足多样化、多层次养老服务需求［EB/OL］.〔2019-04-22〕. http://www.nhc.gov.cn/wjw/mtbd/201904/6d18c905da7a498e995a822f7f5f1389. shtml.

［365］关于建立完善老年健康服务体系的指导意见. 国卫老龄发〔2019〕61号［EB/OL］.〔2019-10-28〕. http://www.nhc.gov.cn/lljks/s7785/201911/cf0ad12cb0ec4c96b87704fbbeb5bbde.shtml.

［366］国务院关于实施健康中国行动的意见. 国发〔2019〕13号［EB/OL］.〔2019-7-15〕. http://www.gov.cn/zhengce/content/2019-07/15/content_5409492.htm.

［367］健康中国行动推进委员会. 健康中国行动（2019—2030年）［EB/OL］.〔2019-7-19〕. http://www.gov.cn/xinwen/2019-07/15/content_5409694.htm.